BERNT KARGER-DECKER

Gifte
Hexensalben
Liebestränke

ALBATROS

Titel der Erstausgabe: *Gifte, Hexensalben, Liebestränke*
Verlag Koehler & Amelang, Leipzig

Die Deutsche Bibliothek – CIP-Einheitsaufnahme
Ein Titeldatensatz für diese Publikation ist bei
Der Deutschen Bibliothek erhältlich.

© 2002 Patmos Verlag GmbH & Co. KG
Albatros Verlag, Düsseldorf
Alle Rechte, einschließlich derjenigen des
auszugsweisen Abdrucks sowie der fotomechanischen
und elektronischen Wiedergabe, vorbehalten.
ISBN 3-491-96049-5

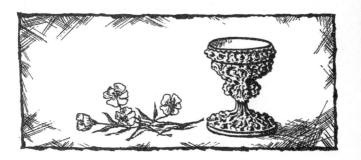

DAS ERBE DER MEDEA

Es gibt in der griechischen Sage eine aufregende Geschichte, die bis in unsere Tage in Literatur und Kunst nachwirkt und immer wieder die Menschen erschüttert und zugleich schokkiert. Nach ihr hatte sich der thessalische Königssohn Iason mit fünfzig Getreuen auf einem unter Anleitung der Göttin Athene gebauten Schiff „Argo" nach Kolchis am Schwarzen Meer aufgemacht, um von dort, dem Lande der Barbaren, das Goldene Vlies nach Griechenland zu holen. Es war dies das kostbare Fell eines Widders, auf dem einst die thebanischen Königskinder Phrixos und Helle vor ihrer bösen Stiefmutter geflüchtet waren. Das Mädchen Helle war über den Dardanellen abgestürzt und im Meere ertrunken, das seither ihren Namen, Hellespont, trägt. Ihr Bruder Phrixos dagegen war unversehrt nach dem fremden Lande entkommen, wo er gastliche Aufnahme fand. Zum Danke hatte er dem Zeus das Tier geopfert und dessen Goldfell im heiligen Hain zu Ares aufgehängt.

Nur mit Hilfe der schönen, zauberkundigen Tochter des Kolcherkönigs, Medea, vermochte Iason das Vlies zu erlangen, denn der rauhe Barbarenfürst hatte ihm die Herausgabe des begehrten Opferstücks nur unter der Bedingung zugesichert, daß er zuvor drei Proben bestünde: er sollte mit feuerschnaubenden Stieren einen Acker pflügen, in das Erdreich Drachenzähne säen sowie die daraus erwachsenden Eisenmänner vernichten.

Medea, zu Iason in heimlicher Liebe entbrannt, verabfolgte ihm eine Salbe, die ihn gegen Feuer, Hieb und Stoß immun machte, und lehrte ihn überdies, einen Stein so unter die Eisenmänner zu schleudern, daß die Getroffenen sich entzweiten und allesamt aufeinander losgingen. Nachdem die Unholde sich gegenseitig erschlagen hatten, schläferte Medea noch den das Goldene Vlies bewachenden Drachen mit einer Flüssigkeit ein, die sie ihm mittels eines Wacholderzweigs über die Augen sprengte, nahm ihm den Schatz und überbrachte ihn Iason, mit dem sie in seine väterliche Heimat entfloh, wo sie zehn Jahre mit ihm glücklich zusammenlebte und ihm auch zwei Söhne gebar.

Dann jedoch wandelte sich der Haussegen zum Verhängnis, da Iason sie verstieß, um eine andere, die liebreizende korinthische Königstochter Glauke, zu ehelichen. Medea willigte scheinbar in die Trennung ein, schmückte sogar die junge Braut mit einem prächtigen Hochzeitsgewand, in das sie allerdings aus Eifersucht und Rache ein hautentzündendes Gift hineingewebt hatte, an dem Glauke, die Rivalin, unter höllischen Qualen zugrunde ging.

Was weiter geschah, gehört nicht in den Zusammenhang unseres Berichtes; darum sei nur kurz erwähnt, daß Medea, um auch Iason selbst für seine Untreue zu strafen, die beiden ihm geborenen Söhne tötete und sich nach Asien wandte, um dort Stammutter der Meder zu werden. Sie lebt im Gedächtnis der Menschheit — neben der gleichfalls sagenhaften Kirke, die die Gefährten des Odysseus durch einen mit schädlichen Kräutern vermischten Wein in Schweine verwandelte, und neben der mannstollen Kleopatra, die wirklich existierte und bisweilen auch an geliebten Menschen ihre Giftkünste erprobte — als schauerlichste Vergifterin des Altertums fort.

Um zu erfahren, was Gift überhaupt ist, suchten wir Doktor Oehme, einen wissenschaftlichen Assistenten des Instituts für Pharmakologie und Toxikologie der Humboldt-Universität Berlin, auf. Wir trafen ihn gerade bei einem Tierversuch an, der Aufklärung über die Schädlichkeit oder Brauchbarkeit eines neuen Wirkstoffes erbringen sollte.

„Tja — der Begriff GIFT ist schwer definierbar", sagte er etwas verlegen; „der Arzneimittelkundige versteht etwas anderes darunter als der Jurist, und der Laie hat völlig andere Vorstellungen davon als der Fachmann. Der Laie wird aus allen Wolken fallen, wenn man ihm beispielsweise klarmacht, daß unter Umständen sogar ein so wertvolles Nahrungsmittel wie der Zucker einem Menschen gefährlich werden kann, nämlich dem Diabetiker. Für ihn ist Zucker Gift. — Andererseits können hochgradige Gifte, vom Arzt in geeigneter Dosis verabfolgt, wohltuend auf den leidenden Organismus wirken, sei es zur Stärkung, sei es bei chirurgischen Eingriffen zur Entspannung der Muskeln und so fort. Doch schon ein winziges Zuviel kann zum Tode führen und damit einem Verbrecher als Mordmittel dienen."

Aus den mannigfaltigsten Motiven sind Giftmorde verübt

worden. War, wie eingangs geschildert, die kolchische Zauberin Medea aus Eifersucht und Rache dazu bewogen worden, so betätigten sich zahllose andere Frauen und Männer nach ihr aus Habsucht, Machtgier, gekränktem Ehrgeiz, um der Karriere willen, um einen Ehegatten zu beseitigen oder aus verletzter Eitelkeit als Giftmischer, wie etwa von der verführerischen Ägypterkönigin Kleopatra überliefert ist.

Bereits dadurch, daß diese ihren jüngeren Brudergemahl Ptolemaios vergiftete, um die Alleinherrschaft auf dem Thron zu erlangen, hatte sie sich als abgefeimte Giftmischerin erwiesen. Wie leichtfertig sie mit Giften umging, zeigte sie während eines Festgelages in ihrem Palast, an dem auch ihr Geliebter, der lasterhafte römische Triumvir und Feldherr Marcus Antonius, teilnahm; sie hatte ihn gelegentlich einer Vorladung vor seinen Richterstuhl kennengelernt und so mit ihren Reizen zu bestricken verstanden, daß er von Sinnen geriet und, Volk und Vaterland vergessend, ihr nach Ägypten gefolgt war, wo er moralisch vollends versank.

Bei aller Leidenschaft für sie schien Marcus Antonius ihr dennoch nicht ganz zu trauen, denn er weigerte sich stets, von ihrer Tafel zu essen, bevor nicht in seinem Beisein ein Vorkoster von den Speisen und Getränken genossen. Das verübelte ihm Kleopatra sehr; und um ihm einen Denkzettel zu erteilen, forderte sie ihn, einem Bericht des römischen Geschichtsschreibers Plinius zufolge, beim Mahle auf, in seinen Wein einige Blüten ihres ums Haar gewundenen Blumenkranzes zu tun und zu trinken. Betört von ihrer Buhlkunst kam Antonius ihrem Verlangen nach. Doch als er das Glas an die Lippen brachte, riß sie es ihm rasch aus der Hand.

„Das möge dir zur Lehre dienen!" zischte sie ihn beleidigt an. „Ich könnte dich, wenn ich wollte, auch trotz des Vorkosters vergiften!" — Zum Beweis ließ sie aus dem Gefängnis einen zum Tode verurteilten Verbrecher holen, dem sie den Wein zu trinken befahl. Dieser starb alsbald am Gifte, das sie in den Blütenspitzen ihres Kranzes verborgen hatte und das von Antonius selbst nichtsahnend dem Wein beigegeben worden war.

Welcher Art dieses Gift gewesen, wissen wir nicht. Es ist nur bekannt, daß im Altertum sowohl Befugte, wie Apotheker und Ärzte, als auch Unbefugte, wie Kurpfuscher, Dirnen, niedere Hebammen, Priester, Intriganten und Machthaber aller Schattierungen, gut über die Anwendungsweise und Wirkkraft speziell pflanzlicher Gifte unterrichtet waren. Als Heimat der Giftpflanzen galten Kolchis, Iberien und Thessalien. Rein zufällig mochte man anfangs auf die Heil-, aber auch die verderbliche Wirkung mancher Gewächse aufmerksam geworden sein; es sprach sich herum — und man begann, die verschiedensten Giftpflanzen zu sammeln und in besonderen Giftgärten zu züchten, um sie in Bedarfsfällen sogleich zur Verfügung zu haben.

So sollen sich die Seherinnen des Delphischen Orakels, die vorgeblich auf Grund göttlicher Eingebungen ihre Aussagen und Prophezeiungen machten, zu diesem Behuf unter den benebelnden Einfluß von Nachtschattengewächsen begeben haben. Bei manchen westafrikanischen Völkern war es üblich, vermeintlichen Missetätern zur Herbeiführung eines Gottesurteils Kalabarbohnen zu verabreichen, die, sofern sie aus Angst langsam im Munde zerkaut wurden, einen das Atem- und Nervenzentrum lähmenden, bereits in der minimalen Menge von einhundertstel Gramm tödlich wirkenden Giftstoff freisetzten, was dann als himmlischer Schuldspruch gewertet wurde. Glücklich konnte sich dagegen jener Delinquent schätzen, der

die ihm zuerteilten Bohnen zufällig unzerkaut hinunterschluckte, denn er kam eventuell mit dem Schrecken davon und wurde freigesprochen!
Nicht wenige Menschen begingen gerade im Altertum Giftselbstmord, und nicht wenige, vornehmlich Despoten, machten sich im wahren Wortsinn ein Vergnügen daraus, selbstgezüchtete und -gebraute Gifte willkürlich an Menschen und Tieren zu erproben. Letzteres sagt man auch der Kleopatra nach. Sie selbst hat sich schließlich durch Schlangenbiß getötet, um sich dadurch nach altägyptischem Glauben die Unsterblichkeit zu sichern.

Neben den pflanzlichen Giften waren frühzeitig auch mineralische Gifte in Gebrauch. „Besonders das Arsenik, ein beim Verbrennen von Scherbenkobalt oder arsenhaltigen sulfidischen Erzen entstehendes weißes kristallines Pulver, spielte seit eh und je in der Geschichte der Giftmorde eine überragende Rolle", erzählt uns unser Gesprächspartner vom toxikologischen Institut der Humboldt-Universität, Doktor Oehme; „besitzt es doch den großen Vorteil, bei sachgerechter Beibringung farb- und geruchlos zu sein und auch nicht auffällig zu schmecken. Sarkasten bezeichneten es als ‚Altsitzerpulver', weil hauptsächlich Bauern es jahrhundertelang unter Mehl oder Zucker mengten, um damit die zu keiner Arbeit mehr fähigen und nach Meinung der Jungen den Hof nur belastenden alten Leute still und leise aus dem Wege zu räumen..."
Denn es war ja vor der Begründung der wissenschaftlichen Chemie so leicht gewesen, jemanden unentdeckt zu vergiften! Die Ärzte verstanden es noch nicht, die Spuren eines Giftes exakt aufzudecken. Durch Vergiftung hervorgerufene Ver-

änderungen im Körper gleichen allzuoft echten Krankheitserscheinungen. Überdies scheuten die zu sehr in überkommenen Anschauungen befangenen Behörden bis ins achtzehnte und neunzehnte Jahrhundert davor zurück, die Leichenöffnung zur Erhellung eines Tatbestandes gesetzlich einzuführen. So blieb lange die Klage des berühmten römischen Redners Quintilian gelegentlich eines Giftmordprozesses gültig: „Schwieriger ist es, Gift zu erkennen als den Feind!"
Nur wer mit der Möglichkeit einer Gegengiftwirkung vertraut war, vermochte im Falle des Bedrohtseins einem Giftmordanschlag vorzubeugen, wenn er auch nach den Worten des griechischen Arztes Dioskurides „sehr giftgewandt und listig sein mußte, um sich zu schützen, weil heimtückische Vergifter bei ihrem schmutzigen Geschäft selbst die Erfahrensten und Wachsamsten zu täuschen verstanden".
Solche überragende Kenntnis von Gift und Gegengift hatte sich einst der pontische König Mithridates Eupator, der gewalttätige Eroberer der römischen Provinz Kleinasien in den achtziger Jahren vor der Zeitwende, durch zahllose Experimente an Sträflingen erworben. Die Sage weiß sogar zu berichten, daß er sich selbst durch häufiges Einnehmen kleiner Giftdosen gegen einen möglichen Giftmord gefeit hatte, was sich letztlich allerdings tragisch für ihn auswirken sollte. Als er nämlich in einer Zeit bitterster Verlassenheit, da seine Lieblingssöhne Pharnakes und Machares von ihm abgefallen waren und ihm nach dem Leben trachteten, sich mit seinen Frauen und übrigen Kindern vergiften wollte, tötete der Trank zwar diese, aber nicht ihn, so daß er sich von einem seiner Leibwächter erdolchen ließ.
„Doch wir brauchen gar nicht bis ins Altertum und noch weiter zurückzublicken, um Beispielen für anerworbene Giftfestig-

keit zu begegnen", sagt Doktor Oehme. „Allgemein bekannt sind die Morphinisten unserer Tage, die ihre Dosis ständig erhöhen müssen, um den gleichen Zustand der Berauschung oder Schmerzlinderung zu erzielen, bis sie schließlich Mengen vertragen, die für andere sofort tödlich wären."
Dabei fällt uns ein, daß wir ähnliches auch schon von sogenannten Arsenikessern vernommen haben. Namentlich in der Steiermark, in Niederösterreich und Kärnten verzehren Jäger, Holzfäller und Bergführer, also Männer, die in den Gebirgsgegenden ständig schweren körperlichen Anstrengungen ausgesetzt sind, regelmäßig Giftmengen bis zu einem halben Gramm und vermeinen, dadurch ausdauernder und trittsicherer zu werden. — Und die Arsenikesser erweisen sich tatsächlich als kerngesund und erreichen meistens ein hohes Alter. Ihre auftretende Gewöhnung an das Arsenik beruht auf einer Darmimmunität, das heißt, der Darm saugt allmählich immer weniger von dem Gift auf, so daß es, ohne zu schädigen, abwandert.

Neben erworbener Widerstandsfähigkeit gegen Gifte, wie wir sie bei Morphinisten und Arsenikessern vorfinden, gibt es auch eine angeborene — freilich handelt es sich hier wie dort stets nur um Ausnahmen. Für gewöhnlich erleidet ein Mensch, der Arsenik durch den Mund, die Haut oder die Lunge aufnimmt, zunächst eine heftige Reizung des Verdauungskanals. Reiswasserähnliche Stühle sind die Folge. Bald greift das Gift auch die feinen Haargefäße der Haut an, welche dadurch kalt und fahlgrau wird; der Puls verlangsamt sich; der Blutdruck sinkt ab. Durch Schädigung der Nieren tritt Wasser- und Kochsalzverlust auf, was endlich zu schwerem Zusammenbruch und zum Tode des Betroffenen führt. Je nach aufgenommener Menge bringt eine akute Arsenvergiftung schon innerhalb eines Tages oder erst nach Tagen und Wochen das Ende.

Ersteres trifft namentlich für Selbstmörder zu, die, einen raschen Tod beabsichtigend, ein gehöriges Quantum, sogenannte Grammdosen, in Wasser oder einem alkoholischen Getränk aufgeschwemmt, zu sich nehmen. Diese Unglücklichen ahnen ja nicht, welch entsetzliche Durchfälle, welche Übelkeit und welche Erbrechen sie für die nächsten Stunden bis zum erlösenden Kollaps erwarten!

Abgefeimte Giftmörder bedienten sich dagegen in früheren Jahrhunderten kleinerer, dafür jedoch über einen längeren Zeitraum zu verabfolgender Arsenikgaben, um ihre Widersacher, aus welchem Grunde auch immer, aus dem Wege zu räumen. Denn das Arsenik war ein Lieblingsmittel der Giftmischer; eine Arsenikvergiftung ließ sich, solange noch keine chemische Untersuchung der Ausscheidungen und des Erbrochenen möglich war, so schön mit einem gewöhnlichen Darmkatarrh verwechseln!

Man sollte es nicht für möglich halten: zu den durchtriebensten, skrupellosesten Giftmördern aller Zeiten zählte Seine „Heiligkeit" Papst Alexander VI. aus dem spanisch-italienischen Adelsgeschlecht der Borgia! Bereits als Kardinal hatte er sich einen üblen Leumund erworben; durchaus nicht der Kirche abgeneigte zeitgenössische Autoren berichten, daß er sich durch Bestechung der Wahlmänner sowie durch hochtrabende Versprechungen den Päpstlichen Stuhl erkauft hatte. Ungeachtet der öffentlichen Kritik führte er ein Luderleben im Vatikan, hielt sich Mätressen und beseitigte hohe, reiche Würdenträger durch Gift, wenn sie seinen Machtanspruch behinderten oder er nach ihrem Vermögen und Besitz trachtete, um sich und seine zahlreichen Kinder fürstlich zu versorgen. Vier von ihnen betätigten sich auch auf eigene Faust als Giftmörder; dem Sohn Cesare Borgia gelang es sogar, seinen Vater an Grausamkeit und Mordlust zu übertreffen.

Wie hinterlistig die Borgia das Gift zu handhaben wußten, offenbaren, falls Alexander VI. und sein Sohn Cesare wirklich ihre Besitzer gewesen sind, wie hartnäckig behauptet wird, zwei venezianische Giftringe. Der eine von ihnen, ein mit dem Namen BORGIA versehener, emailverzierter Siegelring, wies inwendig ein kleines Behältnis auf, das sich mittels eines Schiebers leicht und vor allem unmerklich öffnen und schließen ließ. Der Mörder konnte auf diese einfache Art einem Mißliebigen, noch während er ihm den Wein darbot, den Todeskelch bereiten. Dieser historische Ring soll dem Cesare Borgia gehört haben, indessen Papst Alexander der Besitz eines mit flüssigem Gifte zu füllenden Schlüsselrings nachgesagt wird. Bei gelindem Druck soll dem ausgemachten Opfer, das zur Besichtigung der päpstlichen Kunstkammer eingeladen und dem gnädigst erlaubt wurde, die Tür eigenhändig aufzuschließen, mit Hilfe einer Feder eine feine Hohlnadel in die Haut gedrungen sein, durch die einige Gifttropfen in die Blutbahn befördert wurden, damit sie ihr schreckliches Zerstörungswerk vollbrächten.

Als Gift der Borgia galt die „Cantarella", eine Arsenverbindung, die dem Feinde nach Lage der Umstände schnell- oder langsamwirkend beigebracht werden konnte. „Die Regel aber war der ‚Kelch'", schreibt ein Chronist der Familie Borgia, „der an einem Tage den unbequemen Baron, den reichen Kirchenfürsten, die allzu anspruchsvolle Kurtisane, den vorwitzigen Kammerdiener, den ergebenen Meuchelmörder von gestern oder die treulose Geliebte von heute in die Ewigkeit oder

— wie sie sich ausdrückten — zum Teufel beförderte. Dann nahm der Tiber, fühllos und stumm, im verschwiegenen Dunkel der Nacht die heimlichen Opfer der ‚cantarella' in seinen Fluten auf."

Gerechterweise blieb auch dem Papst und dem Sohne das Schicksal der Arsenikvergiftung nicht erspart. Sie hatten erneut einen Giftmord geplant, den sie diesmal bei einem Bankett an einem der reichsten römischen Kardinäle, Adrianos di Corneto, verüben wollten, um sich dessen Eigentum anzueignen. Der Kardinal hatte allerdings Kunde von dem Anschlag bekommen und, einem venezianischen Bericht zufolge, den Mundschenk des Papstes mit zehntausend Dukaten bestochen, den ihm zugedachten vergifteten Wein seinen beiden Nachstellern zu kredenzen. Nach einem anderen Bericht soll es sich bei dem Mordmittel um vergiftetes Konfekt gehandelt haben, das der Kardinal dem Papste und dem Sohne durch den Küchenmeister gegen große Geschenke und hohe Geldzuwendungen zuspielen ließ.

Der zweiundsiebzigjährige Papst Alexander VI. starb am 18. August 1503 eines überaus qualvollen Todes. Wie schwer er gestorben sein mag, können wir nur ahnen, da die verschiedensten Gerüchte in Umlauf waren und heute die volle Wahrheit nicht mehr zu ermitteln ist. Ein ungefähres Bild seines Todeskampfes erhalten wir indirekt durch die Schilderung eigenen Gifterleidens eines beim päpstlichen Bankett dabeigewesenen Kardinals, der ebenfalls, wenn auch versehentlich, vom Cantarella-Wein genossen hatte. Er wäre „durch Hitze in den Eingeweiden derart in Glut geraten", erklärte er, daß ihm „das Sehen sich verdunkelt hätte und alle Vernunft vergangen" wäre. Er hätte sich „in kaltes Wasser tauchen müssen; und bei den verbrannten Eingeweiden wäre er nicht eher

wieder zu sich gekommen, als bis ihm die Haut in Fetzen abgefallen" wäre.
Jener Kardinal, von Natur aus vielleicht ein mäßiger Trinker oder ganz einfach vorsichtig angesichts der schauderhaften Entartung am damaligen vatikanischen Hofe, war demnach noch einmal mit einer geringfügigen Giftschädigung davongekommen. Desgleichen überwand der achtundzwanzigjährige Cesare Borgia, weil noch im Vollbesitz seiner Jugendkraft, die in ihm bewirkten Verwüstungen; doch er litt noch lange unter den Nachwirkungen, indes der hochbetagte Alexander der „inwendigen Hitze" und dem Erbrechen nicht länger als vier Tage standzuhalten vermochte.

Der ausgangs der zwanziger Jahre verstorbene deutsche Toxikologieprofessor Louis Lewin, der es sich unter anderm zur Lebensaufgabe gesetzt hatte, die Geschichte der Gifte, insbesondere die Rolle, die das Gift in der Weltgeschichte gespielt hat, zu erforschen, führt als Kenner die verschiedenartige Wirkung des Arseniks auf die beim Papstbankett zahlreich Betroffenen — es sollen nämlich nach verschiedenen Augen- und Ohrenzeugenberichten noch eine stattliche Reihe weiterer Kardinäle und Prälaten mehr oder weniger ernst in Mitleidenschaft gezogen worden sein — auf eine unterschiedliche Reaktionsfähigkeit der Menschen gegenüber Giften zurück oder auf das „individuelle Glück", wie er sich ausdrückt.
Doktor Oehme, unser Gesprächspartner vom pharmakologisch-toxikologischen Institut der Berliner Humboldt-Universität, bezeichnet diese Erscheinung treffender als „individuelle Empfindlichkeit". Diese Empfindlichkeit gegenüber Giften hängt nach seinen Worten von verschiedensten Faktoren ab. „So ist der labile kindliche Organismus besonders gegen

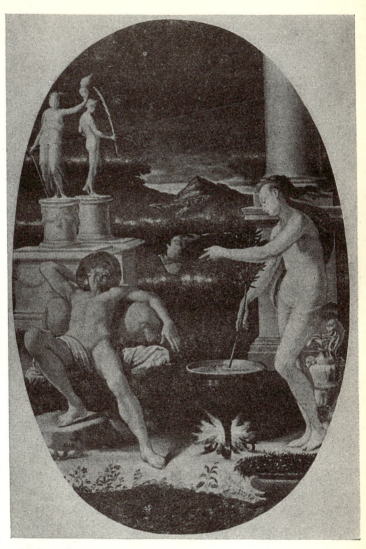

1 Medea und Jason

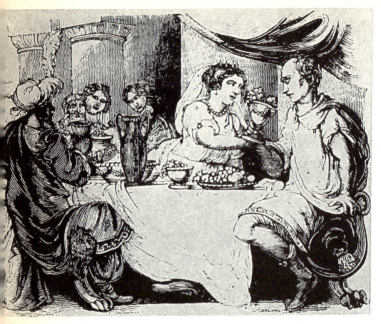

2 Kleopatra heilt Marcus Antonius von seinem Mißtrauen

3 Der Selbstmord der Kleopatra durch Schlangenbiß

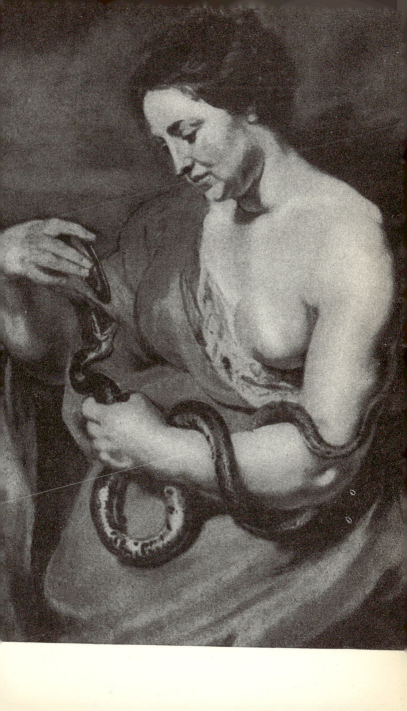

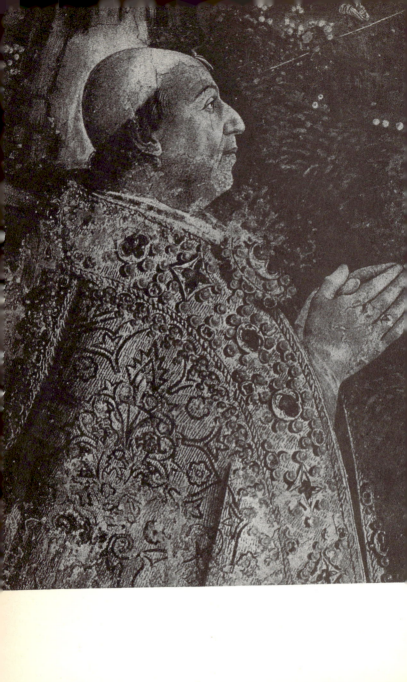

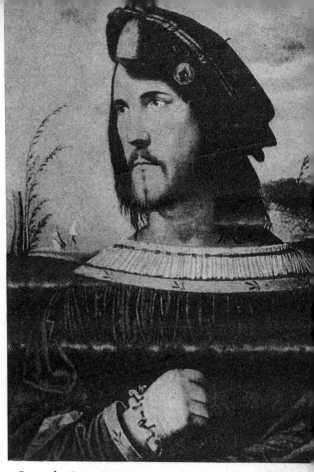

5 Papstsohn Cesare Borgia

4 Papst Alexander VI.

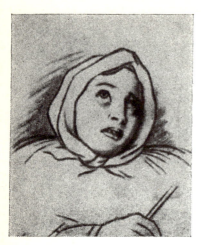

6 Giftmischerin Marquise de Brinvilliers

7 Die erste Gruppe der angeklagten Weiber im ungarischen Giftmordprozeß 1929/31, von denen drei zu lebenslänglichem Zuchthaus und die dritte von links zum Tode verurteilt wurden

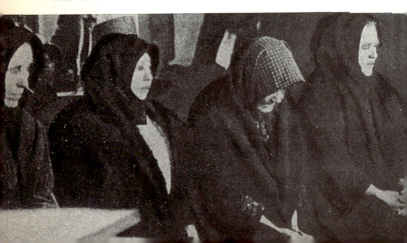

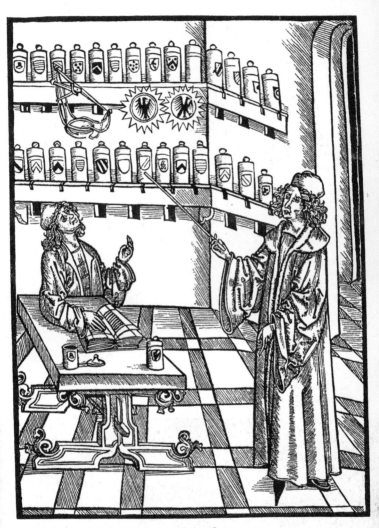

8 Apotheke aus dem sechzehnten Jahrhundert

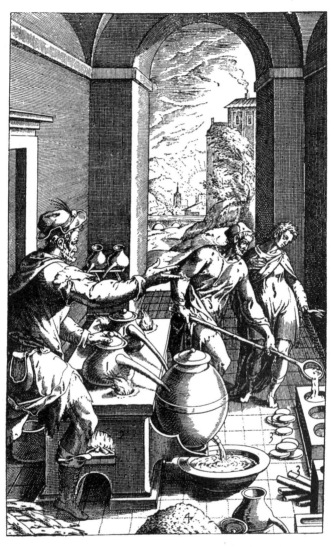
9 Alchimistisches Laboratorium im achtzehnten Jahrhundert

Substanzen empfindlich, die hauptsächlich auf das Atemzentrum wirken, wie zum Beispiel Morphin. Frauen sind gegen knochenmarkschädigende Stoffe, wie beispielsweise Benzol, empfindlicher als Männer, was mit ihrer stärkeren physiologischen Belastung durch die Menstruation zusammenhängen mag. Auch die allgemeine Körperbeschaffenheit übt einen starken Einfluß auf die Giftempfindlichkeit aus; so benötigen dicke Menschen zur Schmerzbetäubung bei einer Operation bedeutend mehr von einem Narkosemittel als dünne. Unterernährung sowie Krankheit setzen natürlich die Widerstandsfähigkeit des Menschen gegen Gifte wesentlich herab."

Eine eigentümliche Form individueller Giftempfindlichkeit erleben wir an sogenannten Überempfindlichkeitsreaktionen mancher Menschen. Allein der Genuß solch harmloser Substanzen wie Eier, Honig, Erdbeeren oder Krebsfleisch vermag bei den leicht Anfälligen allergische Zustände vom Niesen, Schnupfen und Erbrechen bis zu Asthma, Hautausschlag, Gewebsschwellungen, unter Umständen sogar bis zum Kollaps hervorzurufen. Ähnlich können gewisse Arzneimittel Allergie bewirken. Häufig geschieht dies durch Chinin oder Jod. Nicht selten werden Frauen während der monatlichen Blutung und werdende Mütter von einer Überempfindlichkeit gegen bestimmte Stoffe betroffen, die nach dem Zustand meistens wieder aufhört — bisweilen aber auch bestehen bleibt.

Was nun das Arsenik anbelangt, den „König der Mordgifte", mit dem die Borgia ihre Widersacher auf hinterhältigste Weise aus dem Wege räumten und dem letztlich ihr Haupt, Papst Alexander VI., zum Opfer fiel, so bemerkt Doktor Oehme, daß sich normalerweise Spuren von Arsen in jedem Organismus, und zwar im Blute, in der geringfügigen Menge von viertausendstel Milligramm befinden. Im Tumorgewebe und im

Blute Geschwulstleidender soll vermehrt Arsen enthalten sein. In geeigneten Dosen dient das Gift gelegentlich zu medizinischen Zwecken, etwa in Form der „Asiatischen Pillen" gegen Hautkrankheiten oder in Mineralwässern, wie in den Bädern Dürkheim, Harzburg, Liebenstein oder Saalfeld, zur Bekämpfung von Blutarmut, Haut- und Nervenleiden. Überdies regen Arsenpräparate den Stoffwechsel an, wirken anregend auf Knochenmark und Unterhautbindegewebe und werden deshalb mitunter Genesenden gegeben.

Doktor Oehme warnt aber auch vor beliebigem Trinken arsenhaltiger Heilbrunnen. Arsenik neigt nämlich zur Kumulation, zur Anhäufung. Außerdem enthält manche Arsenquelle einen verhältnismäßig hohen und daher vorsichtig aufzunehmenden Prozentsatz des Giftes. Die Dürkheimer Maxquelle, die stärkste Arsenquelle Europas, weist je Liter etwa vierzehn Milligramm oxidiert auf. Bekannt ist die „Reichensteiner Krankheit". Bei ihr handelte es sich um eine in früherer Zeit unter der Bevölkerung von Reichenstein heimisch gewesene Vergiftung durch stark arsenhaltiges Grund- und Oberflächenwasser. Bisweilen fanden sich 14,8 Milligramm in einem Liter. Erst eine 1928 fertiggestellte einwandfreie Wasserleitung brachte die Endemie zum Erlöschen.

Wir schreiben das Jahr 1676. Schauplatz: das Paris des großspurigen Sonnenkönigs Ludwig des Vierzehnten, der von sich behauptete: „Der Staat bin ich!" Solcher Größenwahn, gepaart mit Raubgier, Prunksucht, Intrigantentum, konnte nichts anderes als der Ausdruck einer verfaulten Gesellschaft sein, als deren Spiegelbild die Marquise de Brinvilliers wegen mehrfachen Giftmordes vor Gericht stand.

Wie die Verhandlung ergab, hatte die Verbrecherin zeitlebens ein zwielichtiges Wesen an den Tag gelegt. Zwar war sie jähzornig und rachsüchtig, konnte aber auch, eine geborene Adlige, in geselligem Verkehr überaus liebenswürdig sein. Sie war schön. Von Kindheit an erfüllte sie eine wilde Leidenschaft zum anderen Geschlecht; man munkelte, daß sie bereits mit sieben Jahren einen Liebhaber gehabt hätte, der sie ihrer Unschuld beraubte. Weitere Liebschaften folgten. Mit einundzwanzig wurde sie von ihrem vermögenden Vater mit dem steinreichen Marquis von Brinvilliers verheiratet. Dieser erwies sich als ein Wüstling, ein Verschwender, der allein seinen Lastern nachging, wie im französischen „Sonnenstaate" unter Aristokraten gang und gäbe, und auch seiner Frau jegliche Freiheit zur Ausschweifung und Sünde ließ.

Er hatte sie mit einem ehemaligen Feldkameraden, einem gewissen Sainte-Croix, bekannt gemacht, der rasch ihre Gunst erwarb und noch rascher mit ihr ins Gerede kam, was den ehrbaren Vater der Marquise veranlaßte, ihn in die Bastille werfen zu lassen. Seine Tochter würde durch die Trennung den Hausfreund vergessen, hoffte er.

Doch der Vater irrte sich und beschwor nur ihren Haß gegen sich herauf. Und als Sainte-Croix nach einjähriger Haft wieder auf freien Fuß gesetzt wurde, nahm sie das Liebesverhältnis zu ihm erneut auf. In der Gefangenschaft hatte ein italienischer Mitgefangener ihn in der Giftmischerei unterrichtet. In einer eigenen Giftküche laborierte und experimentierte Sainte-Croix nach seiner Haftentlassung, um immer raffiniertere, immer schwieriger zu entdeckende Giftzusammenstellungen ausfindig zu machen. Unter anderm mischte er Arsenik mit Blei, ein sogenanntes „poudre succession", das langsam wirkte und beim Opfer das Krankheitsbild eines allmählichen Kräfteverfalls hervorrief.

Sainte-Croix überredete die Marquise, mit seinen Mischungen ihre Familie umzubringen, um sich an deren Vermögen zu bereichern, wovon er dann jeweils zu profitieren gedachte. Die Brinvilliers fand sich nur zu bereit dazu, da sie ihrem alten Herrn noch immer nicht die Störung ihrer außerehelichen Liebesbeziehungen verziehen hatte und auf Rache sann. Doch ehe sie zur Ausführung ihrer Untaten schritt, erprobte sie die Wirksamkeit des von ihrem Geliebten bereiteten Giftpuders zunächst an Tieren, die in der Tat verendeten. Um sich sodann der Wirkkraft des Giftes auch beim Menschen zu vergewissern, gab sie ihrer Kammerzofe Franziska Roussel damit vermengte Johannisbeeren zu essen. Das Mädchen erkrankte ernstlich, aber genas wieder.

Daraufhin ließ sich die Brinvilliers von Sainte-Croix stärkere Giftdosen bereiten. Mit ihnen zog sie dann unter dem Vorwande, ihrem Vater den Lebensabend zu verschönen, auf dessen Landgut hinaus. Im Verlaufe von acht Monaten verabfolgte sie ihm dutzendemal kleine Mengen Arsenik, bis er jämmerlich starb.

Um das Erbe nicht mit ihren Geschwistern teilen zu müssen, verübte sie an ihren beiden Brüdern, einem Parlamentsrat und einem Zivilleutnant, das gleiche Verbrechen. Sie hatte ihre Morde so raffiniert eingefädelt, daß nicht der leiseste Verdacht auf sie fiel, obwohl bei den Leichenöffnungen Giftspuren bemerkt wurden. Die Polizei kümmerte sich aber nicht weiter darum.

Schließlich beabsichtigte die Brinvilliers, auch ihren Gatten zu beseitigen, um Sainte-Croix heiraten zu können. Der jedoch war nicht geneigt, eine eheliche Verbindung mit ihr einzugehen. Darum versetzte er die für ihren Mann bestimmten vergifteten Speisen mit einem Gegengift, so daß der Marquis,

wie der Pitaval, ein zeitgenössischer Kriminalschriftsteller, berichtet, „von beiden Ungeheuern bald dem einen, bald dem andern zugeschleudert, bald vergiftet, bald entgiftet und auf diese Weise bei seinem kläglichen Leben erhalten wurde".
Ein Zufall nur brachte die Verbrechen der beiden an den Tag. Sainte-Croix, der in seinem Laboratorium auch mit giftigen Gasen experimentierte, verlor eines Tages seine gläserne Schutzmaske vom Kopf und mußte nun die ihn umgebenden Giftdünste einatmen, die ihn auf der Stelle töteten. In seinem Nachlaß, einem Giftkästchen, fand man die Brinvilliers belastende Aufzeichnungen, die daraufhin in ein Lütticher Kloster floh, wo sie sich, als Nonne verkleidet, verborgen hielt — bis sie von einem Polizeiagenten entdeckt, unter Liebesbeteuerungen herausgelockt und zur Aburteilung nach Paris übergeführt wurde.
Während des Verhörs leugnete sie hartnäckig alles ab; ja, sie erdreistete sich, dem Untersuchungsrichter zuzurufen: „Unterstehen Sie sich nicht, mich zum Reden zu zwingen! Denn wenn ich sprechen würde, wäre die Hälfte der Stadt verloren, und zwar durchweg Leute von Stand, selbst der höchsten Schichten!" Damit spielte sie ganz allgemein auf die Giftmorde an, die im Paris Ludwigs des Vierzehnten grassierten, sogar mit Wissen des Königs, der sich dadurch politischer Gegner zu entledigen pflegte. So hatte er begreiflicherweise allergrößtes Interesse daran, daß der Prozeß ohne viel Aufsehens zu Ende ging, wenn es schon wegen der ins Brodeln gekommenen Volkserregung nicht gut möglich war, ihn niederzuschlagen. Dem Urteilsspruch gemäß wurde die Brinvilliers gefoltert, sodann enthauptet, danach ihr Leichnam verbrannt und die Asche zur Genugtuung der Schaulustigen in die Luft gestreut.

Sainte-Croix und die Marquise hatten ihr Mordgift übrigens vom königlichen Leibapotheker bezogen, der nunmehr ebenfalls in ein Strafverfahren verwickelt wurde und, wie verlautet, „alle Mühe hatte, von einer ernsten Strafe loszukommen".

Das französische Parlament nahm aber den Vorfall zum Anlaß, den Verkauf von Gift fortan nur noch „an bekannte und ansässige Personen" zu erlauben, und auch diese mußten „nach dem Einkauf namentlich in ein besonderes Buch eingetragen werden". Zwar hatten schon vorher Verordnungen bestanden, die den Apothekern die unberechtigte Abgabe von Arsenik untersagten. Aber Arsenik galt als vorzügliches Mittel gegen die Ratten- und Mäuseplage und nicht zuletzt zur Bekämpfung der Reblaus — Grund genug, die behördlichen Anweisungen immer wieder zu umgehen!

Daher litten auch die französischen Weinbauern, die zur Herstellung ihres Haustrunks die zurückbleibenden, mit Arsenpräparaten behandelten Traubenschalen verwendeten, häufig unter chronischer Arsenvergiftung. Symptome: sogenannter Arsenschnupfen, übermäßige Pigmentierung und Verhornung der Haut, bisweilen als Vorstufe des Hautkrebses, ferner Nervenentzündungen, Muskelschwund, Leber- und Nierenverfettung. (Heute ist die Benutzung von Arsenpräparaten zur Reblausbekämpfung nicht mehr gestattet.)

Viel früher als in Frankreich war in Deutschland der Bezug von Giften aus Apotheken und Spezereigeschäften behördlich überwacht worden. So schrieb bereits 1532 die auf dem Reichstag zu Regensburg erlassene CAROLINA, die „peinliche Gerichtsordnung Keyser Karls des fünfften", den Stadtobrigkeiten vor, den Giftvertrieb unter Eid zu stellen. Kein Apotheker oder Spezereienhändler sollte Gift ohne Vorlage eines städti-

schen Erlaubnisscheines an Privatpersonen aushändigen. Zuwiderhandlungen wurden geahndet.
Nach den alarmierenden Mordtaten der Brinvilliers erließ auch die Pariser Regierung endlich ein streng einzuhaltendes Giftedikt. Danach wurde es jedem französischen Staatsbürger unter Todesstrafe und auch den Ärzten, Apothekern und Chirurgen unter Androhung empfindlicher Leibesstrafe verboten, Gifte zu führen oder zu verwahren. Nur gewisse Gebrauchsgifte durften ausschließlich von Kaufleuten mit festem, nachweisbarem Wohnsitz „an öffentliche Personen, die aus Berufsgründen solche Stoffe dringend benötigen", wie Mediziner, Pharmazeuten, Goldschmiede, Färber oder dergleichen, unter Aufführung ihres Namens, ihres Standes und ihrer Wohnung in einem Sonderverzeichnis verkauft werden.
Dennoch wußten Außenseiter der Gesellschaft, Asoziale, sich stets Zugang zum Gifte zu verschaffen. Noch um 1930 erregte eine im Theißwinkel in Ungarn verübte Massenvergiftung durch Arsenik das Aufsehen der Weltöffentlichkeit. Als Anstifterin dieser Verbrechen wurde eine amtsenthobene Hebamme entlarvt, die mit Hilfe von zwei Freundinnen aus arsenhaltigem Fliegenpapier einen wässrigen Extrakt hergestellt und ihn nach erfolgreicher Erprobung im Tierversuch gegen Entgelt an Frauen geliefert hatte, die sich ihrer Ehegatten entledigen wollten. Bei diesen handelte es sich zumeist um invalide Männer oder um zu spät aus der Kriegsgefangenschaft des ersten Weltkriegs Heimgekehrte, die erkennen mußten, daß ihre Frauen ihnen nicht mehr gehörten, oder auch um bejahrte reiche Bauern, die von armen Häuslermädchen allein um ihres Besitzes willen geheiratet und von ihnen von vornherein zum Gifttod bestimmt waren, um beerbt zu werden, wie es der bekannte ungarische Dramatiker Julius

Hay ergreifend in seinem Schauspiel „Haben" am Beispiel der vom Leben benachteiligten neunzehnjährigen Arva Mari und des verwitweten Gutsherrn David schildert:
Zwanzig Jahre lang hatte besagte Hebamme ihr Unwesen unentdeckt treiben können. Erst anonyme Anzeigen machten die Behörden auf das ominöse Männersterben im Dorfe aufmerksam. Nachträglich vorgenommene Obduktionen bestätigten den Verdacht. In manchen Gräbern fand man noch zu Füßen der Leiche ein Fläschchen mit dem Rest des Mordgiftes vor. Über hundert Vergiftungen gelang es aufzudecken, teils von der Hebamme und ihren Komplicinnen, teils von den Witwenanwärterinnen selbst ausgeführt. Die Hebamme entzog sich der Bestrafung durch Selbstmord. Von vierundfünfzig vor Gericht gestellten Frauen wurden sechs gehenkt.

Einen dem Arsen verwandten pharmakologischen Wirkungsmechanismus weist das chemische Element Antimon auf, das darum gleichfalls gern von Giftmischern als Mordmittel benutzt wird. Traurige Berühmtheit hat zu Beginn unseres Jahrhunderts ein in England begangener dreifacher Antimonmord eines polnischen Heilgehilfen namens Klosowski erlangt. Der Täter führte seinen Opfern, mit denen er jeweils verheiratet war, laufend kleine Antimonmengen zu, so daß sich unklare Krankheitsbilder entwickelten, die die hinzugezogenen Ärzte als Nahrungsmittelvergiftungen deuteten. Klosowski heuchelte ernste Besorgnis, mengte jedoch immer weiter geringfügige Giftdosen in die von ihm selbst bereiteten Speisen. Das Ableben der ersten Frau führte der Totenbeschauer auf Lungenschwindsucht, das der zweiten auf hochgradige Erschöpfung zurück. Der dritte Todesfall erweckte im Arzt Verdacht, und eine Obduktion der Leiche ergab die vermutete

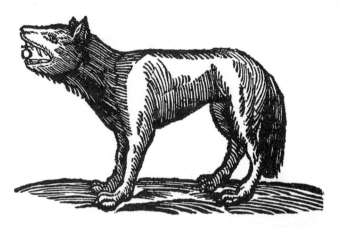

Sinnbild des Antimons nach einem Holzschnitt aus dem siebzehnten Jahrhundert

Antimonvergiftung. Daraufhin erfolgte die Exhumierung und toxikologische Untersuchung der vorher „verstorbenen" Ehefrauen. In der ersten Leiche stellte man 7,5, in der zweiten 29,12 Gramm Antimongehalt fest.

Ungefähr um die gleiche Zeit wie der soeben geschilderte Antimon-Mordfall wurde vor einem österreichischen Gericht ein Giftmordversuch mit weißem Phosphor verhandelt. Dieser Stoff wird hinsichtlich seiner Wirkung auf den tierischen Organismus mit dem Arsen und dem Antimon zu einer Gruppe zusammengefaßt. Charakteristisch für eine akute Phosphorvergiftung sind nach einigen Stunden auftretende Übelkeit mit häufigem Aufstoßen und Erbrechen nach Knoblauch riechender, im Dunkeln leuchtender Massen. Erst nach Tagen treten ernste Stoffwechselstörungen: Gelbsucht, Leberschwellung, blutiges Erbrechen und blutige Durchfälle, Gefäßschä-

digungen, die auch zu Blutungen anderer Organe führen können, sowie durch Blutzuckermangel verursachte Krämpfe mit zunehmender Schwäche und Benommenheit auf.
Phosphor wurde einst, vielfach sehr zum Schaden der betreffenden Frauen, zur Abtreibung benutzt. Man bediente sich dazu der früher noch mit weißem Phosphor hergestellten Zündholzköpfchen, von denen jedes etwa ein bis zwei Milligramm dieses Giftes enthielt.
Unser vor dem Steyrer Kreisgericht stehender Maurergehilfe G. K. nun, fünfundzwanzig Jahre alt, war angeklagt, seiner Ehefrau in Tötungsabsicht phosphorvergifteten Apfelstrudel verabfolgt zu haben. Nach anfänglichem Leugnen hatte er zugeben müssen, daß er während ihrer Abwesenheit sechs bis sieben Phosphorzündhütchen in das Gebäck getan. Als die Frau am Abend den Strudel aus der unbeleuchteten Speisekammer holen wollte, bemerkte sie ein von ihm ausgehendes seltsames Schimmern. Sie unterrichtete den Gemeindearzt, und dieser hatte dann nach Inaugenscheinnahme Anzeige erstattet.
Der Maurergehilfe wurde „wegen öffentlicher Gewalttätigkeit" zu vier Monaten schwerem Kerker verurteilt, von der Anklage des versuchten Giftmordes aber freigesprochen, da die im Strudel nachgewiesene Phosphormenge nach Ansicht des Sachverständigen nicht ausgereicht hätte, einen erwachsenen Menschen zu töten.
Um jedoch ein für allemal derartige Mordversuche und Mordfälle auszuschließen, hat die „Berner Konvention" im Jahre 1907 die Verwendung des giftigen Phosphors zur Zündholzfabrikation international verboten.

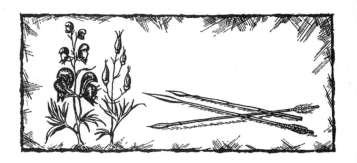

ZYANKALI FÜR HAUPTMANN MADER

Am 17. November 1909 überbrachte der Postbote dem österreichischen Generalstabsoffizier Hauptmann Mader ein in rosa Papier eingewickeltes Schächtelchen mit zwei Gelatinekapseln. Einer beigefügten hektographierten Gebrauchsanweisung war zu entnehmen, daß die Präparate bei Potenzstörungen ihre Wirksamkeit nicht verfehlen würden.

Statt wegen der anonymen Zusendung mißtrauisch zu sein, nahm Mader noch am selben Tage nach dem Abendessen das vielverheißende Mittel ein. Als der Diener nach zehn Minuten ins Zimmer trat, sah er seinen Chef röchelnd am Boden liegen. Aus dem Munde quoll bräunlicher Schaum. Der eiligst herbeigerufene Arzt konnte nur noch den Tod feststellen. Da die Leichenbeschau nichts Verdächtiges erkennen ließ, wurde der Verstorbene nach dem Garnisonshospital zur Obduktion gebracht. Magen und Darm wiesen lediglich eine Blutfülle auf. Erst eine chemische Untersuchung der Organe ergab das Vorhandensein von Zyankalium.

Dieses farblose, in Wasser und verdünntem Alkohol lösliche Kaliumsalz der Blausäure stellt, wie die Blausäure selbst, ein äußerst starkes, die tierische und pflanzliche Gewebsatmung lähmendes Fermentgift dar. — Zusammen mit dem Hauptmann Mader hatten noch weitere Offiziere des österreichischen Generalstabs eine anonyme Zyankalisendung erhalten. Einer von ihnen war so klug gewesen, eine solche Kapsel auf ihren eigentlichen Gehalt analysieren zu lassen. Dabei kam die beabsichtigte Massenvergiftung ans Tageslicht. Sie war, wie sich in fünfmonatigen Ermittlungen herausstellte, von einem wider sein Erwarten nicht in den Generalstab beförderten Oberleutnant Adolf Hofrichter eingefädelt worden, aus unerfülltem karrieristischem Ehrgeiz, besonders veranlaßt durch die tiefe Enttäuschung seiner nach gesellschaftlichem Glanz drängenden Frau.

„Seltsam!" hatte der gerichtsmedizinische Sachverständige des Wiener Garnisonshospitals vor sich hin gemurmelt, als er sich die geöffnete Leiche des Hauptmanns Mader besah. Für gewöhnlich vermochte er eine Zyanidvergiftung schon am typischen Bittermandelgeruch des Mageninhalts zu erkennen. Wenn er diesmal aber nichts dergleichen wahrnahm, so konnte er daraus nur schließen, daß es sich bei dem Mordgift um altes Zyankali gehandelt hatte.

So mußte er also die Chemie zur Feststellung des Mordgiftes heranziehen. Für diesen speziellen Fall bot sich ihm die zu Beginn des achtzehnten Jahrhunderts von einem Berliner Chemiker namens Diesbach entdeckte Berliner-Blau-Reaktion an. Er präparierte in einem Kolben etwas angesäuerten Organbrei, leitete Wasserdampf hindurch und fing das Wasserdampfdestillat in einer Lauge auf, um es in ein nichtflüchtiges Salz überzuführen. Dann setzte er dieser Salzlösung etwas

Eisensalz hinzu, kochte sie kurz auf und säuerte sie noch einmal an, wobei sich der Farbstoff „Berliner Blau" entwickelte. Damit hatte er einen analytischen Nachweis des Giftes erbracht, auf Grund dessen die Strafverfolgung des Täters aufgenommen werden konnte. Oberleutnant Hofrichter wurde zum Tode durch den Strang verurteilt, später jedoch zu lebenslänglicher Haft begnadigt.

In den letzten fünfzig Jahren hat die Gerichtsmedizin mannigfache Vergiftungsnachweise entwickelt. Allerdings erfolgt keine Untersuchung, wie wir von einem Diplomchemiker des von Professor Otto Prokop geleiteten gerichtsmedizinischen Instituts der Berliner Humboldt-Universität erfahren, mühelos, wie der Laie oft vermeint.

„Das Gegenteil ist der Fall", sagt unser Gesprächspartner, Herr Bernt. „Kaum ein Gebiet der gerichtlichen Medizin ist problematischer als das der Auffindung von Giften. Die Diagnose VERGIFTUNG will sorgfältig fundiert sein."

Bevor der Gerichtsmediziner und der Gerichtschemiker in Aktion treten, muß ein begründeter Verdacht einer Vergiftung vorliegen. Er kann bereits von dem Arzt, der den Totenschein auszustellen hat, geschöpft werden, dem beim Besichtigen des Verstorbenen nicht ganz natürlich erscheinende Symptome, wie etwa Pupillenerweiterung, besonders geartete Totenflekken oder Schaum vorm Munde, auffallen. Es kann auch geschehen, daß Angehörige beim Befragtwerden irgend etwas zu verheimlichen oder zu bemänteln trachten; bisweilen tauchen nachträglich, trotz Ausfertigung eines Totenscheins mit plausibler Sterbeursache, Gerüchte auf — kurz, in allen solchen Verdachtsmomenten, die man als „Tatortsituation" bezeichnet, ist der herbeigezogene Arzt verpflichtet, Meldung an den Amtsarzt, unter Umständen an die Polizei oder direkt den

Staatsanwalt zu erstatten, die daraufhin eine Obduktion veranlassen.

Freilich führt die Leichenöffnung nicht immer zum Ziel. Besonders wenn keinerlei Anhaltspunkte für ein bestimmtes Gift, wie im soeben geschilderten Fall des Hauptmanns Mader, oder eine bestimmte Giftgruppe vorliegen, müssen sich die mit der Analyse Beauftragten allmählich und sehr gewissenhaft zu einem zweifelsfreien Ergebnis vortasten. Erste dabei zu klärende Frage: Ist zur Vergiftung eine *anorganische*, aus der unbelebten Natur gewonnene, oder eine aus der Pflanzen- beziehungsweise Tierwelt stammende *organische* Substanz verwendet worden?

Zu ihrer Beantwortung gibt es einige Allgemeinuntersuchungen, in erster Linie den sogenannten spektralanalytischen Nachweis für anorganische und den papierchromatographischen Nachweis für organische Gifte. „Aus der Biologiestunde wissen wir", so erläutert uns Diplomchemiker Bernt die Situation, „daß unser Körper sowohl aus anorganischen wie organischen Stoffen besteht. Will ich zunächst die in einem Organbrei oder einer Körperflüssigkeit befindlichen anorganischen Substanzen analysieren, muß ich die gleichfalls vorhandenen organischen Stoffe durch Zusatz konzentrierter Säure und unter Einhaltung einer bestimmten Veraschungstemperatur zerstören, so daß lediglich eine Lösung anorganischer Salze übrigbleibt, die ich dann eindampfe. Den mit einer winzigen Menge destillierten Wassers aufgenommenen mineralischen Rückstand trage ich mit einer haarfeinen Pipette auf Spektralkohlen auf."

Sobald das Material durch Funken oder Bogenlicht zum Leuchten angeregt wird, sendet es eine den darin enthaltenen Ele-

menten eigentümliche Strahlung aus, die schließlich, durch ein Prisma zerlegt, auf eine Fotoplatte charakteristische Nachweislinien der in der Lösung enthaltenen Mineralspuren bannt. Im Anschluß daran untersucht der Gerichtschemiker, ob die vorgefundenen Spuren in normaler physiologischer Konzentration vorhanden sind oder in giftiger Menge. Und dann endlich kann er spezielle Untersuchungen auf den vermutlichen Giftstoff durchführen.
Das ist interessant. Doch da wir uns im folgenden über organische Gifte unterhalten wollen, bitten wir unseren Gesprächspartner, uns etwas über deren Nachweis zu berichten, zum Beispiel über den des Akonitins, eines der giftigsten Alkaloide, die es gibt. Unter einem Alkaloid verstehen wir eine in Pflanzen gebildete stickstoffhaltige Substanz, die, entweder frei oder an Säure gebunden, für den Menschen meist stark giftig wirkt.
Die Wurzelknollen und Blätter unseres einheimischen, häufig als Gartenblume anzutreffenden Sturm- oder Eisenhuts bergen vornehmlich Akonitin, das, zur Gattung der Herzgifte gehörig, bereits in der unvorstellbar kleinen Dosis von einem Mikrogramm — das ist der millionste Teil eines Gramms — ein isoliertes schlagendes Froschherz zum Stillstand bringt. Der menschliche Organismus nimmt die Substanz über den Verdauungskanal, die Schleimhäute oder die heile äußere Haut auf und erlangt nach anfänglichem Jucken und Brennen Taubheitsgefühl bis zur völligen Schmerzunempfindlichkeit. Deshalb gibt man es auch in ganz geringer Menge in Salben, mit denen unter Trigeminusneuralgie leidende Patienten ihren schweren „Gesichtsschmerz" lindern können.
Aber wehe dem Menschen, der mit einer toxischen Menge in Berührung kommt! Schon nach einigen Minuten verspürt er

ein kribbelndes Gefühl in der Haut, als wenn Ameisen darüberliefen. Unter Schweißausbruch und Frösteln geht der Prozeß vollkommener Fühllosigkeit vor sich. Erbrechen Durchfälle, Koliken folgen, ferner äußerst schmerzvolle Lähmungen der Skelettmuskulatur. Am Ende steht Herzversagen oder Tod durch Atemlähmung, da die für die Atemimpulse verantwortlichen Hirnzentren ausfallen.

Was Wunder, daß der Sturm- oder Eisenhut, dem solch unheimliches Gift innewohnt, bei den alten Völkern als eine dämonische, dem Geifer des dreiköpfigen Höllenhundes Zerberus entsprossene Pflanze galt! Die Orientalen und in Europa besonders die Spanier benutzten ihren Extrakt zur Jagd, indessen die Mauren ihn noch Mitte des sechzehnten Jahrhunderts bei der Kriegführung verwandten. „Schießkraut" nannten sie die in über sechzig Arten verbreiteten Akonitpflanzen. Wer von damit präparierten Giftpfeilen getroffen wurde, verlor unweigerlich sein Leben. Ja, der Schütze selbst mußte sich vor einer versehentlichen Pfeilverletzung hüten, wenn ihm das eigene Leben lieb war! Auf tragische Weise kam der byzantinische Kaiser Johannes Komnenos, von seinen Untertanen wegen seiner Häßlichkeit spöttisch „der Hübsche" genannt, im Frühjahr 1143 auf der Eberjagd durch eine Selbstverletzung mit einem akonitvergifteten Pfeil um. Er verwundete sich an der Hand. Er hätte sein Leben retten können, wenn er sich unverzüglich hätte amputieren lassen; doch dazu war er zu feige gewesen.

Im Jahre 117 u. Z. erließ der römische Kaiser Trajan, unter dem das Römische Reich seine größte Ausdehnung und das Cäsarentum seine höchste Machtentfaltung erlangte, ein Gesetz, das das Anpflanzen von Eisenhut in Gärten unter Strafe stellte. Ein Beweis dafür, daß die giftigen Eigenschaften des

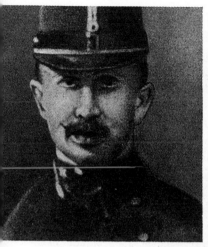 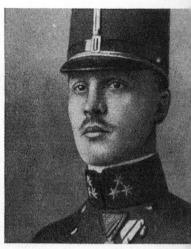

10 Initiator der Wiener Giftmordaffäre im Jahre 1909, Oberleutnant Hofrichter (links), und das Opfer, Hauptmann Mader (rechts)

11 Spektralaufnahme mit Blei (Pb)- und Tallium (Tl)-Nachweislinien

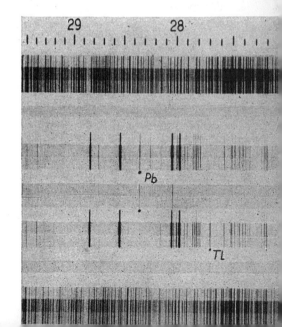

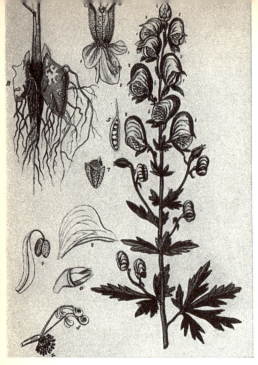

12 Blauer Eisen- oder Sturmhut, enthält das giftige Alkaloid Akonitin

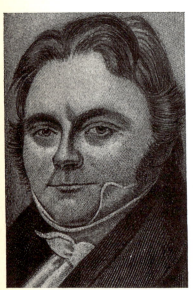

13 Jöns Jakob von Berzelius

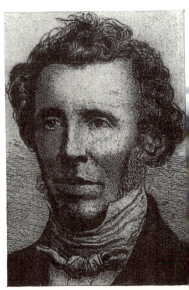

14 Friedrich Wöhler

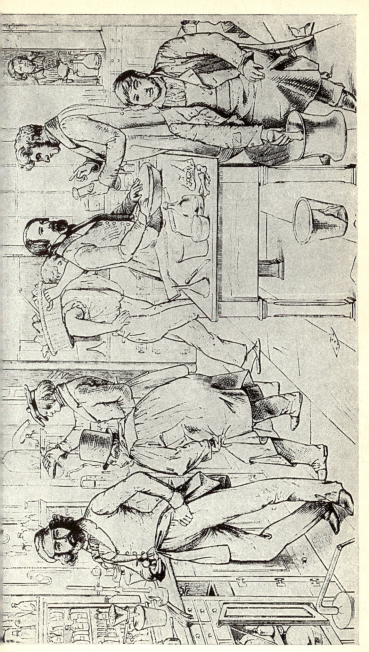

15 Justus von Liebig in seinem Laboratorium zu Gießen, 1842

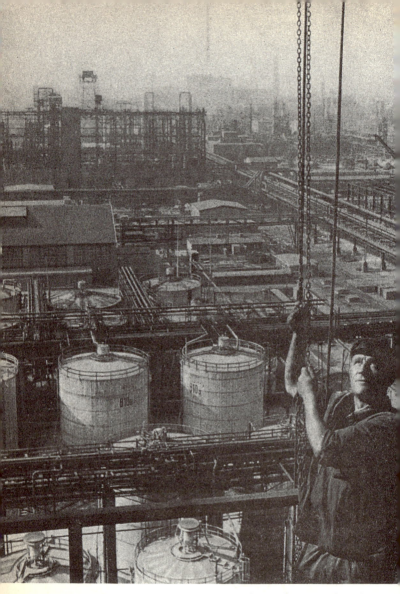
16 VEB Leunawerke „Walter Ulbricht", der größte Chemiebetrieb der Deutschen Demokratischen Republik

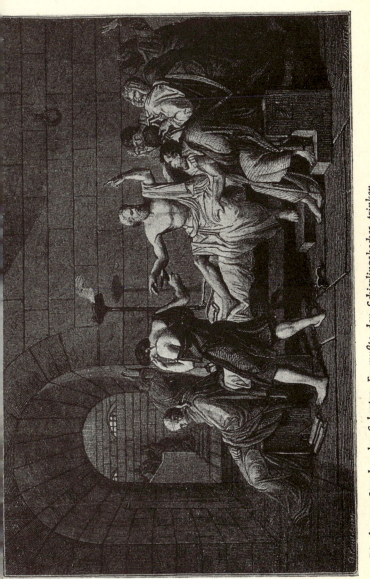

17 Die letzten Stunden des Sokrates. Er mußte den Schierlingsbecher trinken

18 Der römische Kaiser Nero

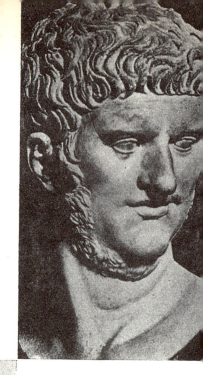

19 Gefleckter Schierling, enthält das giftige Alkaloid Koniin

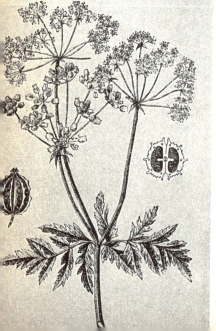

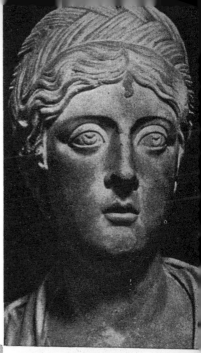

20 Nero-Geliebte Sabina Poppaea. Um sie heiraten zu können, ließ der Kaiser seine Frau Octavia vergiften

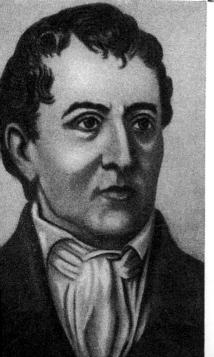

21 Carl Wilhelm Scheele, der Entdecker der Blausäure

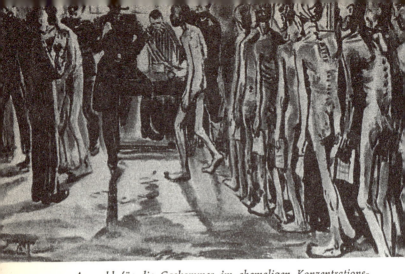

22 Auswahl für die Gaskammer im ehemaligen Konzentrationslager Auschwitz

23 Gaskammer des Krematoriums Nr. 1 im ehemaligen Konzentrationslager Auschwitz; es ist dies das einzige Krematorium, das die SS bei ihrer Flucht nicht mehr sprengen konnte

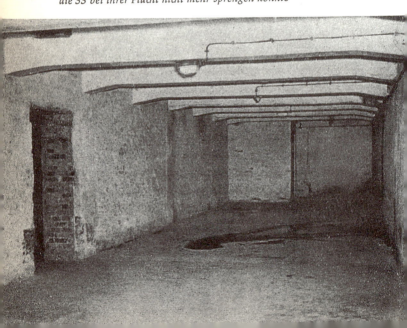

Akonits damals auch recht oft für Mordtaten und Selbstmord ausgenutzt wurden. Niemand wußte dies besser als der Kaiser selbst, denn weniger unter den Armen als vielmehr am Cäsarenhofe sowie in den ihm nahestehenden Kreisen der Vornehmen und Reichen wüteten Intriganten mit diesem entsetzlichen Gift. Ein Zeitgenosse Trajans, der berühmte aus der latinischen Stadt Aquinum gebürtige Satirendichter Juvenal, der in fünf Büchern schonungslos die sittliche Verkommenheit der oberen Gesellschaftsschichten der Stadt Rom aufdeckte, sagt:

„......... Aconita trinkt man nicht
Aus irdnen Krügen. Der nur fürchte sie,
Der einen edelsteinbesetzten Becher
Zum Munde führt ...."

Die älteren Bürger Roms konnten sich noch sehr gut des hinterhältigen Mordanschlags erinnern, den die herrschsüchtige Agrippina auf ihren Gemahl, den von seiner Familie als minderwertig angesehenen Kaiser Claudius, mit Erfolg verübt hatte. Sie war dessen Nichte und schon einmal verheiratet gewesen und hatte einen vierjährigen Sohn, Nero, in die zweite Ehe mitgebracht. Claudius war ebenfalls schon, und zwar mit dem lasterhaften, eine unerhörte Günstlingswirtschaft betreibenden Weibe Messalina verheiratet gewesen, die ihm den Sohn Britannicus gebar.

Dieser also würde dermaleinst des Kaisers rechtmäßiger Nachfolger werden! Das wollte Agrippina nicht zulassen. Sie erreichte durch Koketterie und Drohung, daß der sechzigjährige Claudius ihren Nero adoptierte und ihm schließlich auch die Thronfolge zusicherte. Den sympathischen Britannicus aber behandelten beide stiefmütterlich, bis es den alternden Vater gereute und er seinen entrechteten Sohn durch ein neues Testament wieder zum Erben seiner Macht einsetzte.

Flugs veranlaßte die in ihrem Ehrgeiz gekränkte, noch nicht vierzigjährige Agrippina eine bereits vorbestrafte Giftmischerin, Locusta, für den Kaiser ein mit Akonit versetztes Pilzgericht zu bereiten. Claudius aß Pilze oder Erdschwämme, wie die Römer sie nannten, besonders gern; darum verspeiste er sie mit großem Behagen, nachdem sein (von Agrippina natürlich bestochener) Leibwächter Halotus das Gericht zum Schein vorgekostet hatte.

Laut Bericht des Geschichtsschreibers Cassius stellte sich beim Kaiser noch am selben Abend Erbrechen ein. Er wurde hinausgetragen. In der Nacht verlor er Sprache und Gehör und litt starke Schmerzen. Am nächsten Morgen war er tot.

Den Nachweis einer Akonitinvergiftung führt der moderne Gerichtschemiker mittels der sogenannten Papierchromatographie durch, einer seit dem Jahre 1944 von einer britischen Forschergruppe entwickelten Routinemethode zur „Auftrennung" von Schlafmitteln, Alkaloiden und anderen toxikologisch wichtigen Stoffklassen. Sie bietet, wie wir im gerichtsmedizinischen Institut der Humboldt-Universität Berlin erfahren, besonders in Fällen, da noch keinerlei Anhaltspunkte für eine bestimmte Giftanwendung vorliegen, „eine ideale Möglichkeit, mit einfachem apparativem Aufwand in verhältnismäßig kurzer Zeit und mit sehr geringen Substanzmengen eine Auskunft über die Zusammensetzung einer Probe zu erhalten". Sie beruht auf dem Prinzip, organische Stoffe mit geeigneten Lösungsmitteln aus biologischem Material, wie Organen und Körperflüssigkeiten, zu trennen.

Um das Vorhandensein von Akonitin zu ermitteln, tupft der

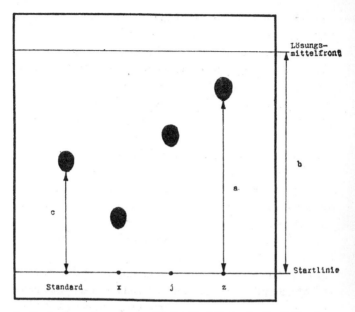

Im Papierchromatogramm ergibt das Verhältnis der Laufhöhe der Substanz zur Gesamtlaufhöhe des Lösungsmittels den Rf-Wert oder die Wanderungsgeschwindigkeit

Gerichtschemiker mit einer Mikropipette ein wenig Organextrakt auf eine nahe dem unteren Rand eines Spezialfilterpapierbogens bezeichnete Startlinie auf. In einigem Abstand davon wiederholt er dies mit einer aus reinem Akonitin bestehenden Vergleichssubstanz. Das so vorbereitete Papier wird in ein geeignetes Lösungsmittel gestellt, welches langsam den Bogen emporwandert und die darauf aufgetragenen Substanzen je nach ihren Löslichkeitsverhältnissen verschieden schnell mitnimmt. Sobald das Lösungsmittel auf dem Papier eine gewisse Höhe erreicht hat, wird das „Chromatogramm", so nennt man diese Aufzeichnung jetzt, aus der Lösung entfernt und getrocknet. Danach werden die noch unsichtbaren Substanzen durch Besprühen mit geeigneten Farbreagenzien sichtbar gemacht. Sie erscheinen dann als unterschiedlich hochgewanderte runde bis ovale Flecke. Aus der Wanderungsstrecke und der Farbe der Flecke vermag der Gerichtschemiker auf die vorhandenen Stoffe zu schließen. Doch das allein genügt noch nicht zum Beweis. Der Chemiker versucht nun, die aufgespürte Substanz rein zu isolieren und ihren Schmelzpunkt zu bestimmen, der beim Akonitin um 197 Grad Celsius liegt. Erst wenn sich der Schmelzpunkt nach Beigabe von etwas reinem Akonitin zur Isolierungssubstanz nicht ändert, darf mit Bestimmtheit Akonitinvergiftung angenommen werden.

„In anderen, komplizierteren Fällen wird der Chemiker mehrere physikalisch-chemische Methoden kombinieren müssen, um Ergebnisse von hoher Aussagekraft zu erzielen", beendet Herr Bernt unser Gespräch.

Als der portugiesische Botaniker Juan de Loureiro um die Mitte des achtzehnten Jahrhunderts als Missionar nach Cochinchina, der heutigen südvietnamesischen Landschaft Nambo, kam, stieß er erstmals auf einen mächtigen Strauch mit gestielten eiförmigen, ledernen, ganzrandigen Blättern, kleinen, doldentraubenförmig angeordneten grüngelblichen Blüten und derbschaligen schwarzen Beeren. Die Eingeborenen nannten die Früchte, weil ihre knopfähnlichen graugrünen bis graubraunen Samen einen zum Brechen reizenden Stoff enthalten, „Brechnüsse" oder wegen ihres Aussehens „Krähenaugen", während die naturwissenschaftliche Bezeichnung des Baumes „Strychnos nux vomica" lautet.

Als Loureiro sehr vorsichtig von der zähen Masse des zweiteiligen Fruchtkerns kostete, empfand er einen widerlich bitteren Geschmack. Dieser rührte von dem darin enthaltenen hochgiftigen Alkaloid Strychnin her, dessen Isolierung zum ersten Mal im Jahre 1818 den französischen Chemikern Pelletier und Caventou gelang. Es bildet in reinem Zustand ein glänzend-weißes kristallines Pulver.

Außer in der Brechnuß, die übrigens nicht nur in Vietnam, sondern auch in Vorderindien, an der Koromandelküste und auf Ceylon anzutreffen ist, kommt Strychnin überwiegend in der ursprünglich auf den Philippinen beheimateten „Ignatiusbohne" vor. Ihren seltsamen Namen erhielt diese Strychnosart von den Jesuiten, die sie im Ausland bekannt gemacht und weiterverpflanzt hatten, nach ihrem Ordensgründer Ignatius von Loyola. Diese „Bohne" ist noch bedeutend giftiger als die Brechnuß; schon einige Früchte genügen zum Selbstmord, wie der Fall eines 1934 in Belgrad gefaßten Hochstaplers bewies, der sich dadurch dem Richter entzog.

Zu einer lebensgefährlichen Strychninvergiftung führen Gaben von etwa fünfzehn bis einhundert Milligramm. Obwohl eine unbemerkte Verabfolgung dieses Giftes wegen seines unerträglichen Geschmacks nicht leicht zu bewerkstelligen ist, wurde und wird es verhältnismäßig häufig für Mordzwecke benutzt. Das Opfer verspürt nach einiger Zeit eine schmerzhafte Muskelsteife, wobei besonders die Nackenmuskulatur nach zuerst vereinzelten Muskelzuckungen von heftigem Starrkrampf befallen wird. Glieder und Rumpf liegen starr ausgestreckt, so daß nur der Kopf und die Fersen den Boden berühren. Das Gesicht verzerrt sich zu einem teuflischen Grinsen. Geringste Erschütterungen oder Reize führen zu erneuten Krampfanfällen bis zum Eintreten des Todes.

Aus den aufgezählten Symptomen erkennen wir bereits, daß es sich beim Strychnin um ein Krampfgift handelt, das im Rückenmark angreift, wo es die Zwischennervenzellen lähmt, so daß der menschliche Organismus auf äußere Einwirkungen überstark reagiert. Wir alle haben schon in der Sprechstunde des Arztes bei der Prüfung des Kniesehnenreflexes erlebt, wie unser Bein unter dem Schlag des Reflexhammers hochgeht. Noch bedeutend stärker würde sich das Kniegelenk bei einem Patienten strecken, der vorher zu therapeutischen Zwecken ein Strychninpräparat eingenommen hätte.

Im Jahre 1953 wurde von Beamten des Scotland Yard eine achtundzwanzigjährige Engländerin, Kate Hamilton, wegen achtfachen Giftmordverdachtes festgenommen. Sie gab die ihr zur Last gelegten Verbrechen zu, erklärte aber mit Unschuldsmiene, als man sie nach ihren Beweggründen befragte: „Ich wollte es gar nicht tun, aber es war stärker als ich." Daß sie unauffällig morden, Menschen „wie Fliegen am Fenster vernichten" konnte, wenn sie sich beleidigt fühlte – dies hätte sie, die Tochter eines Professors der Pharmakologie und Toxikologie, bewogen, ebenfalls Arzneimittel- und Giftkunde zu studieren, um dann ihr Unwesen zu treiben.

So hatte sie einem ihrer Opfer, einer Freundin, Anfang Mai 1950 im Schwimmbad ein mit Strychnin versetztes Likörbonbon gegeben. Diese hatte es gegessen, und während die beiden Mädchen im Bassin schwammen, erlitt die Freundin plötzlich einen durch das Gift bewirkten Krampf mit Atemstillstand, so daß sie ertrank. Niemand schöpfte Verdacht, da man den Krampf für einen gewöhnlichen Schwimmkrampf und den Tod für einen natürlichen Herztod hielt, weshalb auch eine Obduktion unterblieb. Erst ihre letzte Mordtat brachte sie zu Fall.

Ausgangs des Jahres 1870 hatte schon einmal eine junge Engländerin, die aus wohlhabendem Hause stammende zweiundzwanzigjährige Christiane Edmunds, wegen mehrfachen Strychninmordes vor Gericht gestanden. Ihre verbrecherische Laufbahn hatte sie damit begonnen, daß sie die Ehefrau eines von ihr geliebten Arztes durch ein selbstgefertigtes giftiges Schokoladenbonbon zu beseitigen versuchte. Die nichtsahnende Arztgattin war jedoch davon nicht gestorben, sondern nur schwer erkrankt, so daß sie nicht zögerte, einen Verdacht zu äußern.

Um diesen von sich abzulenken, hatte die Edmunds geschwind weitere mit Strychnin versetzte Schokoladenbonbons hergestellt und sie an einen gutbeleumundeten Konditor verkauft, der sie wiederum an seine Kunden weitergab. Von nun an hatte die Angeklagte ihr unliebsame Personen, ohne selbst einen Giftanschlag ausüben zu müssen, einfach an den Zuckerbäcker zu verweisen brauchen, der ja „sooo leckere Schokoladenbonbons" feilhielt!

Sobald jeweils eines ihrer Opfer am Gifte zugrunde gegangen war, hatte sie — anonym, versteht sich! — die Polizei verständigt und den Konditor belastet. Dieser war schließlich auch verhaftet worden, nachdem noch eine langjährige Kundin, deren sechsjähriges Kind gleicherweise nach dem Genuß eines solchen Schokoladenbonbons gestorben war, Anzeige erstattet hatte. Freilich hatte der Konditor den Verdacht bald wieder von sich abwenden können, indem er nachwies, daß die ominösen Vergiftungen erst seit seiner Geschäftsbeziehung zur Edmunds aufgetreten waren.

Statt seiner wurde die Edmunds verhaftet. Es ergab sich, daß sie ihre Untaten im Zustand geistiger Erkrankung begangen hatte, woraufhin sie einer Nervenklinik zugeführt wurde.

Bis weit in die erste Hälfte des neunzehnten Jahrhunderts hinein waren die Wissenschaftler fest davon überzeugt gewesen, daß organische Stoffe ausschließlich aus der belebten Natur, dem Tier- und Pflanzenreich also, stammen müßten, und unterschieden sie demgemäß streng von den aus dem Mineralreich herrührenden Substanzen. Doch andererseits erkannten sie schon, daß es sich bei den organischen Stoffen hauptsächlich um Kohlenstoffverbindungen handelte, mit einer dem lebenden Gewebe ähnlichen Empfindlichkeit, etwa gegen Erwärmen, ohne daß die damalige Chemie imstande war, sie künstlich zu erzeugen. Daher glaubten sie, daß organische Stoffe allein durch den geheimnisvollen Einfluß einer der lebenden Zelle innewohnenden übernatürlichen LEBENSKRAFT, die sie hochtrabend „vis vitalis" nannten, gebildet würden.

Selbst der berühmte Stockholmer Professor Berzelius wollte unter dem von ihm 1806 geprägten Begriff „Organische Chemie" nichts anderes als die Erforschung chemischer Verbindungen tierischen oder pflanzlichen Ursprungs verstanden wissen. So lehrte er es seine Studenten, die aus ganz Europa zu ihm strömten, überwiegend aus Deutschland, wo sich die Chemie unter dem Druck idealistischer Philosophie und Naturschwärmerei noch nicht recht hatte entfalten können. Stockholm galt neben Paris als ein Mekka der jungen Chemikergeneration.

Zu Berzelius' Füßen hatte auch der Frankfurter Studiosus Friedrich Wöhler gesessen und in dessen Laboratorium zielstrebig experimentieren und analysieren gelernt. Energiegeladen und voller Ideen, hatte Wöhler anschließend eine Chemielehrerstelle am städtischen Gewerbeinstitut zu Berlin, der späteren Technischen Hochschule, angenommen. In der Nie-

derwallstraße hatte er sich ein eigenes kleines Labor eingerichtet. Auch ihn interessierten besonders die organischen Verbindungen. Eines Tages las er in einem bereits 1808 erschienenen Buch des Engländers Gren, „Grundriß der Naturlehre": „Was sich in den Gefäßen organischer Körper aus den Grundstoffen bildet, das macht kein Chemiker in Kolben und Schmelztiegeln nach!" —
Für die meisten Kollegen bedeutete dies eine Bankrotterklärung, mit der man sich abzufinden hätte. Nicht so für Friedrich Wöhler! Er hatte sich zu jener Zeit, da er von der Grenschen These Kenntnis erhielt, gerade mit der Bestimmung wasserlöslicher farb- und geruchloser Kristalle befaßt, die er durch eine unmittelbare Vereinigung von Blausäuredampf mit trockenem Ammoniakgas erhalten hatte. Dabei ergründete er, daß die Kristalle synthetischen Harnstoff darstellten. Zuhöchst erregt, daß es ihm geglückt war, aus unorganischen Stoffen einen organischen, und zwar animalischen, den im Urin befindlichen Harnstoff, herzustellen, schrieb er an seinen ehemaligen Lehrer Berzelius nach Stockholm: „... denn ich kann sozusagen mein chemisches Wasser nicht halten und muß Ihnen sagen, daß ich Harnstoff machen kann, ohne dazu Nieren oder überhaupt ein Tier, sey es Mensch oder Hund, nötig zu haben!"
Sein Entdeckungsbericht schlug in der wissenschaftlichen Welt wie eine Bombe ein; war doch durch seine sensationelle Harnstoffsynthese die Irrlehre von der „vis vitalis", der vermeintlichen LEBENSKRAFT, mit einem Schlage ad absurdum geführt worden!
Mochten sich auch nicht wenige Engstirnige dummdreist gegen ihre Niederlage zu wehren versuchen — in seinem Landsmann Justus Liebig, der inzwischen der einst rückständigen

deutschen Chemie zum Weltruhm verholfen und sein Unterrichtslaboratorium auf dem Gießener Seltersberg, das erste seiner Art in Europa, zur begehrtesten Ausbildungsstätte des internationalen Chemikernachwuchses gemacht hatte, fand Friedrich Wöhler einen mächtigen Verbündeten.
Ihrer beider Freundschaft erwuchs aus verschiedenen harten Meinungsstreiten über chemische Probleme und währte bis zum Tode. „Wir beide, Liebig und ich", so bekannte Wöhler einmal in einem Brief an seinen Lehrer Berzelius, „haben ungleiche Arten von Talenten, die zusammenwirkend einander ergänzen und etwas zu lösen vermögen!" — So arbeiteten sie zehn Jahre nach Wöhlers bahnbrechender Harnstoffsynthese gemeinsam über Harnsäure und veröffentlichten eine Abhandlung darüber, in deren Einleitung sie das Fazit ihrer Forschung vorwegnahmen: daß nämlich in Zukunft „die Erzeugung *aller* organischen Materien" in der Retorte „nicht allein als wahrscheinlich, sondern als gewiß betrachtet werden" müsse. „Zucker, Salicin, Morphin werden künstlich hervorgebracht werden", betonen sie. Zwar wüßten sie „die Wege noch nicht, auf denen dieses Endresultat zu erreichen" wäre, weil ihnen „die Vorderglieder unbekannt seien, aus denen diese Materialien sich entwickeln; aber man werde sie kennen lernen!"

In der Tat: Heute ist der Chemiker fähig, die kompliziertesten Körperbestandteile, Vitamine, Hormone, überhaupt sehr viele Naturstoffe, also auch organische Gifte, im Laboratorium künstlich zu erzeugen. Die chemische Industrie vermag sie für die verschiedensten Zwecke und Bedürfnisse im Großen herzustellen.
Darum verstehen wir heute unter organischen Substanzen,

im Vergleich zu einst, nicht mehr ausschließlich die pflanzlichen (vegetabilen) und tierischen (animalischen) Stoffe, sondern überdies alle synthetisch (künstlich) gewonnenen Kohlenstoffverbindungen, weil Kohlenstoff ja den Hauptbaustein jeglichen organischen Produktes neben Wasserstoff, Sauerstoff, Stickstoff, seltener auch Schwefel, Phosphor, Chrom, Brom, Jod oder Fluor bildet. Man kennt bis jetzt bereits sechshundertfünfzigtausend künstliche organische Kohlenstoffverbindungen.

Hatten die Ärzte beispielsweise früher das Krampfgift Kampfer als sogenanntes Analeptikum, Wiedererweckungsmittel, benutzt, so können sie jetzt darauf verzichten, da die Chemiker ihnen tauglichere Präparate, wie Deumacard oder Corvitol, geschaffen haben, die zwar auch wie der Kampfer auf bestimmte Teile des Gehirns, unter anderem das Atem- und Kreislaufzentrum, erregend wirken, aber weniger giftig sind. Selbstverständlich müssen alle Analeptika in wohlabgewogener Dosis verabfolgt werden; der Pharmakologe sagt dazu: Die beizubringende Menge muß unterhalb der Krampfgrenze liegen, sonst verursachen sie ebenfalls epilepsieförmige Krämpfe wie bei einer Kampfervergiftung.

Wobei oder wozu wendet man in der Medizin ein Analeptikum an?

Der Arzt, den wir befragen, schildert uns einen Fall aus seiner Praxis: Vor einigen Jahren, als sich die modernen Narkoseverfahren noch nicht durchgesetzt hatten, verschlechterte sich bei einem Patienten während einer Magenoperation plötzlich die Atmung. Der Körper verfärbte sich blau, wurde zyanotisch, wie es in der Fachsprache heißt. Die Pupillen weiteten sich, weil sich infolge des Atemstillstands zu viel Kohlensäure im Organismus anhäufte, die erregend auf die die Pupillenweite regulierenden Hirnzentren wirkte.

„Deumacard!" sagte der Narkotiseur.

Der Patient erhielt rasch eine Injektion dieses synthetischen Wiedererweckungsmittels in nichtkrampferzeugender Menge. Außerdem wurde er mit Sauerstoff beatmet.

Binnen kurzem begann der Patient wieder selbständig zu atmen; die natürliche Hautfarbe kehrte zurück, und auch die Pupillen nahmen wieder ihren gewöhnlichen Umfang an. Die Assistenten atmeten erleichtert auf; die Narkose konnte weitergeführt und der erforderliche chirurgische Eingriff vollzogen werden...

Oder ein anderes Vorkommnis: In die Klinik ist eine junge Frau eingeliefert worden, die sich mit einem Schlafmittel hatte vergiften wollen. Sie gleicht einer tief Schlafenden; der Arzt hat die Gefährlichkeit dieses Selbstmordversuchs mittels eines Barbiturats an der typisch veränderten Hautfarbe sowie am Fehlen des Hornhautreflexes erkannt. Ähnlich wie im vorher geschilderten Narkosezwischenfall wird auch hier – außer der notwendigen Sauerstoffbeatmung und einer sogenannten „Toilette der Atemwege" zur Verhinderung einer späteren Lungenentzündung, die im Säubern der durch unwillkürliches Verschlucken von Speisebrei verunreinigten Luftwege besteht, und einer Penicillingabe zur Vernichtung eventuell in die Lunge gelangter Krankheitskeime – eine wiederbelebende Deumacard- oder Corvitol-Injektion vorgenommen.

„Sie sehen also: Organische Gifte aus der Retorte sind von nicht zu überschätzender Bedeutung für die Medizin!" sagt uns Doktor Christian.

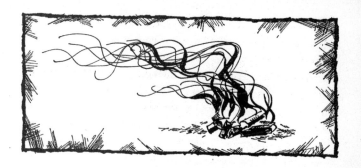

DER TOD DES SOKRATES

Höchste Aufregung herrschte eines Februartages des Jahres 399 v. u. Z. unter der Athener Bürgerschaft, als bekannt wurde, daß der junge, unbedeutende Dichter Meletos in der griechischen Hauptstadt eine schriftliche Anklage gegen den berühmten siebzigjährigen Philosophen Sokrates zum Aushang gebracht hatte. Man schüttelte den Kopf, diskutierte und gestikulierte auf offener Straße, ob es wohl wahr sein könnte, daß sich der von unzähligen als sittliches Vorbild Geschätzte, der Anschuldigung gemäß, „durch Leugnung der vom Staate anerkannten Gottheiten und Einführung neuer Götter versündigt und sich ferner als Verführer der Jugend vergangen" habe.

Vor mehr als fünfhundert Richtern rollte der Prozeß gegen Sokrates ab. Mit der ihm eigenen Unerschütterlichkeit des Gemütes und im Bewußtsein seiner Unschuld entgegnete der Greis seinen Anklägern, die sich aus den Verfechtern der athenischen Sklavenhalterdemokratie zusammensetzten, daß er das gegen ihn Vorgebrachte als Verleumdung betrachten müsse. Er, Sohn einer Hebamme und eines Bildhauers, der anfangs selbst das Bildhauerhandwerk betrieben, sich dann aber zum „Geburtshelfer" der Tugend berufen gefühlt habe, sei lediglich bemüht gewesen, seine Mitmenschen, insbesondere natürlich seine jungen Schüler, zur Selbstbesinnung und Selbstprüfung zu erziehen. Denn allein Tugend sei das wahre Wissen. Und was die Götter anbelange, so habe er ihre Existenz niemals bestritten, sondern habe nur davor gewarnt, sie zu vermenschlichen!

Doch Sokrates, ebenso häßlich wie weise, mit seinem breiten, stumpfnasigen, stieräugigen Gesicht, vermochte seine politischen Widersacher nicht zu überzeugen, die dann auch auf ihrer Forderung der Todesstrafe beharrten.

Mit dreihundert gegen zweihunderteins Stimmen wurde Sokrates dem Tode durch den Schierlingsbecher überantwortet, nachdem er von der Möglichkeit eines persönlichen Gegenantrags auf Strafmilderung oder gar von einer Art Loskauf keinen Gebrauch gemacht hatte. „Nicht das Leben ist das zu erstrebende höchste Gut", hatte er zu seinen Richtern gesagt, „sondern das *gute* Leben!" Nach diesen Worten war er abgeführt worden. Bis zum Strafvollzug mußte er aus religiösen Gründen noch dreißig Tage warten. Während dieser Zeit unterhielt er sich im Gefängnis mit seinen Freunden über die Süßigkeit des Sterbens.

Sein Lieblingsschüler Platon hat seinen unerschrockenen Abgang aus der Welt bewegend und, was in unserem Zusammenhang von besonderem Interesse ist, toxikologisch richtig geschildert. Athenischem Brauche entsprechend, wurde ihm der Gifttrank nach Sonnenuntergang gereicht. — „Nun, mein Bester, wie muß ich es machen?" fragte Sokrates den Giftbereiter.

„Ganz einfach", erwiderte dieser; „wenn du getrunken hast, mußt du umhergehen, bis dir die Schenkel schwer werden, und dich dann niederlegen."

Furchtlos ergriff Sokrates den Becher, setzte ihn an die Lippen und leerte ihn in einem Zuge. Seine Freunde, die dies mit ansahen, begannen zu weinen.

Nachdem Sokrates sich auf den Rücken gelegt hatte, tastete der Giftbereiter ihm von Zeit zu Zeit die Füße, Beine, Schenkel ab, immer fragend, ob er die Berührung verspüre.

„Nein!" antwortete Sokrates, ein Zeichen für sein allmähliches Erkalten und Erstarren. Als das Gift schließlich zum Herzen gelangte, berichtet Platon, zuckte er, und seine Augen brachen.

Sokrates starb also langsam, bei vollem Bewußtsein, ab. Ein gewöhnlicher, dem Leben mit allen Fasern der Seele verhafteter Mensch hätte diesen Tod als entsetzliche Qual empfunden. Doch in Athen war es üblich, den zur Hinrichtung Verurteilten reinen Schierlingssaft zu verabfolgen, damit diese ihre Strafe bis zum bitteren Ende voll erlebten. Nur unter gewissen Umständen, wenn ein politischer Gegner durch die Staatsmacht leicht und schmerzlos, das heißt unauffällig aus dem Wege geräumt werden sollte, wurde dem Schierlingsgift einschläfernder Mohnextrakt beigegeben. Erstmals hatte ein gewisser Thrasyas aus Mantinea um 370 v. u. Z. eine solche Mischung hergestellt.

Bis auf den heutigen Tag hat sich hier und da die Hinrichtung von Verurteilten durch Gift erhalten. Man faßt die als gesetzliches Tötungsmittel dienenden Gifte unter der Sammelbezeichnung „Staatsgifte" zusammen. Gegenüber allen anderen Vollstreckungsmitteln, vom Fallbeil über den Strang bis zur Pistole, zeichnen sich die Gifte dadurch aus, daß sie die

Körperform nicht verändern. Möglicherweise hat diese dem ästhetischen Gefühl entgegenkommende Tatsache zur Einführung der Gifte in den Strafvollzug beigetragen, wobei sich die betreffenden Gesetzgeber zumeist für die Anwendung eines bestimmten Giftes entschieden, wie die Athener für den Schierling.

Die alten Griechen nannten die am Stengel rotgefleckte Pflanze, die sich am liebsten in der Nähe menschlicher Behausungen, an Mauern, Zäunen und Wegrändern, in Gemüsegärten, Hecken und an Schutthaufen, ansiedelt, treffend die „Schwindelerregende", „koneion", woraus sich dann im wissenschaftlich-toxikologischen Sprachgebrauch der Begriff „Koniin" für das in allen Pflanzenteilen, überwiegend jedoch in den Früchten, enthaltene, unangenehm wie Mäuseharn riechende, scharf bitter schmeckende, stark giftige Alkaloid herausgebildet hat. Da die Früchte des Fleckschierlings denen des Anis, die Blätter denen der Petersilie und die Wurzeln denen der Pastinake oder des Meerrettichs ähneln, werden sie bisweilen zum Verhängnis der Sammler verwechselt.

Das Koniin lähmt die sogenannte quergestreifte Muskulatur, die unserem Willen unterliegt. Als Vergiftungsbild zeigt sich, wie im Falle des Sokrates, eine typische aufsteigende Lähmung. Im Anfangsstadium gesellen sich noch Speichelfluß, Erbrechen, Bauchschmerzen und Durchfälle hinzu. Der Tod tritt durch Atemlähmung ein. — Übrigens wurde das im ersten Drittel des neunzehnten Jahrhunderts entdeckte Gift im Jahre 1886 vom Kieler Chemieprofessor Albert Ladenburg als erstes Alkaloid künstlich hergestellt. Seine Fähigkeit, die motorischen Nervenenden anzugreifen und zu lähmen, hat die Mediziner bewogen, die Droge bei schmerzhaften Krampfzuständen anzuwenden, allerdings wegen ihres geringen Spielraums zwischen heilender und tödlicher Wirkung nur äußerst selten in reiner Form. Im Mittelalter hatten die Ärzte den „Scheerling", wie die erste deutsche Ärztin, die Äbtissin Hildegard von Bingen, die Pflanze in ihrer Arzneimittellehre nannte, zur Wundbehandlung benutzt.

Als der karthagische Feldherr Hannibal, einer der größten Heerführer und Staatsmänner des Altertums, Held des zweiten Punischen Krieges, insbesondere der Schlacht bei Cannae, in der er die Römer vernichtend schlug, nach einer späteren eigenen Niederlage zum bithynischen König Prusias geflohen war, hatte er im Exil bald eine kriegerische Expedition gegen Prusias' Feind, den König Eumenes von Pergamon, ausgerüstet. Durch eine List gelang es ihm, eine Seeschlacht zu gewinnen, und zwar hatte er, der Überlieferung des römischen Geschichtsschreibers Justinus zufolge, vor dem Auslaufen der Flotte Giftschlangen sammeln und in irdene Gefäße sperren lassen. Mitten im Schlachtgetümmel befahl er, die Töpfe auf die Verdecke der feindlichen Schiffe zu schleudern. Anfangs belustigten sich die Pergamener darüber, weil es ihnen zu dumm erschien, gegen Tonkrüge zu streiten — doch als diese zerbrachen und die Schlangen sich massenhaft über die Decks verbreiteten, erschraken und entsetzten die Besatzungen sich so sehr, daß sie jede Kampfhandlung vergaßen und das Weite suchten und Hannibal sie mühelos besiegen konnte.
Viele, wenn nicht die meisten Menschen ekeln sich oder empfinden eine Scheu vor Schlangen. Darum galten diese häufig als Symbol des Bösen, wie in Babylon, oder des Teufels und der Falschheit, wie in der christlichen Kirche; bei anderen wieder, den Griechen und Römern, waren sie Sinnbild der Bodenfruchtbarkeit, bei den alten Ägyptern Verkörperung der

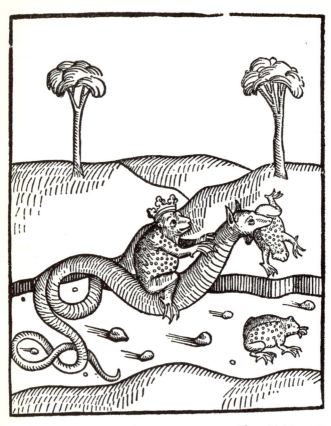

"Die alte Schlang". Holzschnitt eines anonymen Ulmer Meisters aus dem Jahre 1483

Klugheit; und zahlreiche Völker verehrten die Schlange als heiliges Tier und gaben sie Götterbildern als Attribute der Ewigkeit bei. In Indien feierte man Schlangenfeste und trieb einen wahren Kult mit Schlangen.

Bei soviel Aufhebens, das die Völker früher von der Schlange machten, und der ihr zugeschriebenen dämonischen Natur wird es begreiflich, daß die Schlange verschiedentlich auch als Strafvollstreckerin an Übeltätern eingesetzt wurde, so vor etwa rund zweieinhalb Jahrtausenden auf der der kleinasiatischen Küste vorgelagerten griechischen Insel Lesbos.
Sobald das Tier den Delinquenten anfiel und seine Zähne in sein Fleisch bohrte, geriet sein einen komplizierten Eiweißstoff darstellendes Gift unter die Haut und damit in die Blutbahn. Rasch schwoll die Bißstelle an und verfärbte sich durch Blutausfluß ins Gewebe und Auflösung der roten Blutkörperchen bläulich bis rotviolett. Sehr starke Schmerzen, Schwindel, Brechreiz, gegebenenfalls blutiges Erbrechen und Durchfälle setzten ein. Der Puls stieg an, indessen Blutdruck und Körpertemperatur absanken, wobei sich schwere Kollapserscheinungen mit Schwäche und kaltem Schweißausbruch einstellten. Hatte der Scharfrichter für die Hinrichtung eine Kobra bestimmt, so folgte nach den aufgezählten Vergiftungserscheinungen Lähmung der Zungen- und der Kehlkopfmuskulatur, bis endlich der Tod durch Atemlähmung eintrat. Das Sterben war dem zum Schlangenbiß Verurteilten schwergemacht, weil es sich unter Umständen über mehr als eine qualvolle Stunde erstreckte.

Ein weiteres im Altertum und Mittelalter gebräuchliches Hinrichtungsgift bildete das Kohlenoxid (Chemische Formel: CO), ein farb-, geruch- und geschmackloses Gas, das bei unvollständiger Verbrennung von Kohle und Kohlenstoffverbindungen entsteht. Es findet sich im Leuchtgas, in Auspuffgasen, im Tabakrauch und entwickelt sich nicht zuletzt bei schlechter Sauerstoffzufuhr in beheizten Öfen.

Bekanntlich weist das Blut des Menschen und der Wirbeltiere einen roten Farbstoff, das sogenannte Hämoglobin, auf, das den Transport des eingeatmeten Sauerstoffs durch den Organismus bewerkstelligt. Sobald jedoch Kohlenoxid in den Körper gelangt, bindet dieses sich bedeutend stärker an das Hämoglobin, so daß der Sauerstoff sich nicht mehr anzulagern vermag und die innere Atmung gestört wird. Bereits bei etwa zwanzig Prozent Kohlenoxidgehalt des Blutfarbstoffs treten die ersten Vergiftungserscheinungen auf, indessen bei sechzig Prozent CO-Anteil des Hämoglobins der Tod durch Sauerstoffarmut, das heißt durch innere Erstickung des Organismus erfolgt. Wie gefährlich Kohlenoxid ist, erkennen wir daran, daß es beim Eindringen in den Körper etwa dreihundertmal fester als Sauerstoff am Hämoglobin haftet.

Auf verschiedene Weise hatten die alten Völker, ohne natürlich von den chemischen Auswirkungen im Organismus gewußt zu haben, das Kohlenoxid oder den Rauch, wie sie sagten, als Hinrichtungsgift für Missetäter — und oft genug auch zur Beseitigung lästiger und mißliebiger Personen oder von Feinden verwandt. Zumeist ließ man letztere hinterhältig im Bade ersticken, durch den Rauch glühender Kohlen, indem man alle Entlüftungslöcher und die Türen abdichtete. So entledigte sich der unrühmliche Nero seiner Frau Octavia, um die berückende Sabina Poppäa heiraten zu können.

Wenn man dem Geschichtsschreiber Tacitus glauben darf, hatte Sabinas eigener Ehemann, ein Günstling des Kaisers, um seine Stellung bei Hofe noch zu verbessern, Neros Aufmerksamkeit auf seine Gattin gelenkt, die ohnehin im Geruch stand, alles außer einem anständigen Charakter zu besitzen. Der ebenso eitle wie grausame Kaiser war bei ihrem Anblick sogleich in Liebesraserei geraten; freilich Poppäa, eine ausge-

machte Kokotte, hatte von Anbeginn mehr als nur seine Mätresse, sie hatte Kaiserin werden wollen!
Durch falsche Anschuldigungen gegen Octavia, sie hätte eine Sklavenliebschaft unterhalten, hatte sie es schließlich auch erreicht, daß Nero sein sittenstrenges Weib unter dem Vorwande der Unfruchtbarkeit verstieß und unter militärischer Bewachung nach Kampanien schickte. Unter großem Gepränge waren dann Bildsäulen der Poppäa aufgestellt worden. Doch das Volk murrte darüber, weshalb Nero die Octavia zum Scheine wieder heimholte. Nun jubelte die Menge und zerstörte die Statuen der Poppäa, woraufhin Soldatenhaufen die Demonstranten auseinandertreiben mußten. Poppäa forderte jetzt den Tod der ihr im Wege stehenden zwanzigjährigen Kaisersgattin. In einem Gerichtsverfahren ließ Nero einen Gekauften aussagen, mit Octavia Ehebruch begangen zu haben. Obwohl weder diese noch andere Lügen, unter anderm, daß sie an sich eine Fruchtabtreibung hätte vornehmen lassen, bewiesen werden konnten, verbannte Nero Octavia erneut, diesmal nach der Insel Pandataria. Doch schon nach wenigen Tagen wurde ihr der Befehl übermittelt, sich zu töten. Da sie sich weigerte, wurde sie laut Bericht des Tacitus an Händen und Füßen gebunden. Man öffnete ihr die Adern. Laut Überlieferung floß „das vor Schreck erstarrte Blut" den Schergen zu langsam. Sie brachten Octavia daher ins Bad, wo sie sie im Rauche glühender Kohlen ersticken ließen. Zum Beweis ihres Todes überbrachten sie Nero und Poppäa ihr vom Rumpfe getrenntes Haupt.
Eine hinterhältige Massenvergiftung durch Kohlenoxid führten zur Zeit Hannibals die mit den Karthagern gegen die Römer verbundenen Kampaner durch, die alle römischen Soldaten und Zivilisten, derer sie in ihrer Hauptstadt Capua hab-

haft werden konnten, ergriffen und angeblich zur Bewachung in öffentliche Bäder einsperrten. Vorher hatten sie schon glimmende Kohlen hineinbringen lassen. Dem Bericht des römischen Historikers Livius zufolge „kamen die Eingeschlossenen, während Glut und Hitze ihnen den Atem benahmen, auf gräßliche Weise um". Ein erschütterndes Beispiel niederträchtiger Liquidierung von Kriegsgegnern aus dem Altertum.

Doch auch das Mittelalter ist keineswegs frei von ähnlichen Greueln. Unser Schauplatz wechselt nach Spanien hinüber, in die im elften Jahrhundert unter maurisch-islamischer Herrschaft stehende Stadt Sevilla. Es regierte dort der Abbadidenfürst Motadid, der allein auf die Erweiterung seines Machtgebietes versessen war. Nach Norden und Westen hatte er sein Fürstentum schon durch Waffengewalt ausdehnen können. Nach Süden aber wollte es ihm nicht gelingen, da die in jenen Landstrichen waltenden mächtigen Berberfürsten ihm energischen Widerstand entgegensetzten. Um dennoch sein Ziel zu erreichen, beschloß er, sie zu töten. Er lud sie, nachdem er ihnen scheinbare Freundschaftsbesuche abgestattet und sie reich beschenkt hatte, zusammen zu einem Gegenbesuch nach Sevilla ein. Mit orientalischem Prunk empfing er sie und ließ ihnen nach orientalischer Sitte ein erquickendes Bad bereiten. Zwar hatten die Gäste bereits beim Auskleiden seltsame Geräusche vernommen, „etwa wie wenn Maurer an der Arbeit wären"; doch da sie nichts Böses argwöhnten, achteten sie nicht weiter darauf. Damit war ihr Schicksal besiegelt. Denn nach geraumer Zeit verspürten sie zunehmende Hitze im Raum. Die Luft füllte sich mit Kohlendunst an. Als die Fürsten entweichen wollten, mußten sie feststellen, daß sie Gefangene waren. Sie gingen durch Kohlenoxid zugrunde.

Einer überaus grausamen Art der Hinrichtung durch Kohlenrauch hatte sich neunhundert Jahre zuvor, unter der Herrschaft des Kaisers Mark Aurel, der römische Feldherr Avidius Cassius bedient, indem er zum Tode verurteilte Verbrecher übereinander an hohe Pfähle binden und rund um die Pfähle mächtige Feuer entfachen ließ, so daß die den Flammen am nächsten Hängenden elend verbrannten, während die weiter höher Befestigten im aufsteigenden Qualm erstickten.

Solange der Rauch als Hinrichtungsmittel oder zum Zwecke des Selbstmords verwandt wurde und solange Menschen auch nur zufällig an Raucheinwirkung starben oder Schaden litten — wie zum Beispiel im sechzehnten Jahrhundert ein französischer Student, der an einem strengen Wintertag in seiner eiskalten Bude Kohlen entzündete, Fenster und Tür dicht verschloß, damit es warm bliebe, und nach einer Weile beim Studieren regungs- und empfindungslos zusammenbrach, aber glücklicherweise nach ärztlicher Behandlung allmählich wieder zu sich kam —, solange bemühten sich die hervorragendsten Mediziner, herauszubekommen, durch welchen Stoff die immer wieder beobachteten Vergiftungsbeschwerden, wie Kopfschmerz, Schwindel, Mattigkeit, Ohnmacht und endlich Kollaps und Atemstillstand, verursacht würden. Der erste, der dabei von einem Kohlengas sprach, war der Brüsseler Arzt und Chemiker Johann Baptist van Helmont, der selbst einmal eine Rauchvergiftung erlitten hatte und sie im Jahre 1667 folgendermaßen beschrieb:

„Ich war in meiner Studierstube in Betrachtung versunken bei ziemlich kalter Zeit und hatte einen Glut-Scherben von wenig glüenden Kohlen ziemlich weit von mir stehen, die gar hefftige Winters-Kälte nur ein wenig dadurch zu lindern. Es kam aber einer von meinen Leuten eben zu rechte und sagte mir, daß die Kohlen einen Gestanck gäben, und that den Scherben alsobald hinweg. Ich aber befand mich gleich umb den Magen-Mund, als ob ich ohnmächtig werden wollte; und als ich nun aufstund und hinausgehen wollte, fiel ich einen Augenblick, so lang als ich war, auf das steinerne Pflaster darnieder: Und weil ich nicht nur in der Ohnmacht lag, sondern auch hinten einen harten Schlag auf dem Kopff gethan, trug man mich vor todt hinweg. Doch kam ich über eine Viertel-Stund wieder zu mir selbst und gab Anzeigen, daß ich noch bey Leben ... So hatte ich allen Geschmack und Geruch verloren und es klang mir ohne Unterlaß hefftig in den Ohren. So offt ich auch ferner auf etwas denken wollte, gieng alsobalden der Kopff vor Schwindel gantz mit mir umb, ob ich gleich die Augen zu hatte. Darauf begunten mir ferner alle Nerven biß in die Waden hinab weh zu tun ... Der Schwindel plagte mich etliche Monate lang."

Ein halbes Jahrhundert nach van Helmonts Entdeckung, daß es sich beim Kohlendunst um ein Gas handele, führte ein Zufall zu der weiteren Erkenntnis, daß dieses Gas nicht allein Menschen, sondern auch Tieren gefährlich werden könne. Und zwar hatte um 1709 ein Augustinermönch, wie es heißt, „in einem Winkel seines ungedielten Schlafgemaches vor dem Zubettgehen ein Kohlenfeuer entzündet. Als ein Bruder ihn am nächsten Morgen vergeblich durch Klopfen an der Tür zu wecken versucht hatte, öffnete man die Tür gewaltsam und fand den Mönch bewußtlos im Bett. Was alle Anwesenden besonders staunen ließ, war, daß Singvögel, die in dem Zimmer gehalten worden waren, in verschiedenen Stellungen tot aufgefunden wurden."

Da sich die zur Hilfe herbeigeeilten Klosterinsassen die Ursache des Unglücks nicht zu erklären vermochten, vermeinten sie, ein böser Geist wäre in den Mitbruder gefahren. Erst als sie in der Zimmerecke die Kohlenasche erblickten, ahnten sie den Zusammenhang. Durch rasches Zuführen frischer Luft konnte der scheinbar Tote wieder ins Leben geholt werden. Dies wäre nicht möglich gewesen, schreibt der herbeigerufene Arzt Chesneau, wenn das Schlafgemach des Mönches nicht so geräumig, beinahe saalartig, gewesen und das Kohlengas länger zur Einwirkung gekommen wäre. Für die Vögel allerdings kam jede Hilfe zu spät.

Der bedeutende Hallenser Internist und Pharmakologe Friedrich Hoffmann, noch heute bekannt durch die von ihm eingeführten und seinen Namen tragenden Ätherweingeisttropfen gegen Schwächezustände und Ohnmachten, hat schließlich in einem 1720 herausgegebenen Buch über medizinische Konsultation erstmalig das Kohlengas als ein die Atemluft verpestendes Gift bezeichnet und vor dem leichtfertigen Umgang mit ihm gewarnt. Seine eindringlichen Veröffentlichungen sowie die in der zweiten Hälfte des achtzehnten Jahrhunderts von verschiedenen Ärzten systematisch vorgenommenen Tierversuche, die bei Warmblütlern stets Lähmung, Krämpfe und Erstickung bewirkten, wogegen viele kaltblütige Tiere, wie festgestellt wurde, „sehr lange in einer solchen giftigen Atmosphäre leben konnten", haben dann dazu beigetragen, daß in das „Allgemeine Landrecht für die Preußischen Staaten" vom Jahre 1794 ein Gesetzesparagraph gegen den damals beängstigend sich mehrenden „unvorsichtigen Gebrauch von Kohlen in verschlossenen Gemächern, wo der Dampf den darin befindlichen Personen gefährlich werden könnte", aufgenommen wurde. Er ahndete jeden Verstoß, selbst wenn kein Schaden zu verzeichnen war, „mit drey bis zehn Thaler Geld oder willkührlicher Gefängnisstrafe".

Auch als Staats- oder Hinrichtungsgift war der Kohlen„dunst" inzwischen aus der Mode gekommen.

In unserem Jahrhundert hat in einigen nordamerikanischen Staaten die Blausäure Eingang in den Strafvollzug gefunden. Dieses Gift kommt in der Natur in zahlreichen Samen, hauptsächlich in den Kernen gewisser Prunusfrüchte, beispielsweise der Aprikosen, Kirschen, Bittermandeln, Pfirsiche und Zwetschgen, vor und wird beim Öffnen der Steine durch komplizierte organische Umsetzung abgespalten. Es wurde im Jahre 1782 durch den aus Stralsund gebürtigen Apotheker Carl Wilhelm Scheele, den berühmten Entdecker des Sauerstoffs, aus Berliner Blau dargestellt. Auf Grund ihrer Wirkung im tierischen Organismus bezeichnet man die Blausäure als ein „Fermentgift". Denn indem diese sich nach Aufnahme durch die Lungen mit den eisenhaltigen Atmungsfermenten der Zellen und Gewebe verbindet und sie lähmt, setzt sie sie außerstand, neuen Sauerstoff aufzunehmen.

Selbstverständlich wirkt Blausäure in gleicher Weise, ob sie eingeatmet wird oder, wie bisweilen in Selbstmordfällen, durch den Verdauungstrakt in den Organismus gelangt. Bereits der altgriechische Arzt Dioskurides, der sich besonders mit Heil- und Giftpflanzen beschäftigte und eine fünfbändige Arzneimittellehre verfaßt hat, vermerkte, ohne freilich von der Existenz der Blausäure gewußt zu haben, daß Füchse nach Genuß ausreichender Mengen von Bittermandeln sterben würden. Und schon die alten Ägypter sollen, wie verlautet, Staatsverbrecher hingerichtet haben, indem sie sie große Mengen blausäurehaltiger Pfirsichsamen verzehren ließen.

Blausäurevergiftete zeigen ein frisches, rosiges Aussehen, da der im Blute befindliche Sauerstoff infolge der blockierten Gewebsatmung nicht verwertet werden kann. Die Vergiftung verläuft bei tödlicher Dosis, die für Erwachsene bereits bei etwa sechzig Milligramm liegt, rasch, das heißt, der Vergiftete sinkt plötzlich tot zusammen.

Am 25. April 1960 hatte sich im kalifornischen Zuchthaus San Quentin die Todeszelle 2455 geöffnet, in der der Gefangene Caryl Chessman saß und auf den Bescheid des Oberlandesrichters von Los Angeles wartete, ob seine Hinrichtung noch einmal aufgeschoben wäre. Bereits seit zwölf Jahren kämpfte der robuste, stämmige Mann um sein Leben, obwohl er in der Verhandlung selbst zugab, ein „schwerer Junge" zu sein und mehr als genug Untaten, von Diebstählen bis zu Einbrüchen und Raubüberfällen, auf dem Kerbholz zu haben. Aber für alle diese Verbrechen hatte er seine Strafen verbüßt. „Was man mir aber jetzt zur Last gelegt, entspricht nicht der Wahrheit!" sagte er. Er wäre nicht der gefährliche „Rotlichtbandit" gewesen, der 1947 in der Umgegend von Hollywood Liebespaare terrorisierte, indem er die Männer mit vorgehaltener Pistole um ihre Brieftasche erleichterte und die Frauen zu sich ins Auto zwang, um sich an ihnen zu vergehen. – Ungeachtet seiner festen Unschuldsbeteuerungen, nur auf schlechte Indizien hin, und weil es den ihn nach der Festnahme verhörenden Polizeibeamten gelungen war, ihm durch Prügel ein Geständnis abzupressen, das er zu Beginn des Prozesses jedoch widerrief, hatte das Gericht unter dem Vorsitz des gefürchteten Charles W. Fricke ihn am 25. Juni 1948 zur Hinrichtung durch Blausäure verurteilt.
Achtmal war es Chessman durch Berufung und Gesuche gelungen, die Exekution hinauszuzögern, einigemale erst, nachdem er bereits die aus gerösteten Kartoffeln, Gemüse, gebra-

tenem Huhn und zweierlei Kuchen bestehende Henkersmahlzeit zu sich genommen hatte. Was das bedeutet, achtmal durch eine besondere Hinrichtungskleidung auf den Tod vorbereitet zu werden, stets erneut 'die Todesangst auszustehen, um gleichsam in letzter Minute noch einmal eine kurzfristige Lebensverlängerung zugebilligt zu erhalten, das kann niemand ermessen. Das ist unmenschlich; und deshalb hatten auch Regierungsvertreter, Politiker, Presseorgane, Ärzte, Künstler aus der ganzen Welt und nicht zuletzt zahllose Bürger der Vereinigten Staaten dagegen protestiert. Letztere zogen vor das Zuchthaus, den Amtssitz des Gouverneurs Brown und das Gebäude des Obersten Gerichtshofes von Kalifornien, mit Spruchbändern, die Aufschriften trugen wie: „Die Welt sieht auf uns!", „Die Todesstrafe macht uns alle zu Mördern!" und „Zwölf Jahre in der Todeszelle sind genug!"
Dennoch trat am 25. April 1960 der Zuchthausdirektor Dickson in die Zelle 2455 und verlas dem mit der Nummer 66 565 versehenen Todeskandidaten Caryl Chessman, daß diesmal kein Exekutionsaufschub bewilligt und der Termin der Hinrichtung unwiderruflich auf den 2. Mai 1960, 10 Uhr, festgesetzt sei. Chessman wurde an diesem Tage erbarmungslos in den Vorraum der für ihn bestimmten Gaskammer geschafft.
Etwa sechzig Personen wohnten, der „Neuen Zürcher Zeitung" zufolge, der Urteilsvollstreckung bei, sahen zu, wie der weltbekannt gewordene dreißigjährige Häftling von zwei Henkersknechten auf dem Exekutionsstuhl festgeschnallt, wie ihm ein durch die Gaskammer nach draußen führendes Schlauchstethoskop um die Brust gelegt wurde, damit die die Hinrichtung leitenden Ärzte die Herztätigkeit überprüfen und die genaue Todeszeit feststellen konnten, wie die schwere Tür des

achteckigen Raumes luftdicht verriegelt und schließlich auf ein vom Zuchthausdirektor gegebenes Handzeichen ein Mechanismus ausgelöst wurde, der bewirkte, daß aus einem unter dem Hinrichtungsstuhl angebrachten Kasten diverse Zyankali-Kugeln in einen mit Schwefelsäure gefüllten Behälter fielen. Indem die Schwefelsäure die im Zyankali oder Kaliumzyanid befindliche Blausäure verdrängte, stieg diese als Gas empor.
Caryl Chessman soll gefaßt und ruhig gestorben sein. Er hielt sich streng an die Anweisungen der Gerichtsmediziner und -chemiker: ein paarmal tief einatmen; wenn er das täte, würde die Prozedur sehr schnell und fast schmerzlos vorüber sein. Nach dreißig Sekunden erloschen seine Sinne; nach genau dreidreiviertel Minuten versagte das Herz. Chessmans letzte Worte waren: „It's all right!"
Wir haben einen Chemiker des Instituts für Kriminalistik an der Humboldt-Universität, Berlin, befragt, ob der Gifttod für einen Delinquenten humaner sei — wenn dieser Wertbegriff hierfür überhaupt anwendbar ist — als die übrigen heute noch angewandten Hinrichtungsarten. Wir erhielten als Antwort ein Achselzucken; zumindest sei die ordentliche Exekution durch Gift nicht qualvoller, abgesehen davon, daß ein zum Tode Verurteilter wohl weniger den in Blitzesschnelle vor sich gehenden Strafvollzug selbst als vielmehr die Vorbereitungszeit mit ihren inneren Nöten als schrecklich empfinden dürfte.
Natürlich, meinte unser Gesprächspartner, könnte unter Umständen die Exekution durch Gift für einen Missetäter schmerzvoll werden, wenn er sich mit seiner Strafe nicht abzufinden vermöchte und entgegen der ärztlichen Belehrung das Sterben durch zögerndes Einatmen des Gases noch etwas hinauszuziehen sich bemühte.

Wir können und dürfen unser Kapitel über „Staatsgifte", namentlich über Blausäure, nicht abschließen, ohne auch der infamen Massenvergiftungen unschuldiger Menschen in Hitlers Konzentrationslagern zu gedenken. Die genaue Anzahl der in diesen „Todesfabriken" durch das in den IG-Farben eigens zu diesem Zweck hergestellte „Zyklon B" — so nannte sich dieses Blausäurepräparat — ermordeten Opfer wird wohl nie zu ergründen sein; doch man weiß, daß es sich um Millionen handelt, deren „Schuld" lediglich darin bestand, daß sie Juden oder Polen waren, daß sie, ganz gleich welcher Nation oder Rasse, einfach körperlich nicht stark genug waren, um die ihnen von den SS-Bestien aufgebürdeten Schwerstarbeiten verrichten zu können.

In riesigen Transporten wurden diese Unglücklichen in die gewaltigen Vergasungsanstalten von Auschwitz, Mauthausen, Buchenwald, Ravensbrück, Maidanek gebracht und auf teuflische Weise ermordet. Im Vernichtungslager Auschwitz zum Beispiel wurden die für die Gaskammer ausgesuchten Frauen, Kinder und Männer laut Zeugenaussage „in ein Gebäude aus roten Ziegeln gebracht, auf dem die Aufschrift ‚Bad' stand. Dort hieß man sie sich ausziehen und gab ihnen ein Handtuch, bevor sie in das angebliche Duschzimmer geführt wurden. Nachdem die Leute ausgezogen waren, führte man sie in einen Raum, der wie ein Duschzimmer aussah; aber durch ein Loch in der Decke wurden die todbringenden Kapseln in den Raum hinabgeworfen. Durch ein kleines Fenster beobachtete ein SS-Mann die Wirkung. Nach ungefähr fünf bis sieben Minuten, wenn das Gas sein Werk getan hatte, gab er ein Signal zur Öffnung der Türe. Männer mit Gasmasken, es waren auch wieder Häftlinge, kamen herein und warfen die Leichen zum Verbrennen hinaus. Sie haben erzählt, daß die Häftlinge vor

ihrem Tod sehr gelitten haben müssen, denn sie waren zu Trauben aneinandergeklammert, so daß es schwer war, sie voneinander zu trennen."
Ein anderer Zeuge sagte aus: „Die Todesqual dauerte kürzere oder längere Zeit, je nachdem, wieviele Menschen sich in der Kammer befanden und wie stark die Dosis des Gases war. Manchmal dauerte es zwanzig, längstens dreißig Minuten; doch kam es vor, daß sich die Opfer wegen Mangels an Gas auch mehrere Stunden quälen mußten ... Der Kommandant Moll jagte die Menschen mit Pistolenschüssen in die Kammern." Die Opfer boten nach dem grausigen Geschehen „einen erschütternden Anblick: dicht aneinandergedrängt standen die erstarrten Körper aufrecht da, in verzweiflungsvollen Verrenkungen, mit bläulichen Flecken auf der Brust, viele zerfleischt und blutüberströmt. Es kam vor, daß in der Kammer eine tote Mutter mit einem noch lebenden Kind gefunden wurde, das so fest an ihre Brust gepreßt war, daß es nicht genug Gas hatte einatmen können. Die SS-Leute erschossen es und warfen es zu den anderen Leichen ..."
Es widerstrebte uns, das Schreckliche so ausführlich zu schildern. Aber es geschah in der Absicht, das menschliche Gewissen wachzurütteln, damit sich solche Schandtaten in keinem Lande und bei keinem Volke mehr wiederholen können.

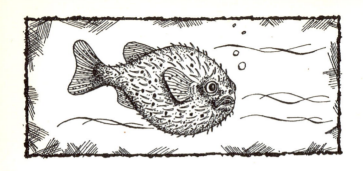

GIFTWAFFEN IM TIERREICH

Wenn es auch dem britischen Kapitän und Forschungsreisenden James Cook auf seiner zweiten Erdumsegelung versagt geblieben war, das legendäre, angeblich mit ungeheuren Reichtümern ausgestattete „Südland" aufzufinden, weil dieses, wie er nach dreijährigem Durchqueren des gesamten bis dahin unbekannten Südmeeres erkennen mußte, gar nicht existierte, so hatte er andererseits doch das Glück gehabt, etwa anderthalbtausend Kilometer nördlich von Neuseeland im Stillen Ozean die Insel „Neukaledonien" zu entdecken.
Am 5. September 1774, nachmittags, war er gemeinsam mit einigen Expeditionsteilnehmern, darunter dem deutschen Naturforscherpaar Reinhold und Georg Forster, vom Schiffe aus in zwei starkbemannten Booten an Land gefahren und dort von einer Schar teils bewaffneter, teils wehrloser Eingeborener freundlich aufgenommen worden. Die Eingeborenenmänner waren groß und nackt und trugen auf ihrer dunkel- bis schwarzbraunen Haut Muschel- sowie hellgrünen Stein-

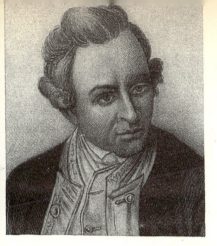

24 Weltreisender James Cook

25 Reinhold und Georg Forster

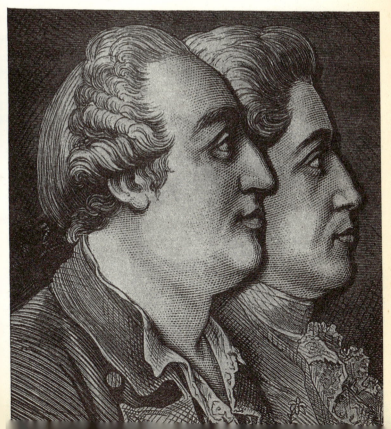

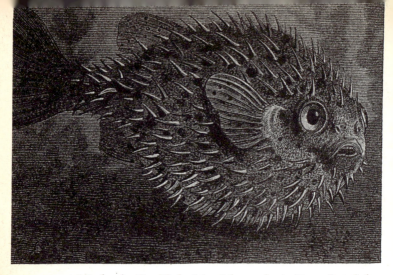

26 Igel- oder Kugelfisch. Seine Leber und sein Eierstock enthalten das tödliche Fugugift

27 Nur zwei bis drei Zentimeter lang und ein Gramm schwer ist der giftige kolumbianische Kokoifrosch

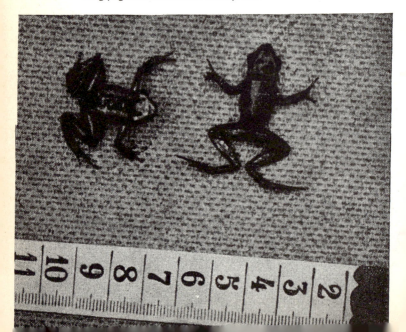

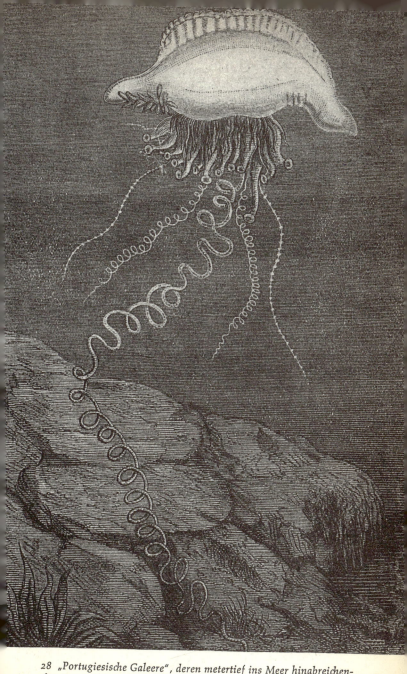

28 „Portugiesische Galeere", deren metertief ins Meer hinabreichenden Fangarme mit Nesselgift angefüllt sind

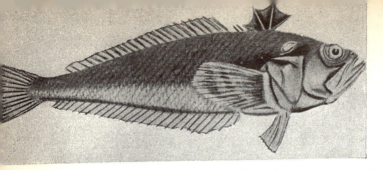

29 Petermännchen mit aufgerichteten Giftstacheln

31 Gerät zur elektrischen Spinnengiftgewinnung. Das Gift wird in einer Pipette gesammelt ▶

30 Nesselkapsel des Süßwasserpolypen: K = Kontaktstift (Knidozil), N = Nesselzelle, D = Dornenstück, V = Verstrebung, Z = Zellkern. Rechts eine explodierte Kapsel mit dem langen Nesselfaden

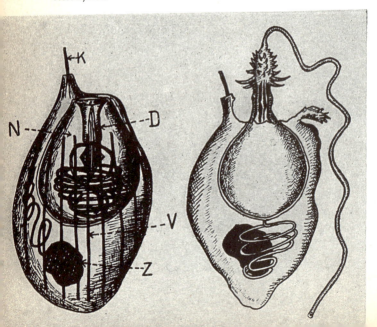

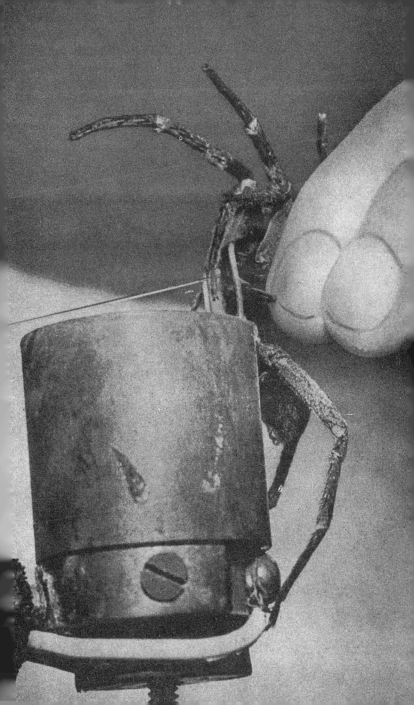

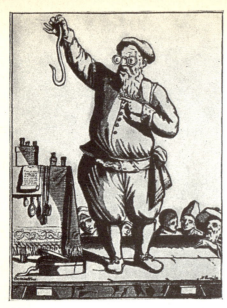

32 Theriakhändler beweist die giftwidrige Wirkung seines Mittels durch Vorzeigen einer Schlange, 17. Jahrhundert

33 Vipernfang im sechzehnten Jahrhundert

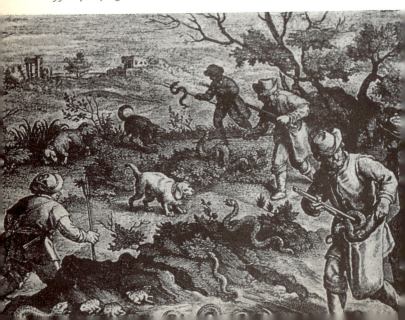

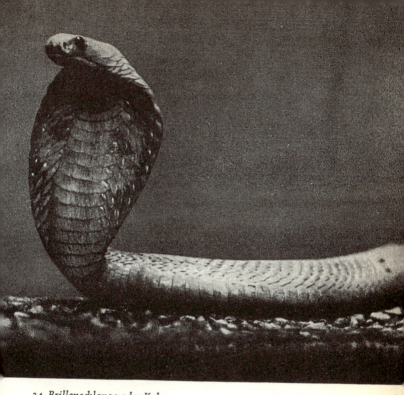

34 Brillenschlange oder Kobra

35 Giftapparat der Honigbiene in 30facher Vergrößerung

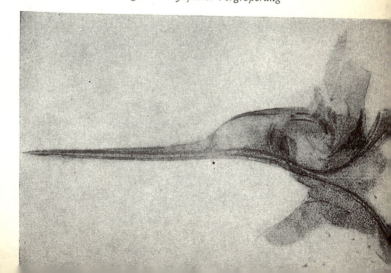

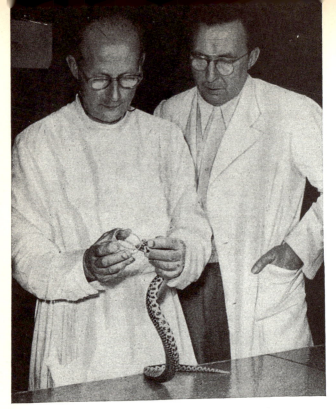

36 Schlangengiftentnahme im volkseigenen Serumwerk Dessau

37 Kreuzotter

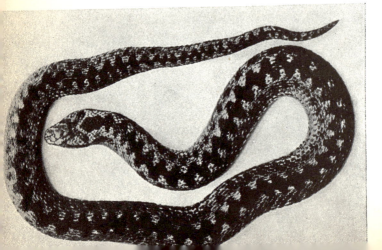

schmuck, indessen ihre wenig schönen, grobgesichtigen und plattnasigen Frauen in mehrfach um die Hüften gewickelten plumpmachenden Röcken aus Schnüren einhergingen.
Nach einigen Tagen überbrachte man Cook einen großen Fisch, den ein Einheimischer mit seinem Speer erjagt hatte. Die Expeditionsmitglieder freuten sich schon, statt immer nur gepökeltes Schweinefleisch endlich wieder einmal eine frische Mahlzeit zu erhalten. Zuerst hatte Cook die Fischleber zubereiten und zum Abendbrot servieren lassen. — Doch die Leber schmeckte nach Cooks eigenen Angaben so tranig, daß die beiden Herren Forster und er jeder nur einen Bissen genossen, während die übrigen Tafelgäste ganz verzichteten. Enttäuscht legte man sich zu Bette, zumal man sich vorgenommen hatte, am anderen Morgen frühzeitig auf Exkursion an Land zu gehen.
„In der Nacht weckte mich eine sehr unbehagliche Stimmung aus dem Schlafe", schreibt Cook in seinem Tagebuch. „Hände und Füße waren wie erstarrt, und als ich aufstand, vermochte ich keinen Schritt zu tun, ohne mich an den Wänden zu halten..." Cook wankte zur Kajüte der Naturforscher hinüber, welche er dann in gleich übler Körperverfassung vorfand. „Wir waren alle drei blaß wie Leichen", stellte er fest, „im höchsten Grade matt, fast ohne alle Empfindungen in den Gliedern, und die Brust schien uns wie zusammengeschnürt."
Auch Georg Forster berichtet in seinem berühmten Buch „Reise um die Welt" darüber: „Wir befanden uns wirklich in mißlichen Umständen, todblaß, äußerst matt, heftige Beklemmung auf der Brust und alle Glieder betäubt. Wir schleppten uns allerseits in die große Kajüte und ließen unsren Wundarzt, Herrn Patton, holen..." Dieser verabfolgte Brechmittel sowie eine schweißtreibende Arznei.

Anderentags hatte sich der Zustand der Patienten kaum gebessert. „Wir waren noch immer sehr matt", fährt Cook in seinem Bericht fort, „litten an Schwindel und hatten heftige Schmerzen ... Das Gift war so bösartig, daß wir bis zu unserer Weiterfahrt noch nicht wieder ganz hergestellt waren."

Welcher Fisch hatte nun eigentlich der Expedition derart übel mitgespielt, daß Cook und die beiden Forster darauf verzichten mußten, auch den Westen der von ihnen entdeckten Insel zu erforschen, und einen Seeoffizier dorthin entsandten, damit der wenigstens „die Lage und Richtung der Küste untersuchte"?

Es hatte sich bei dem Unglückstier, wie Cook richtig bemerkte, um einen Vertreter einer neuaufgefundenen, vom hervorragenden schwedischen Systematiker der Natur Karl von Linné mit der wissenschaftlichen Benennung „Tetraodon" belegten Fischgattung gehandelt. Die Australier und Südsee-Insulaner kennen dafür den Namen „Bowlfisch", die Japaner, in deren Gewässern die wohl gefährlichste Art lebt, „Fugu", indessen uns Deutschen die Bezeichnungen „Kugel-", „Igel-" oder „Schwellfisch" geläufig sind.

Der Kugelfisch besitzt die Fähigkeit, sich bei Gefahr durch rasches Einpumpen von Luft oder Wasser ballonartig zu doppeltem Körperumfang aufzublähen. Hat ein Kugelfisch sich mit Luft angefüllt, so treibt er, die Bauchseite nach oben, dahin, wobei er seinen Gegnern Dutzende von Stacheln entgegenstreckt. Beim Wiederausblasen der Luft erzeugt er trommelnde Geräusche, die von manchen Eingeborenenstämmen wegen ihres unheimlichen Klanges für Geisterstimmen gehalten werden. Um sich dem Zugriff größerer Raubfische zu entziehen, blähen die Kugelfische sich mit Wasser auf, so daß

sie mit zunehmender Schwere allmählich zu Boden sinken.
Etwa neunzig verschiedene Kugelfischarten sind in den tropischen und subtropischen Meeren anzutreffen.
Besonders die in asiatisch-australischem Raum beheimateten Sorten gelten bei zahllosen Feinschmeckern, roh oder gekocht, als Delikatesse. Allerdings müssen vor dem Genuß unbedingt der Eierstock und die Leber sorgfältig entfernt und das Fleisch gründlich in Wasser gespült werden; denn diese Organe enthalten ein tödliches Gift.
James Cook hatte zwar auch schon davon gehört. Aber nach seinem Geständnis hatte er „trotzdem vorläufig die Leber kochen lassen", weil er sich „in dem Irrtum befand, auf der vorangegangenen Weltreise dieselbe Fischart an der Küste von Neuholland (Australien) angetroffen und ohne Schaden gegessen zu haben".
Die Folgen des verhängnisvollen Irrtums hatten dann ja auch nicht lange auf sich warten lassen. Sogar die an Bord befindlichen Hunde hatten die Giftigkeit der Fischleber zu spüren bekommen; sie waren über die Reste hergefallen und litten schwer an den Symptomen, und das gleichfalls an Bord befindliche einzige Ferkel „schwoll", den Worten Georg Forsters zufolge, „entsetzlich an und mußte endlich unter den heftigsten Zuckungen das Leben einbüßen, bloß weil es die Eingeweide des Fisches verschluckt hatte . . ."

Die überaus große Gefährlichkeit des Kugelfisches wird dem Leser besonders klar, wenn er erfährt, daß in Japan, wo der Fugu während der Wintermonate in Spezialrestaurants viel verzehrt wird, im Jahre 1947 zum Beispiel rund vierhundertsiebzig Personen an Vergiftung gestorben sind. Deshalb hat der japanische Gesetzgeber nicht nur den öffentlichen Verkauf

von Fugufischen verboten, sondern auch angeordnet, daß jeder Koch, der Fugugerichte herstellen will, auf einer sogenannten Fuguschule das Diplom dazu erworben und überdies noch in Gegenwart von Zeugen einige von ihm selbst zubereitete Kugelfische, ohne Schaden zu nehmen, verzehrt haben muß.
Begreiflicherweise haben sich vorwiegend japanische Toxikologen um die Strukturaufklärung des mörderischen Fugugiftes bemüht, das vor dem ersten Weltkrieg von einem Professor Tawara (nach der wissenschaftlichen Bezeichnung „Tetraodon" für diese Kugelfischgattung) auf den Namen „Tetraodotoxin" getauft worden war und beim Menschen etwa eine halbe Stunde nach Aufnahme Gefühllosigkeit an der Zunge und an den Finger- sowie Zehenspitzen hervorruft. Danach folgen Übelkeit, Erbrechen, ferner Sprach- und Schluckbeschwerden sowie Atemnot. Der Tod schließlich tritt durch Atemlähmung ein.
Es ist der Wissenschaft bereits gelungen, Tetraodotoxin rein zu isolieren. Wie die in Weinheim erscheinende Zeitschrift „Angewandte Chemie" kürzlich mitteilte, lassen sich aus einer Tonne Fugu-Eierstöcken ungefähr acht bis zehn Gramm reines Tetraodotoxin gewinnen. Als eines der heftigsten Tiergifte aus der Gruppe der niedermolekularen, das heißt aus verhältnismäßig kleinen Molekülen bestehenden Substanzen lähmt es noch in einer Verdünnung von eins zu zwei Millionen die sensiblen und die Eingeweidenerven. Da es außerdem auch die Skelettmuskulatur lähmt, also eine stark ausgeprägte Kurarewirkung besitzt, findet es mitunter gegen Wundstarrkrampf Verwendung.
Gegenwärtig arbeiten japanische wie auch amerikanische Forscher an der künstlichen Herstellung des Tetraodotoxins. Entgegen vielen Tiergiften, die eiweißartige Körper darstellen,

handelt es sich beim Fugugift möglicherweise um einen Zuckerabkömmling.

Da die Fugu oder Kugelfische über keine besonderen Organe zur Beibringung von Gift verfügen, das Gift bei ihnen also keine lebensnotwendige Funktion zu erfüllen hat, rechnet man sie zu den „passiv" giftigen Tieren — wie übrigens auch die in allen Meeren, überwiegend in der Nordsee und im Mittelmeer vorkommende, eßbare Miesmuschel.
Von manchen Völkern wird letztere wegen ihres begehrten Fleisches sogar massenhaft gezüchtet. Sie ernährt sich bekanntlich vom Meeresplankton, in dem auch allerlei giftige Einzeller vorkommen, die sie beim Filtrieren von etwa dreißig Liter Meerwasser täglich in dem Plankton mit aufnimmt. Daher können besonders in der heißen Jahreszeit nach Genuß von Miesmuscheln Vergiftungen entweder als gewöhnlich harmlos verlaufende nesselartige Hautausschläge oder als von Übelkeit, Erbrechen und Durchfällen begleitete Magen-Darm-Störungen oder aber gar als tödlich verlaufende zentrale Atemlähmung eintreten, so daß man Miesmuscheln in den Sommermonaten am besten meidet. Über die Struktur des hochwirksamen Muschelgiftes hat die Wissenschaft bislang nichts zu ermitteln vermocht; es gelang ihr lediglich, es unter seiner Herkunftsbezeichnung „Mytilotoxin" rein zu isolieren.
Ebensowenig ist es den Forschern gelungen, das äußerst wirksame Gift des kolumbianischen Kokoifrosches aufzuklären. Dies erzählte uns Diplomchemiker Roderich Glaesmer vom Pharmakologischen Institut der Deutschen Akademie der Wissenschaften zu Berlin-Buch. Mit diesem nur zwei bis drei Zentimeter langen und nur ein Gramm schweren Fröschlein hat es eine besondere, traurige Bewandtnis, durch die die Wis-

senschaft aber erst auf seine ungeheure Giftigkeit aufmerksam geworden ist: Ein spanischer Arzt namens Posada Arango hatte um 1869 auf einer Kolumbienreise beobachtet, wie die Choloindianer lebende Kokoifrösche erbarmungslos auf Bambusstäbchen spießten und sie über offenes Feuer hielten, bis die Tiere vor Schmerz ein Sekret ausschieden, mit dem sie, die Cholo, die Spitzen ihrer Blasrohrpfeile imprägnierten. Dabei reichten die Ausscheidungen eines einzigen Frosches für die Bereitung von fünfzig Pfeilen.

Mit ihnen jagten die Choloindianer Jaguare, Tiger, Affen und große Vögel. Wenn man bedenkt, daß jeder Treffer unweigerlich tötet, dann kann man sich eine Vorstellung von der außerordentlichen Gefährlichkeit dieses Pfeilgiftes machen. Die Indianer selbst wagen nicht einmal, den Kokoifrosch mit bloßen Händen zu berühren, sondern fassen ihn nur mit Blättern an, um ein Eindringen des unheimlichen Sekrets durch einen noch so winzigen Hautriß zu vermeiden, das auch dem Menschen zum Verderben geriete. Das getroffene Tier verendet, wie Diplomchemiker Glaesmer versichert, binnen wenigen Minuten unter heftigen Krämpfen an Atemlähmung. „Kokoi-Gift ist fünfzigmal stärker als das gefürchtete Wundstarrkrampfgift", sagt er; „doch wirkt es über dem Verdauungswege nicht. Man könnte es sich in größeren Mengen einverleiben, ohne daran Schaden zu nehmen."

Soviel nur über „passiv" giftige Tiere, von denen es natürlich noch zahllose mehr gibt, so daß man über sie allein ein dickes Buch schreiben könnte. Ihnen steht das Heer „aktiv" giftiger Tiere gegenüber, die die in ihrem Organismus produzierten Giftstoffe sinnvoll zu Verteidigungs- oder Angriffszwecken verwenden. Solche aktiv giftigen Tiere finden sich

hauptsächlich unter den Insekten, Schlangen, Fischen und Hohltieren; sie bringen ihre toxischen Substanzen durch Stich, Biß oder dergleichen bei.
Beginnen wir unsere Parade mit den giftigen Hohltieren. Zu ihnen zählen die die warmen Meere bewohnenden Polypen, Seerosen und Quallen, die mit lauter kleinen, bei geringster Berührung explodierenden und dabei ein lähmendes Sekret in den Leib des Beutetieres, etwa eines Fisches, schießenden Nesselkapseln ausgerüstet sind. Das verschossene Sekret besteht aus mehreren unterschiedlichen Giftsubstanzen, die sogar bei Menschen sowie landbewohnenden warmblütigen Säugetieren hochgradige Vergiftungserscheinungen auslösen können. Zum Beispiel das Nesselgift „Thalassin": Ein Hund, dem nur ein bis anderthalb Milligramm davon in die Vene gespritzt wird, gerät alsbald in Erregung und läßt starken Nies- und Juckreiz erkennen. Bei einer größeren Dosis, von hundert bis fünfhundert Milligramm, würde er durch Herzlähmung verenden. Man vermutet, daß es sich beim „Thalassin" um einen komplizierten Eiweißkörper handelt.
Ein weiterer Bestandteil des Nesselgiftes, das in seiner strukturellen Zusammensetzung auch noch unbekannte „Kongestin", ist sogar noch gefährlicher. Hiervon tötet bereits eine Dosis von weniger als fünfzig Milligramm einen zwanzig Pfund schweren Hund durch Atemlähmung. Schließlich befindet sich im Nesselgift noch das narkotisierende „Hypnotoxin", höchstwahrscheinlich wieder ein hochmolekularer Eiweißkörper, ähnlich dem „Thalassin".
Sehr gefürchtet vom Menschen ist die Bekanntschaft mit der zu den sogenannten Staatsquallen gehörenden Seeblase oder „Portugiesischen Galeere", deren mit Nesselgift angefüllte Fangarme metertief ins Meer hinabreichen. Eine äußerst unan-

genehme Begegnung mit einer Vertreterin dieser Gattung hatte im Januar 1872 ein junger deutscher Zoologe, Hermann Grenacher, gehabt, als er sich im Auftrage einer Naturforschergesellschaft auf einer Expedition nach Teneriffa und den Kapverdischen Inseln befand. In einem Kapitänsboot war er von der im Hafen von San Vincente liegenden Brigg aus mit Fangnetz und Sammeleimer hinausgefahren, um möglichst Aufsehenerregendes von der dortigen Meeresfauna zu erhaschen. Doch er hatte kein sonderliches Jagdglück; nur Seeigel und Seeschnecken förderte er zutage.

Plötzlich erspähte er in einer geschützten Bucht eine Anzahl auf der Wasseroberfläche dahintreibende, etwa fünfunddreißig Zentimeter lange, in allen Regenbogenfarben schillernde Seeblasen. Für den glücklichen Finder ein märchenhafter Anblick. Doch er wollte sich mit dem bloßen Anschauen der Tiere nicht begnügen, sondern eines fassen, es mit in seine Studierkabine nehmen, es untersuchen und präparieren. Ahnungslos griff er sich eine Seeblase und geriet dabei mit der Hand an die gallertigen Fangfäden, die sogleich ihre Nesselgiftbatterien „abfeuerten". Massenhaft bohrten sich stilettartige Schläuche in seine Finger und entleerten in die Wunden ihr Gift.

Aufbrüllend vor Schmerz riß Grenacher die Hand aus dem Wasser, an der noch ein Stück eines Fangfadens hing. „Ich glaube nicht", so charakterisiert er selbst das schreckliche Abenteuer, „daß ein glühendes Stück Eisen, auf die gleiche Stelle gebracht, mehr Schmerz hätte verursachen können; ich verstand nun wohl, daß Badende, in den Bereich der Fangfäden dieser Tiere gelangt und von ihnen umsponnen, vor Schmerz besinnungslos und so ein Raub der Wogen werden können."

Außer rasenden Schmerzen verursacht das Gift der Seeblase oder „Portugiesischen Galeere" — so benannt nach dem ihr aufsitzenden kammförmigen Segel — bei einem in ihre Fänge geratenden Schwimmer Übelkeit, Erbrechen, Krämpfe, an der Eintrittsstelle des Giftes Jucken und Blasenbildung. — Interessant ist, daß Meeresschildkröten gegen Nesselgift immun sind, denn die „Portugiesische Galeere" wird von ihnen mit sichtlichem Behagen gefressen.

Eine nicht minder schmerzhafte Erfahrung mit einem „aktiv" giftigen Meeresbewohner wie der junge Zoologe Grenacher, diesmal mit einer Queise, einem den Makrelen verwandten Stachelflosser, machte nach dem ersten Weltkrieg der deutsche Arzt und Naturforscher Doktor Gerhard Venzmer in der südwestafrikanischen Walfischbai. Ziemlich eine Woche schon lag der Frachtdampfer, mit dem man unterwegs war, vor Anker; das Leben an Bord war für die Passagiere überaus langweilig, weshalb die Schiffsleitung den Fahrgästen „einen großen Fischzug von der nahen Sandbank aus" empfahl.

„Alles stimmte diesem Vorschlag begeistert zu", berichtet Venzmer, „und mit Netzen und Proviantkörben reichlich versehen, brach in der Morgenfrühe eine unternehmungslustige Gesellschaft in Booten und Pinassen auf..."

Die Ausbeute an Meerestieren war überraschend ergiebig, wenn es auch an Speisefischen mangelte, wie man enttäuscht feststellen mußte. Außer einigen schollenartigen Plattfischen befanden sich im Fange viele Grundhaie, Seehähne, Stechrochen und Queisen.

„Mich reizte es, diesen und jenen Bewohner des Meeres, den unser Netz ans Licht gebracht hatte, näher kennen zu lernen", berichtet unser Weltenbummler weiter. „Die Stechrochen hütete ich mich wohl zu berühren; man sah ihnen ihre Gefährlichkeit schon ohne weiteres, ich möchte sagen: rein gefühlsmäßig, an ..."

Wirklich! Allein deren Zweitbezeichnung „Feuerflunder" verrät, um welche gefährlichen Gesellen es sich bei den Vertretern dieser etwa einen Meter langen Rochenart handelt. Ihrem sehr beweglichen Peitschenschwanz sitzt ein sägeförmiger Giftstachel auf, der dem Opfer mit Anschwellung der Stichstelle Übelkeit, Ohnmacht, Blutdruckabfall und Atembeschwerden einhergehende tödliche Verletzungen beizubringen vermag. Die Eingeborenen tropischer Inseln verwenden Rochenstacheln gern als Giftpfeile, und auf Samoa soll es üblich gewesen sein, Rochenstacheln in die Schlafmatten von Personen zu stecken, deren man sich entledigen wolle. Bereits die alten Griechen müssen das Rochengift gekannt haben, denn in einem Gedicht des Schriftstellers Oppian stirbt der weitgereiste Odysseus an einem Rochenstich.

Also die ins Netz gegangenen Stechrochen rührte Venzmer nicht an. „Dagegen machten die Queisen durchaus keinen furchterweckenden Eindruck", erzählt er, „und so besann ich mich nicht, eine von ihnen, um sie genauer zu betrachten, in die Hand zu nehmen. Im gleichen Augenblick fühlte ich am Zeigefinger der rechten Hand einen brennenden Schmerz: Der Fisch hatte mich mit dem Stachel seiner Rückenflosse gestochen. In kurzer Zeit war die ganze Hand schmerzhaft gerötet und aufgeschwollen, die Lymphdrüsen der Achselhöhle verdickt, und es dauerte eine ganze Reihe von Tagen, bis unter kühlenden Umschlägen Schwellung und Schmerzen zurückgingen ..."

Man muß nämlich wissen, daß die Queisen aller Arten an der vorderen Rückenflosse und den Kiemendeckeln aufrichtbare Giftstacheln tragen. Jeder Flossenstrahl stellt eine kleine

Injektionskanüle dar, durch die die Absonderungen der am Grunde des Stachels sitzenden Giftdrüse in das Gewebe des Gestochenen fließen, um recht quälende, doch nur selten tödliche Beschwerden auszulösen. Deswegen sind die Queisen — trotz ihres wohlschmeckenden Fleisches — bei den holländischen Fischern beispielsweise wenig geschätzt und werden von ihnen als Weihegeschenke für Petrus, den Schutzpatron der Fischerzunft, wieder ins Meer zurückgeworfen. So entstand die Bezeichnung „Petermännchen" für die Queisen. Da dieser Fisch sich häufig im seichten Küstenwasser aufhält und sich mit Vorliebe bis auf die giftstachlige Rückenflosse im Sande vergräbt, müssen barfuß Watende sich vor einem Stich sehr hüten. Wer den Fisch essen will, muß vor dem Zubereiten die giftige Rückenflosse und die Kiemendeckel vorsichtig entfernen.

Vor uns liegt eine aus der Mitte des achtzehnten Jahrhunderts stammende Zeitschrift, „Hamburgisches Magazin", in dem in deutscher Übersetzung ein kulturgeschichtlich bedeutsames Dokument, „Ein aechter Brief von einem italienischen Herrn ueber den Biß der Tarantul", von einem gewissen Signor Storace abgedruckt ist, in dem dieser wörtlich mitteilt:
„An einem Tage geschahe es, daß ein armer Mann auf der Straße krank ward, und man sah gar bald, daß dieses die Wirkung einer Tarantul sey, weil das Landvolk gewisse untruegliche Zeichen hat, woran es solches erkennet, und besonders sagen sie, daß einen die Tarantul an den oberen Rand des Ohres, oder an das Ohrläppchen, und zwar, wenn man auf der Erde schlafend liegt, beißt. Der verwundete Theil wird drey Tage nach dem Bisse schwarz, eben zu der Stunde, da man gebissen worden. Sie sagen ferner, daß, wenn nie-

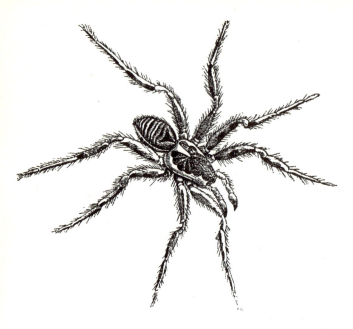

Apulische Tarantel in natürlicher Größe. Nach einem Holzschnitt aus Brehms Tierleben, 1877

mand da waere, der den Verwundeten heilen koenne, dieser die Wirkung des Bisses alle Tage eben zu dieser Stunde, drey bis vier Stunden hinter einander fuehlte, bis er so toll wuerde, daß er in Zeit von einem Monate drauf gienge. Einige, sagen sie, haben drey Monate gelebt, nachdem sie gebissen worden..."

Solche und ähnliche Schauergeschichten wurden seit dem Mittelalter bis weit in die Neuzeit hinein über die Tarantel, eine südeuropäische Wolfsspinnenart, erzählt, die sich tagsüber in selbstgegrabenen senkrechten Erdhöhlen verbirgt und sich erst nachts raubtierhaft auf Nahrungssuche begibt. Man bekommt dieses etwa zweieinhalb bis drei Zentimeter lange Tier kaum zu Gesicht — ein Grund mehr jedoch für unsere in abergläubischen Vorstellungen befangenen Vorfahren, die Tarantel als hinterhältigste, giftigste, kurzum berüchtigste aller Spinnen zu verpönen. Ihr Biß würde Fieber, Schweißausbruch, über den ganzen Körper sich ausdehnende Schmerzen, besonders aber periodisch wiederkehrende, allmählich zur Erschöpfung führende veitstanzähnliche Zuckungen hervorrufen, sagte man und nannte daher diese Krankheit „Tarantismus", an die noch heute die Redensart „Wie von der Tarantel gestochen" erinnert, die wir auf unruhige, plötzlich handelnde Menschen anzuwenden pflegen.

In ihrer Ratlosigkeit gegenüber der seltsamen Tarantelbißerkrankung suchten unsere Altvordern ihr durch Musik und tagelanges wildes Tanzen mit anschließendem Aderlaß beizukommen. Durch die ekstatischen Bewegungen sollte der „Patient" in Schweiß geraten und gleichzeitig das „furchtbare" Spinnengift mit ausdünsten, was dann auch noch durch den Blutentzug unterstützt wurde.

Da aber, wie wir heute zuverlässig wissen, der Biß der Tarantel für den Menschen harmlos ist, wird es wohl mit dem sogenannten Tarantismus eine andere Bewandtnis gehabt haben; vermutlich hat es sich bei ihm um eine in früheren Jahrhunderten häufige, vielfach epidemisch auftretende Nervenerkrankung gehandelt, oder aber die Tarantel wurde mit einer anderen Spinne verwechselt, nach deren Biß motorische Unruhe auftritt.

Wir brauchen uns also vor der Tarantel nicht zu fürchten. Freilich wenn eine Tarantel ein kleines Beutetier, sei es eine Hummel oder eine Maus, überfällt, dann wirkt das Gift un-

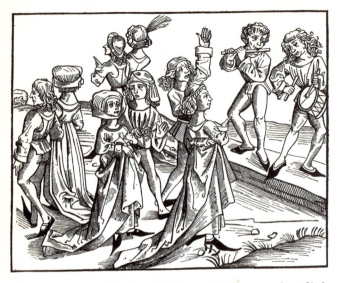

Die Tanzwut, eine Volkskrankheit des Mittelalters, wurde vielfach dem Biß der Tarantel zugeschrieben. Faksimile eines Holzschnittes von Michael Wolgemut in der Schedelschen Weltchronik, Nürnberg 1493

verzüglich lähmend. Ein Sperling verendet am Gifte dieser Spinne, wie der Leningrader Zoologe Jewgeni Nikanorowitsch Pawlowski beobachtet hat, zwei Tage nach dem Biß.

Zu den wenigen auch für den Menschen gefährlichen Giftspinnen zählen vornehmlich die in fast allen warmen Ländern der Erde heimischen Latrodecten-Arten aus der Familie der „Kugelspinnen". Bereits die wissenschaftliche Benennung „Latrodectus", „beißender Räuber", mahnt zur Vorsicht gegenüber dieser unheimlichen Spinnengattung.

Eine der gefürchtetsten Arten, die das Mittelmeergebiet und

Asien bewohnende „Malmignatte", erkennt man an ihren dreizehn roten oder weißen Flecken auf dem Rücken ihres kugelrunden schwarzen Hinterleibes. Man begegnet ihr auf Äckern und in Salzsteppen, wo sie sich hauptsächlich von Feldheuschrecken ernährt, die sich in ihren zwischen Bodenpflanzen angelegten Maschennetzen verfangen. Da aber die Spinnen eine zu winzige Mundöffnung haben, um feste Nahrung aufnehmen zu können, schlagen sie mit ihren kräftigen, beweglichen Chelizeren-Klauen, durch die eine Giftdrüse ausmündet, ein Loch in die Beute, in das sie giftiges Verdauungssekret hineinträufeln, welches das Körpergewebe in eine für sie leicht aufzusaugende Nährflüssigkeit umwandelt. Teilchen für Teilchen des Beutetieres bearbeitet die Malmignatte auf solche Weise, bis sie sich gesättigt hat. „Außenverdauung" nennt die Wissenschaft diesen Vorgang.

Der Biß des etwa dreiviertel Zentimeter langen Malmignattenweibchens ruft beim Menschen ernstliche Beschwerden hervor, wogegen für seine Tödlichkeit bisher allerdings noch keine einwandfreien Belege erbracht werden konnten. Wie uns der bekannte Spinnenforscher Doktor Wolfgang Crome vom Zoologischen Museum der Berliner Humboldt-Universität erklärt, gleicht der Schmerz eines Malmignattenbisses etwa dem eines Bienenstichs. „Jedoch innerhalb der nächsten zwei bis drei Stunden", fährt unser Gesprächspartner fort, „breiten sich heftige Schmerzen über den ganzen Körper aus, und eine damit einhergehende Gelenkstarre erschwert in hohem Maße jede Bewegung. Fieber, kalter Schweiß und Atemnot gesellen sich hinzu, und erst nach etwa drei bis vier Tagen klingen die Beschwerden allmählich wieder ab, wobei zuerst die Körperschmerzen und zuletzt die der Beine und charakteristisch verkrampften Füße nachlassen."

Bedeutend komplizierter noch verläuft die Vergiftung durch den Biß einer im Süden der Sowjetunion bis nach Zentralasien verbreiteten Malmignattenart, der „Karakurte", von den Kirgisen auch „Schwarzer Wolf" genannt. „Starker Kopfschmerz, zuweilen galliges Erbrechen, eigenartige Hautverfärbungen, periodisch wiederkehrende heftige bis schier unerträgliche Knochenschmerzen sind die Besonderheiten dieses Vergiftungsbildes", erläutert Doktor Crome. „Und erst nach zwei bis drei Wochen tritt die Genesung ein. Doch dann bleibt häufig noch eine bis zu zwei Monaten andauernde allgemeine Körperschwäche zurück. In sehr schweren Fällen soll binnen wenigen Stunden bis zwei Tagen der Tod eintreten."
Schließlich erfahren wir von der gefährlichsten Kugelspinnenart: der sowohl in Kanada und den Vereinigten Staaten als auch in Mittel- und Südamerika auftretenden „Schwarzen Witwe", erkennbar an einem sanduhrförmig gestalteten gelben bis roten Fleck auf der Bauchseite, weshalb die Nordamerikaner sie auch „Sanduhr-Spinne" getauft haben. Ihre außerordentliche Gefährlichkeit für den Menschen ersieht man daraus, daß von den in den beiden letzten Jahrhunderten gebissenen dreizehnhundert USA-Bürgern fünfundfünfzig den erlittenen Vergiftungen erlagen.
Kann man denn gar nichts dagegen tun?
„Ja und nein", antwortet uns Doktor Crome. „Zwar ist es im Butantan-Institut zu Sao Paulo in Brasilien gelungen, Sera gegen Spinnengifte herzustellen, aber da das Gift der ‚Schwarzen Witwe' sich außerordentlich schnell im menschlichen Körper ausbreitet, erfüllt ein Anti-Serum nur dann seinen Zweck, wenn es spätestens unmittelbar nach dem Biß, besser jedoch vorher angewandt wird. Doch wer weiß schon, ob oder wann eine ‚Schwarze Witwe' ihn beißen wird, und wer trägt schon

ständig eine Serumampulle nebst Recordspritze bei sich?" Die sicherste Vorbeugung bildet also noch immer die Ausrottung des Tieres mit der Klatsche, da die „Schwarze Witwe" gegen alle chemischen Bekämpfungsmittel immun ist — oder es sei, daß diese in sehr hohen, dann allerdings auch für Mensch, Tier und Pflanze tödlichen Konzentrationen angewandt würden. Doch was nützte dies?

So unheilvoll tierische Gifte sein können, so segensreich sind sie andererseits für die Medizin, die Pharmakologie und nicht zuletzt interessant für die Chemie, die sie rein besitzen muß, um ihre chemische Zusammensetzung analysieren und die einzelnen Bestandteile auf ihre spezifische Wirkung untersuchen zu können. Zur Gewinnung von Spinnengiften, namentlich von der größten und imposantesten Spinne des Erdballs, der Vogelspinne, hat Professor Bücherl im Butantan-Institut eine eigene elektrische Reizmethode entwickelt, und zwar hat er, wie er selbst mitteilt, „sechs Taschenlampenbatterien miteinander verbunden und von den letzten beiden zwei Drähte nach oben geführt und sie an ihrem Ende umgebogen, um als positiver und negativer Pol zu dienen".

„Davor pflanzte ich", so fährt Professor Bücherl fort, „eine kleine Uhrglasschale auf. Die beiden Giftzähne der Vogelspinne werden nun an die beiden Pole angebracht; es erfolgt eine Muskelzusammenziehung, und das Gift fließt in die Schale. Mit Hilfe eines Unterbrechungshebels vermag man eine Vogelspinne sogar zwei- bis dreimal zu erregen und ihr mehr Gift abzuzapfen. Das Ganze übersteht sie sehr gut; sie frißt weiter und kann alle paar Wochen immer wieder ‚gemolken' werden." Mit dem erlangten Spinnengift werden Versuchstiere behandelt, von denen dann das den Menschen passiv immunisierende Serum gewonnen wird.

Noch weiß man über die chemische Zusammensetzung der Spinnengifte — wie überhaupt der meisten Tiergifte — zu wenig, um sie auch gezielt als Heilmittel nutzbar zu machen. Immerhin aber scheint sicher zu sein, daß es sich bei ihnen um eiweißartige Körper handelt, die den bereits eine nicht zu unterschätzende medikamentöse Bedeutung besitzenden Schlangengiften nahestehen.

Durch einen Zufall übrigens soll im vorigen Jahrhundert die Heilkraft des Schlangengiftes entdeckt worden sein, nachdem nämlich, wie uns der Stellvertretende Direktor des Berliner Tierparks, Doktor Petzold, erzählt, ein epileptischer Holzfäller in Texas während eines seiner schrecklichen Krampfanfälle von einer amerikanischen Klapperschlange gebissen worden war. Obwohl das Gift dieser Schlange im allgemeinen tödlich wirkt, geschah dem Waldarbeiter nichts; im Gegenteil: sein epileptischer Anfall hörte auf, weitere Anfälle traten nicht mehr ein; die Krankheit war für immer geheilt.

Dieser erfreuliche Vorfall hatte im Jahre 1843 zur ersten wissenschaftlichen Schlangengiftanalyse geführt. Wenn auch die chemische Erforschung des komplizierten Giftstoffes bis heute noch nicht abgeschlossen ist, so zählt das Schlangengift doch zu den besterkannten tierischen Giften. In der Schlangenfarm des Berliner Tierparks dürfen wir einmal einer Giftentnahme beiwohnen. Mit dem sogenannten Schlangenhaken bringt der Schlangenmeister das Tier, um dessen Bewegungen zu hemmen, auf eine feuchte Glasplatte und hält es am Halse fest, bis er es mit drei Fingern der rechten Hand hinter dem Kopfe gepackt hat und durch leichten Druck die Giftdrüsen massieren kann, woraufhin die Schlange wütend in eine vorgehaltene Glasschale beißt und dabei ihr gelb- oder grünlichschimmerndes zähflüssiges Gift hineintropfen läßt.

Es stellt dies ein Gemisch verschiedener großer Eiweißkörper, zum Teil mit Fermentcharakter, dar, was aber nicht bedeutet, daß alle Schlangengifte einander chemisch oder in ihrer Wirksamkeit gleichen. „Abgesehen davon", so erklärt Doktor Petzold, „daß die Wirkung eines Giftbisses auf Menschen wie auf Tiere von mancherlei Faktoren, beispielsweise von der Körperverfassung des Opfers, von der Bißstelle, von der Jahreszeit, vom Alter der Schlangen und davon, wann der letzte Biß getätigt wurde, abhängt, produzieren die einzelnen Schlangenarten unterschiedliche Giftanteile. Dies hat die Zoologen und Mediziner veranlaßt, die Giftschlangen in zwei große Gruppen zu unterteilen: die Vipern, denen auch unsere einheimische Kreuzotter sowie die giftigste europäische Schlange, die Sandotter, angehören, deren Gift hauptsächlich Gewebs- oder Blutzerstörungen verursacht, und die Nattern, wie die Brillenschlange, die südamerikanische Korallenschlange oder die Seeschlange, deren Gifte vorwiegend das Zentralnervensystem schädigen."

Wie gefährlich Schlangengift ist, mögen wir an einem Vergleich mit den Pflanzengiften Strychnin und Blausäure ermessen. Während nach der Fachliteratur ein Kilogramm Strychnin für fünftausend, ein Kilogramm Blausäure für sechstausend Menschen tödlich wäre, würden an einem Kilogramm Kobra- oder Brillenschlangengift hingegen einhundertfünfzigtausend Menschen sterben!

Von den annähernd zweieinhalbtausend auf der Erde lebenden Schlangenarten gelten rund vierhundert als giftig, was freilich, worauf Doktor Petzold uns nachdrücklich hinweist, nicht besagen will, daß die übrigen Schlangenarten, physiologisch betrachtet, ungiftig wären. Es gibt genausowenig ungiftige Schlangen wie ungiftige Spinnen, da sämtliche Schlan-

genarten, wie auch alle Spinnen, mit einem Giftapparat ausgerüstet sind; nur stehen die Giftdrüsen der von uns als ungiftig bezeichneten Schlangen nicht mit den Zähnen in Verbindung, so daß beim Biß kein Gift in die Blutbahn gelangen kann, was eine Voraussetzung für eine Vergiftung bildet.
Man schätzt die jährlichen Todesfälle durch Schlangengift auf etwa fünfzigtausend, von denen die weitaus meisten auf das Konto der tropischen Giftschlangen kommen. Dagegen nimmt sich die häufigste Giftschlange unserer Breiten, namentlich Deutschlands, die Kreuzotter, harmlos aus, weil sie jeweils nur über eine geringe Giftmenge verfügt. Außerdem entspricht es nicht der Wahrheit, daß Kreuzottern Menschen angreifen, sondern sie versuchen stets zu entfliehen, und erst wenn ihnen dies nicht möglich ist, beißen sie zu.
Es erscheinen an der Bißstelle zwei Wunden in einem Abstand von ungefähr einem Zentimeter, die zunächst nicht schmerzen, da das Kreuzotterngift keine direkt reizenden Stoffe enthält. Schmerz macht sich erst allmählich bemerkbar, verbunden mit einer zunehmenden Schwellung des betroffenen Gliedes. Nach einer Stunde kommt es zu Allgemeinerscheinungen: Kopfschmerz, Übelkeit, Durst, mitunter auch Durchfall. Auch kann der Blutdruck absinken und der Puls schneller werden. Unter ungünstigen Umständen kann der Tod durch Kollaps oder häufiger durch Atemlähmung erfolgen.
Die Behandlung eines Kreuzotternbisses stellt sich der Laie vielfach sehr alkoholreich vor; verschiedentlich herrscht bei ihm sogar die Auffassung, daß man den Gebissenen sinnlos betrunken machen müsse. Doch damit würde gerade das Gegenteil des Gewünschten erzielt, da große Mengen Alkohol sich lähmend auf das Atem- und Kreislaufzentrum auswirken.

Der Arzt des Altertums hatte Schlangenbisse mit einem unsinnigen Kräutergemisch aus Anis, Fenchel und Kümmel zu heilen versucht, dem überhaupt keine Gegengiftwirkung zukommt. Es nannte sich „Theriak"; seine Rezeptur war in großen Lettern unmittelbar neben dem Eingang des Heiltempels zu Kos in die Mauer gemeißelt. Der spätere König von Pontos, Mithridates Eupator, soll schließlich die Herstellung des Mittels durch Beigabe von Vipern- und Krötenfleisch sowie Entenblut ergänzt haben. Das ganze Mittelalter hindurch und weit in die Neuzeit hinein galt „Theriak" als eine „Wunder"-arznei, die die Apotheker in kostbaren Gefäßen aufbewahrten, und der Vipernfang als eine wichtige Beschäftigung im Dienste der Heilkunde. Neben der (besonders lautstark) von umherziehenden Quacksalbern angepriesenen Theriakbehandlung existierten noch andere vom Aberglauben diktierte Heilmethoden gegen Giftschlangenbiß; so sollte zum Beispiel ein von einer Natter Angefallener rasch seinen eigenen Harn trinken und warmes Hühnerfleisch oder besser noch das Hirn einer Henne auf die Bißwunde legen!

Heutzutage behandelt man Giftschlangenbisse vor allem mit Besonnenheit und Ruhe, da Nervosität und Bewegung die Verteilung des an sich verhältnismäßig langsam sich ausdehnenden Schlangengiftes nur beschleunigen würde. Bis zum Eintreffen des Arztes legt man oberhalb der Bißstelle eine Staubinde an, um zu verhindern, daß sich das Gift über den ganzen Körper verbreitet. Doch darf man nicht zu lange abbinden, weil sonst das Bein oder die Hand nicht mehr genügend durchblutet würde. Sodann schneidet man die Bißkanäle mit einer zuvor über einer Streichholzflamme keimfrei gemachten Rasierklinge oder einem Messer kreuzförmig ein und versucht, möglichst viel Gift auszusaugen — aber nur, wenn Lippen und Mund keine schadhaften Stellen aufweisen, durch die Gift in die Blutbahn dringen könnte. Der inzwischen herbeigeeilte Arzt wird schließlich ein Gegenserum sowohl in das die Bißstelle umgebende Muskelgewebe als auch notfalls in die Vene injizieren, wobei sich die Menge jeweils nach dem Zustand des Gebissenen richtet.

„Über Pferdepassagen wird aus dem tödlichen Schlangengift das lebenerhaltende Serum gewonnen", erläutert uns Oberassistent Petzold, „und zwar stellt man heute neben sogenannten ‚monovalenten', das heißt gegen den Biß nur einer bestimmten Schlangengattung wirkenden Seren bereits ‚polyvalente', gegen verschiedenartige Schlangengifte anwendbare, her."
Aber auch wichtige Heilmittel werden aus Schlangengift gewonnen: Salben und Injektionspräparate gegen Rheuma, Ischias, Nervenschmerzen, Epilepsie und zur Blutstillung.
Zu ähnlichen Zwecken übrigens wird auch Kröten- und Bienengift verarbeitet. Während man das Krötengift mit seinen verschiedenen Inhaltsstoffen durch Elektroreize aus den Rückenhautdrüsen des Tieres gewinnt, erlangt man das Gift der Honigbiene dadurch, daß man die Insekten in Papier stechen läßt, aus dem man das Gift dann herauszieht, oder daß man die Giftblase der frischgetöteten Bienen auspreßt. Bedenkt man, daß eine Arbeiterin — denn Drohnen besitzen keinen Giftapparat — während ihrer Innendienstperiode nur über insgesamt 0,3 Milligramm Gift verfügt und daß fünfzehntausend Bienenstiche erst ein Gramm Gift ergeben, dann vermag man sich einen Begriff von der Mühseligkeit der Bienengiftgewinnung zu machen!
Doch trotz der minimalen Giftmenge, über die eine Biene nur

zur Verteidigung ihres Stockes gegen mögliche Eindringlinge verfügt, wirkt ihr Stich auf Insekten, Regenwürmer oder selbst auf Spinnen tödlich. Sogar an Hunden und Pferden sind schon tödliche Stichwirkungen beobachtet worden. Beim Menschen gibt es gegenüber dem Bienengift, das die Chemiker als einen eiweißähnlichen Körper auffassen, ohne seine Struktur restlos geklärt zu haben, natürliche und erworbene Immunität, so daß eine damit versehene Person ohne weiteres über fünfzig Stiche verträgt, während eine mit angeborener oder erworbener Überempfindlichkeit behaftete bereits an einem einzigen Stich zugrunde gehen kann.

Die therapeutische Anwendung des Bienengiftes gegen rheumatische Erkrankungen ist uralt. Seine Wirkung scheint darauf zu beruhen, daß es die Nebennieren zu vermehrter Ausschüttung des Hormons „Adrenalin" veranlaßt, was, wie Versuche an Ratten ergeben haben, zu einer Milderung der Krankheitserscheinungen führt.

Ähnlich, wie vom Gifte der Bienen und der Schlangen, werden auch noch aus anderen tödlichen Tiergiften, die jahrhundertelang Menschen in allen Erdteilen in Furcht und Schrecken versetzten, wirkungsvolle Medikamente hergestellt.

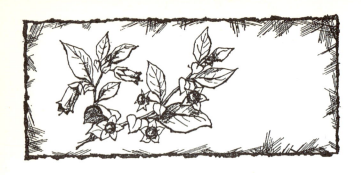

GEHEIMNIS DER HEXENSALBEN

Großmutter Fraenkel hatte am Sonntagvormittag mit ihrem siebenjährigen Enkel Robert einen Spaziergang durch die Waldsiedlung gemacht und in einem Kahlschlag plötzlich beobachtet, wie ihr Junge, der ihr nach Kinderart immer ein Stück Weges vorangeeilt war, von einem Strauch, den sie nicht kannte, einige schwarze Beeren abgepflückt und gegessen hatte.

„Herr Doktor!" jammerte sie. „Wenig später war der Bub ganz rot geworden im Gesicht und hatte hohes Fieber bekommen; und die Pupillen wurden so merkwürdig groß, und Robert fing an zu faseln, so daß ich mich ernstlich um ihn bange."

„Hat das Kind auch erbrochen?" fragte Doktor Emmerich, indem er den Puls fühlte, der sehr schnell schlug, und gleichzeitig auf das Fieberthermometer schaute, das über neununddreißig Grad anzeigte.

„Ja, erbrochen hat er auch. Ist es etwas Schlimmes?"

„Ihr Robert scheint Tollkirschen gegessen zu haben", erklärte der Arzt; „diese enthalten ein Gift, das sehr gefährlich werden kann. — Aber beruhigen Sie sich. Robert hat ja, wie Sie mir soeben bestätigten, das ‚Atropin' — so heißt nämlich das Gift — zum Teil wieder herausgebracht. Anderenfalls hätte das Unglück natürlich böse auslaufen können. Denn dann genügt unter Umständen der Genuß von drei bis fünf dieser verlockenden, durchaus schmackhaften Früchte, um auf ein Kind tödlich zu wirken."

Um das noch im Magen verbliebene, aber noch nicht in den Organismus übergegangene Gift rasch aus dem Körper zu entfernen, nahm Doktor Emmerich eine Magenspülung vor und injizierte dem kleinen Patienten ein Gegengift, das aus den Blättern des südamerikanischen Strauches Pilocarpus Jaborandi gewonnen wird und von seinen Entdeckern demgemäß „Pilokarpin" genannt wurde. Es unterdrückt die Wirkungen des Atropins, indem es in umgekehrtem Sinne wirkt, also zum Beispiel die Pupillen verengt, den Speichelfluß fördert, indessen Atropin ihn hemmt und unangenehme Mundtrokkenheit verursacht, und so fort.

Nach der Prozedur überwies Doktor Emmerich den Jungen in eine Klinik zur Beobachtung und eventuellen weiteren Behandlung.

Unter der Fürsorge des Stationsarztes und der Schwestern genas Robert bald wieder. Wie eine Tollkirschenvergiftung aber auch anders enden kann, zeigt ein zweiter Fall, bei dem auf einer Wanderung mit den Eltern fünf Kinder im Alter von anderthalb bis neun Jahren eine Anzahl dieser harmlos ausschauenden Beeren verzehrt hatten. Nach zwei Stunden bereits machte sich bei ihnen eine tiefe Benommenheit bemerkbar; ferner traten laut Krankenblatt neben der obligatorischen Pupillenerweiterung und der hohen Temperatur Durst, Schluckbeschwerden, unruhiger Atem und bei einem Kinde nach siebzehnstündigem Übelbefinden Tod durch Atemlähmung ein, während seine Geschwister nach einer Reihe qualvoller Tage noch einmal mit dem Leben davonkamen.

Angesichts derartiger Gefahren können besonders die in ländlichen oder laubwaldreichen Gegenden wohnenden Eltern ihre Sprößlinge nicht eindringlich genug vor den „tollen Beeren" warnen. In den Städten besteht geringere Gefahr, da die Gartenbauämter aus trüben Erfahrungen gelernt haben und die Tollkirsche jetzt nicht mehr als Zierstrauch anpflanzen; aber es finden sich durchaus noch in Gärten und Anlagen alte Tollkirschenstauden.

Diese bis zu zwei Meter hohen krautigen Gewächse mit ihren schmutzigbraunen bis violetten Glockenblüten gehören der weitverzweigten Familie der Nachtschattengewächse oder „Solanazeen" an, deren bloße Bezeichnungen schon Unheimliches ahnen lassen. Denn hinter ihrer deutschen Benennung verbergen sich Sinndeutungen wie „Nachtschaden" oder „schwarzer Schaden", hinter ihrem wissenschaftlichen Gattungsnamen die lateinischen Vokabeln „solacium", gleich Trostmittel, oder „solatus", „von der Sonne gestochen" oder „verrückt" — Ausdrücke also, die treffend auf die eigentümlichen Wirkungen der zu ihnen zählenden Pflanzen hinweisen.

Auch unsere gute alte Kartoffel, ursprünglich in den Hochebenen Chiles und Perus beheimatet und ausgangs des sechzehnten Jahrhunderts von den spanischen Eroberern nach der Alten Welt gebracht und besonders bei uns Deutschen zu einem unentbehrlichen Nahrungsmittel geworden, marschiert mit in der langen Reihe der Nachtschattengewächse. Obwohl

sie im Gegensatz zu ihren meisten Schwestern und Brüdern unschädlich ist und obgleich die spanischen Importeure ihren Wohlgeschmack in lauten Tönen priesen, hatte es einst doch recht drastischer behördlicher Maßnahmen bedurft, um sie in Europa einzubürgern. Selbst in Deutschland, dem Lande der Kartoffelpuffer, hatte erst die Hungersnot des Siebenjährigen Krieges ihre Verwendung für den Mittagstisch gefördert, wohingegen in Rußland noch im Jahre 1842 ein findiger Kopf einen „Kartoffelorden" gründete, um den Anbau der Vielgeschmähten zu beschleunigen!
Dennoch: Die Kartoffel ist „giftig". Sowohl im Kartoffelkraut als auch in der Blüte und der unreifen Knolle findet sich ein sogenannter oberflächenaktiver Stoff, das „Solanin", das allerdings schlimmstenfalls nur gelinde Unverträglichkeitserscheinungen verursacht. Weitaus unangenehmer wird es, wenn einmal unreife Kartoffeln durch Wassertrinken in starke Quellung und Gärung geraten und dadurch eine Magen-Darm-Entzündung entsteht — was dann aber nichts mehr mit dem „Solanin" zu tun hat.

Die mittelalterlichen Hexen hätten die Kartoffel, wenn sie ihnen damals bekannt gewesen wäre, jedenfalls nicht zum Bereiten ihrer Zaubersalben verwenden können, durch die sie nach eigenen, natürlich höchst zweifelhaften Angaben die Fähigkeit erlangten, auf Böcken, Säuen, Ofengabeln, Strohwischen und Besenstielen durch die Lüfte zum Blocksberg zu reiten, um dort droben an der alljährlich zur Walpurgisnacht veranstalteten Zusammenkunft mit dem Teufel teilzunehmen. Der Teufelsglaube gehörte ja in früheren Jahrhunderten zum Dogma der Kirche und trieb widerliche Blüten, vor allem den Wahn, daß der Leibhaftige sich bestimmter Menschen bei der

Durchführung seines abscheulichen Seelenvernichtungswerkes bedienen würde.

Man erzählte sich die unsinnigsten Geschichten darüber, definierte eine Hexe als eine Frauensperson, die mit Satan einen Pakt einginge, um von ihm mit der Gewalt ausgestattet zu werden, durch Zauberei die Natur in Unordnung zu bringen und den Menschen an Leib und Gut zu schaden. Zur Zeremonie der Teufelsbündnisse gehörte nach damaligem Glauben nicht nur des irregeleiteten Volkes, sondern auch der Theologen selbst, welche ausführliche Abhandlungen darüber verfaßten, die Verleugnung Gottes und förmliche Absage an die christliche Religion sowie der Geschlechtsverkehr mit dem Herrscher der Finsternis. Diese Orgien würden regelmäßig an Hexensabbaten und in besonderer Weise in der Walpurgisnacht gefeiert werden; und um ihre Lufttritte zu ihren Versammlungsplätzen vollführen zu können, würden sich die Hexen mit einer aus dem Fett ungetaufter Kinder und geheimen Giftkräutern gebrauten Salbe einreiben.

Die Furcht der Menschen vor Hexen nahm groteske Formen an, so daß die Geistlichen und die Nonnen, die für diesen Schrecken durch ihre intensive Propagierung der Teufelslehre im Grunde verantwortlich waren, sich nun genötigt sahen, ihre Besorgnis dem damaligen päpstlichen Legaten in Deutschland, Kardinal Cibo, zu unterbreiten. Dieser hatte dann nach seiner bald darauf erfolgten Wahl zum Oberhirten der Kirche als Innozenz VIII. nichts Eiligeres zu tun gehabt, als am 5. Dezember 1484 seine berüchtigte Hexenbulle zu erlassen.

„Nicht ohne ungeheuren Schmerz", so ließ er sich darin vernehmen, „haben Wir jüngst zu Unserer Kenntnis erhalten, daß in einigen Teilen Deutschlands, besonders in der Mainzer, Kölner, Trierer, Bremer und Salzburger Gegend, sehr viele

Personen beiderlei Geschlechts, uneingedenk ihres eigenen Heils und abirrend vom katholischen Glauben, sich mit Teufeln, in Manns- oder Weibsgestalt, fleischlich vermischen und auf Anstiften des Feindes des Menschengeschlechtes mit Bezauberungen, Liedern, Beschwörungen und anderem scheußlichen Aberglauben Weiber unfruchtbar machen, Geburten vereiteln, Kinder abtreiben, die Leibesfrucht der Tiere und die Früchte der Felder verderben, Menschen und Vieh mit fürchterlichen inneren und äußeren Schmerzen quälen, die Männer zeugungsunfähig machen und so weiter: zum Schaden ihrer Seele, zur Beleidigung der göttlichen Majestät und zum Ärgernis vieler."

Um diesem schändlichen Treiben ein für alle Mal ein Ende zu bereiten, fuhr Innozenz VIII. fort, habe er zwei Dominikaner zu Inquisitoren mit unumschränkter Gewalt bestimmt... Und fürwahr! Diese beiden hochwürdigsten Herren, ein gewisser Pater Jakob Sprenger und ein Pater Heinrich Institor, haben dann auch ihren makabren Auftrag mit unerbittlicher Strenge durchgeführt. Allein im Kurfürstentum Trier sollen sie, der Überlieferung zufolge, sechseinhalbtausend als Hexen und Teufelsbuhlen verschriene Frauen und Männer den lohenden Scheiterhaufen überantwortet haben.

Den Urteilsvollstreckungen gingen Verhöre mit grausamen Torturen voraus, unter denen die der Hexerei Bezichtigten alles „gestanden", was das Gericht von ihnen hören wollte:

Ob beispielsweise die am 10. März 1570 zu Quedlinburg eingezogene Inquisitin Magdalena Hermes auch auf dem Hexentanz gewesen wäre, um dort als eine Hexe aufgenommen zu werden?

„Gewiß!" erwiderte diese. „In der Walpurgisnacht habe ich mich mit zehn anderen Frauen vor der Tür einer alten Schäff-

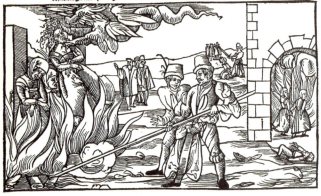

Hexenverbrennung, nach einem anonymen Holzschnitt eines Flugblattes vom Jahre 1555

lerin in Wernigerode getroffen." Jede habe einen Besenstiel zwischen die Füße gesetzt, und sobald alle auf ein gegebenes Zeichen der Wernigeroderin aus vollem Halse gerufen hätten: „Ich fahre! Ich fahre!" wäre die Reise in schnellem Fluge nach dem Brocken gegangen; neben ihnen wäre ein Knecht mit einem braunen Rocke und einer Pfeife dahingeflogen, der den Spielmann abgegeben...

Auf die Frage des Inquisitors, was sich auf dem Brocken ereignet hätte, antwortete die Beklagte, daß die Hexen dort mit dem Teufel gotteslästerliche Dinge getrieben und gebuhlt hätten. Neuaufzunehmende hätten zuvor dem Christusglauben abschwören und den Teufelsglauben annehmen müssen.

Schließlich kam der Inquisitor auf die geheimnisvolle Zaubersalbe zu sprechen, deren die Weiber sich vor Antritt ihres

Rittes zum Blocksberg bedienen würden. — Magdalena Hermes redete drumherum; erst in verstärkter Folterpein erklärte sie wimmernd, daß sich die Hexen und solche, die es werden wollten, mit ihr die Schamteile einschmierten, da sie dadurch die Kraft erhielten, sich vom Erdboden zu lösen.

Mit solchen „Eingeständnissen" galten allgemein die Hexen als überführt und wurden erbarmungslos lebendigen Leibes verbrannt. Daß ihre Luftfahrten mit Hilfe der von ihnen nach des Teufels Rezept hergestellten Salben durchaus möglich sein könnten, daran zweifelten die engstirnigen Inquisitoren nicht; steht es doch sogar im vierten Kapitel des Matthäus-Evangeliums schwarz auf weiß geschrieben, daß Satan auch den Herrn Jesus auf einen „sehr hohen Berg" entführt habe, um ihm die Reiche der Welt zu zeigen, die er ihm als Gegenleistung für einen Abfall vom Vatergott zu schenken gedachte.
Andererseits gab es aber — auch unter der Geistlichkeit — Unvoreingenommene, die das Hexenwesen als Einbildung abtaten.
„Das Fahren der Hexen sind nur Träume!" hatte einmal ein rheinischer Pfarrer seine Gemeinde zu beruhigen versucht.
Damit kam er allerdings bei einer Kräuterfrau schlecht an.
Er solle nur mit ihr gehen, dann werde sie ihm beweisen, daß sie durch die Luft reiten könne, grinste sie ihn an.
Er begleitete sie zu ihrer Hütte am Dorfrande und wurde Zeuge, wie sie ihre Achseln und allerwertesten Körperpartien mit „Hexensalbe" bestrich und sich auf ihre Pritsche legte und einschlief. Nach einer gewissen Zeit machte sich bei ihr eine Unruhe bemerkbar, die sich soweit steigerte, daß sie vom Lager fiel. Es dauerte dann noch eine ganze Weile, bis sie wieder erwachte.

„Nun, Hochwürden", sagte sie gleich darauf siegesbewußt; „haben Sie gesehen, wie ich auf dem Besenstiel zum Teufel geritten bin?"
„Nein!" lachte der Pfarrer. „Ich habe gesehen, daß Sie trotz Hexensalbe eben nicht zum Teufel fahren können!"
Wie war die Alte zu ihrer Behauptung gekommen?
Es hängt dies mit der „Hexensalbe" zusammen, deren Geheimnis im siebzehnten Jahrhundert der berühmte französische Naturforscher und Theologe Pierre Gassendi durch einen Zufall lüften konnte. Als erbitterter Gegner alles Metaphysischen, insbesondere des Hexenglaubens, war er einmal einem Hirten begegnet, der ihm Stein und Bein schwor, eine Salbe zu besitzen, mit deren Hilfe er zum Hexensabbat fliegen könne.
„Was ist denn das für ein Wunderfett?" spöttelte Gassendi.
Der Bursche, höchst beleidigt ob des Mißtrauens, zog sich ungeniert die Hose herunter und führte sich vor den staunenden Blicken des Gelehrten mittels eines Röhrchens ein Quantum seines „Zaubermittels" in den Mastdarm ein.
Gassendi konnte beobachten, wie der Hirte allmählich das Bewußtsein verlor und in einen schlafähnlichen Zustand verfiel. Nach dem Erwachen berichtete der junge Mann von Erlebnissen, die denen der Hexen glichen. Gassendi ließ ihn nicht mehr aus den Augen. Eines Tages überraschte er ihn beim Bereiten seines Mittels aus Fett, Öl und...
Ja — und darin besteht das ganze Geheimnis der Hexensalben, die so viel Unheil über ein von finsterstem Aberglauben beseeltes Menschengeschlecht gebracht hatten: sie wurden aus harmlosen Substanzen wie Öl und Fett unter Zusatz von betäubenden und zugleich erregenden, träumespendenden Nachtschattengewächsen erzeugt.

Bilsenkraut, Stechapfel und Belladonna oder Tollkirsche lauten deren Namen. Sie enthalten die Gifte „Hyoszyamin", „Scopolamin" und „Belladonnin", die sehr stark auf das Zentralnervensystem wirken und Bewußtlosigkeit, wollüstige Erregung sowie Sinnestäuschungen hervorrufen, die von der angeblichen Hexe nach dem Erwachen für echte Erlebnisse gehalten werden. Somit hatte der französische Naturforscher Gassendi die Hexenfahrten zum Blocksberg als leichte Nachtschattenvergiftungen entlarvt.

Die Salbenhersteller mußten sich vorzüglich auf die richtige Dosierung verstanden haben, denn eine zu große Menge hätte zum Tode führen können — was sich schon frühzeitig Giftmörder zunutze machten, wie aus dem ersten nachchristlichen Jahrhundert vom römischen Schriftsteller Plinius in dessen „Naturgeschichte" und um 1600 vom englischen Dramatiker William Shakespeare im „Hamlet" überliefert ist. Danach wurde der aus Bilsenkrautsamen gewonnene ölige Auszug dem Opfer ins Ohr geträufelt, von wo aus er in den Organismus drang und ihn unter „Verwirrung des Geistes" vernichtete. Da Bilsenkraut in Europa an Wegrändern und in der Nähe menschlicher Behausungen anzutreffen ist, kamen Bösewichter ohne Schwierigkeiten an das Gift heran, das unsere Vorfahren übrigens auch als „Hühnertod" bezeichneten, weil pfiffige Hühnerdiebe Bilsenkrautsamen vor Hühnerställen ausstreuten und dann seelenruhig in einem Versteck darauf warteten, daß die davon fressenden Tiere bewußtlos umsanken und nicht mehr verräterisch gackerten, wenn sie dann heimlich fortgetragen wurden.

Die Tiroler nennen das Bilsenkraut nach der Schutzheiligen der Zahnleidenden „Apolloniakraut", weil der eingesogene Rauch Zahnschmerzen lindert. Die Stadt Pilsen soll ihren Namen dem Bilsenkraut verdanken, weil die dortigen Brauereien dem Biere berauschenden Bilsenkrautsamen hinzuzusetzen pflegten. Und die alten Griechen endlich hießen es „Hyoskyamos": „Schweinekraut", wahrscheinlich in Erinnerung an die zaubermächtige Tochter ihres Sonnengottes, Kirke, die die auf ihren „lieblichen" Gesang hin nichtsahnend in ihr Haus einkehrenden Gefährten des Odysseus durch Bilsenkraut, welches sie ihnen in das aus Käse, Mehl, Honig und Wein bereitete Gastmahl gemischt hatte, in Schweine verwandelte. Einer, der es genau wissen wollte, streute einmal versuchshalber Bilsenkrautsamen auf glühende Kohlen und erfuhr an sich durch Einatmen der aufsteigenden Dämpfe Halluzinationen. Vermutlich haben sich auch die Priesterinnen der griechischen Orakel durch Bilsenkrautdämpfe in eine Art Trance versetzt.

Wie das in allen Nachtschattengewächsen, also auch in der Tollkirsche und im Stechapfel in unterschiedlichen Anteilen enthaltene Gift „Hyoszyamin" traumähnliche Zustände verursacht, so erzeugt das ebenfalls in ihnen befindliche Gift „Scopolamin" infolge seines lähmenden Einflusses auf das Zentralnervensystem einen Dämmerzustand, bei dem der Aufnehmende den Sinn für Raum und Zeit verliert. Beide Formen der Sinnestäuschung benötigten die pythischen Jungfrauen zur Durchführung ihrer prophetischen Aufgabe wie auch die mittelalterlichen Hexen für ihre Zusammenkünfte und Liebesabenteuer mit dem Pferdefüßigen!

Der Leser möge sich aus seiner Schulzeit an die Lektüre der Prometheus-Tragödie des altgriechischen Dramatikers Aischylos erinnern. Ich muß gestehen, daß es mich mächtig beeindruckt hatte, wie der Titanensohn vom Göttervater Zeus zur Strafe dafür, daß er den Menschen das Feuer und damit die

Kultur und das Geistesleben überhaupt gebracht, an einen Felsen des Kaukasus geschmiedet worden war. Um das Leiden des Prometheus noch zu verschlimmern, hatte Zeus der Sage nach täglich einen Adler zu ihm entsandt, der ihm die ständig nachwachsende Leber aus dem Leibe fressen mußte. Aus dem dabei zur Erde tropfenden „Lebersaft" sollte dann die Mandragora, ein der Kartoffel verwandtes Nachtschattengewächs, entsprossen sein. Deshalb bezeichneten die antiken Völker es auch als „Prometheuskraut".

Sogar die alten Ägypter hatten die Mandragora sehr gut gekannt, obwohl sie nicht in ihrem Lande wuchs und erst aus Palästina eingeführt werden mußte. Sie verehrten ihre starkriechenden safranfarbigen Kugelfrüchte als „Liebesäpfelchen" und bildeten sie häufig an Grabwänden ab. Auch den aus zahlreichen Glasperlen und verschiedenartigen Blättern, Blüten und Beeren gefertigten Blumenkragen der Mumie des Pharao Tut-ench-Amun, dessen Grab der englische Archäologe Howard Carter im November 1922 im „Tal der Könige" auffand und gemeinsam mit dem Earl of Carnarvon öffnete, hatten sie mit elf Mandragorabeeren geschmückt.

Eine größere Rolle aber noch als die Früchte spielte die Wurzel, die wegen ihrer bizarren, embryoähnlichen Gestalt als Talisman verwendet wurde. „Alraune" nannte sie der deutsche Volksmund: die „Raunende", die „Wissende"! Wer sie besaß, war ein gemachter Mensch, denn sie brachte ihrem Herrn angeblich Glück und Reichtum und hielt von seinem Hause Krankheit und Elend fern. Allerdings wollte sie dafür gut behandelt und gepflegt sein! Und so trieb man einen reinen Kult mit ihr, kleidete sie wie ein geliebtes menschliches Wesen, bewahrte sie in einem eigens für sie gezimmerten Särglein auf, teilte ihr von jeder Speise eine Kostprobe zu,

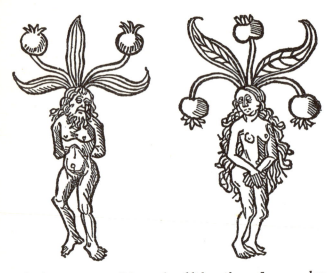

Holzschnitt einer männlichen und weiblichen Alraunpflanze aus dem Hortus sanitatis, Augsburg 1486

badete sie jeden Freitag in Rotwein — und wehe, wenn man es nicht getan hätte! Dann würde sie dem Besitzer Verhängnis und Tod bringen!

Nicht jeder Sterbliche konnte sich eine Alraune leisten, da sie selten war und die Kräutersucher und Wurzelgräber sie sich teuer bezahlen ließen. Die Begehrte durfte nur zu astrologisch festgestellten Stunden und auch nur unter einem besonderen Zeremoniell aus der Erde gezogen werden. Sonst begann sie, wie die Sammler und Händler ihrem abergläubischen Publikum weismachten, bei geringster Berührung so entsetzlich zu weinen und zu schreien, daß derjenige, der ihren Frieden störte, in Wahnsinn und Taubheit verfiel.

Die bedauernswerten Wurzelgräber, die sich für ihre Mitmenschen in Gefahr begaben! Konnte es für sie und ihr Geschäft eine bessere Reklame geben? Der steigenden Nachfrage wurden sie durch Verkauf von Fälschungen gerecht. Besonders während und nach dem Dreißigjährigen Kriege, da das ausgeblutete, verwilderte, verarmte Volk sich durch alle Mittel wieder aus dem Elend emporzubringen versuchte, blühte der Weizen für die Betrüger, die neben echten Alraunen, die zwar auch nichts halfen, aber immerhin eine merkwürdige Laune der Natur darstellten, überdies noch unechte, aus Faselrüben und Kalmuswurzeln gefertigte Nachbildungen für Unsummen verkauften. Noch im Jahre 1575 erstand ein Leipziger Bürger für seinen in Riga wohnenden Bruder, der an Haus und Hof großen Schaden litt, vom Scharfrichter der Pleißestadt ein Alraunmännlein für vierundsechzig Taler zuzüglich eines Trinkgelds für den Gehilfen des Henkers.

Auch die Alraune oder Mandragorawurzel fand als Nachtschattengewächs zur Zubereitung von Hexentränken und Hexensalben Verwendung, denn auch sie enthält die zum Erlebnis der „Teufelsbuhlschaft" erforderlichen Alkaloide Scopolamin sowie Hyoszyamin, das beim Aufbereiten nach der Ernte in das auch dem Laien geläufige Atropin übergeht.
Beide Wirkstoffe vermögen jedoch nicht nur Unsegen und bei verbrecherischer Anwendung Verderben zu stiften, sondern sind auch bei fachmännischem Gebrauch von außerordentlichem Nutzen. In den eingangs geschilderten Krankenfällen hatten wir erfahren, daß es bei einer Atropinvergiftung zu vermindertem Speichelfluß kommt. Diesen Effekt nutzt der Chirurg aus, indem er dem Patienten vor der Operation Atropin verabfolgt, um die nach einer Äthernarkose sich vermehrende Drüsensekretion herabzusetzen. Überdies verhindert

Atropin das Erbrechen nach Operationen, wie übrigens auch bei der See- oder Reisekrankheit, und verringert die Gefahr eines Herzstillstandes. Tuberkulösen, die unter starkem Nachtschweiß zu leiden haben, hilft es durch seine die Drüsentätigkeit hemmende Eigenschaft.
Atropin löst ferner Krämpfe der glatten Muskulatur, welche beispielsweise bei Harnleiter- oder Gallensteinkoliken auftreten. Atropin dient dem Augenarzt durch Lähmung des die Pupille verengenden Muskels, so daß diese trotz des zur Untersuchung hindurchgesandten Lichtes schön weit geöffnet bleibt und eine einwandfreie Beobachtung des Augenhintergrundes gestattet. Atropin ist schließlich in der Volksmedizin als sogenannte „Bulgarische Kur" zur Behandlung der Folgen von Gehirnentzündungen bedeutungsvoll — allerdings hier nicht in reiner Form, sondern in einem Gesamtauszug aus der Tollkirschenwurzel durch einfache Abkochung in Weißwein. Dieses Verfahren war um die Jahrhundertwende von einem bulgarischen Bauern namens Ivan Raeff erfunden und in den dreißiger Jahren durch die italienische Königin Elena verbreitet worden, die sogar besondere Kliniken dafür errichten ließ.

Ähnlich dem Atropin findet auch das zweite bei den Hexensalben wirksame Nachtschattenalkaloid Scopolamin mannigfache Anwendung in der Medizin; besonders bei der Narkoseeinleitung und auch zur Beruhigung erregter Patienten in der Psychiatrie. Um zu erfahren, wie letzteres vor sich geht, haben wir die geschlossene Abteilung einer Nervenklinik aufgesucht. Hier waren in schönen, hellen Räumen etwa dreißig männliche Geistesgestörte in stationärer Behandlung. Unter den sonst ruhigen Patienten befindet sich ein an „Katatonie" leidender Mann mittleren Alters.

„Katatonie ist eine besondere Verlaufsform des Spaltungsirreseins", erklärt uns der Stationsarzt. „Charakteristisch für daran Erkrankte ist neben anderen Symptomen, daß ihnen das normale Verhältnis zur Umwelt verloren gegangen ist. Ein bekannter Psychiater hat einmal den treffenden Vergleich geprägt, daß solche Geisteskranken völlig von der Welt abgeschiedene Häuser darstellten, die nur selten einmal die Fenster nach außen öffneten.

Unser Patient schlägt täglich Scheiben des Krankenzimmers ein und hat auch schon des öfteren versucht, gegen seine Pfleger tätlich zu werden. Der Arzt hat ihm deshalb dämpfende Medikamente verordnet, ohne allerdings dadurch den Erregungszustand wesentlich zu beeinflussen. Der Patient führt sein Zerstörungswerk fort.

Vor dem Arzt steht die Aufgabe, den Kranken durch geeignete therapeutische Maßnahmen von seinen Zwangshandlungen zu befreien und damit nicht zuletzt auch zu verhüten, daß der Patient sich durch weitere Gewalttaten verletzt. Denn schon einmal zerschnitt er sich dabei die Hände, trotz großer Aufmerksamkeit der Pfleger. Doch um das Verhalten des Patienten richtig zu verstehen, muß der Arzt in einem Gespräch mit dem Patienten die Beweggründe für sein Verhalten aufdecken. „Das ist um so schwieriger", erläutert der Stationsarzt, „als solche Patienten im allgemeinen nicht gern über das sprechen, was sie bewegt."

Demgemäß verhält sich dann auch der Patient im Zimmer des Arztes; er setzt mehrmals zur Rede an, um jedoch nach wenigen Worten wieder zu schweigen.

„Warum schlagen Sie eigentlich die Scheiben ein?" fragt der Psychiater ihn. „Das ist doch nicht schön für die Station und die anderen Patienten!"

Trotz dieses Zuredens schweigt der Patient weiter.
„Sagt Ihnen jemand, daß Sie die Scheiben einschlagen sollen? Hören Sie vielleicht Stimmen, die Ihnen das auftragen?"
„Ja...", räumt der Patient zögernd ein. „Mein Freund spricht zu mir, daß ich die Scheiben einschlagen soll, damit ich nicht mehr mit Spritzen behandelt werden muß!" Der Kranke spielt dabei auf die Injektionen an, deren wohltuenden Zweck er nicht einzusehen vermag. Er empfindet den Einstich als Schmerz oder Quälerei, was ihn erbost.
Um dem Patienten diesen Zwang zu nehmen, unter dem er leidet, um seine Erregung zu dämpfen und um zu verhindern, daß er sich verletzt, legt der Arzt ihm eine „chemische Zwangsjacke" an, das heißt, er injiziert ihm das beruhigende, ihn gleichsam in eine Art harmlosen Dämmerschlaf wiegende Nachtschattenalkaloid Scopolamin, das die einst angewandte menschenunwürdige und daher heute mit Recht verpönte echte Zwangsjacke ersetzt, die den Kranken auf mechanischem Wege ruhigstellte. So hat ein Alkaloid des „Nachtschadens" oder „Schwarzen Schadens" eine menschlichere Behandlungsart ermöglicht.

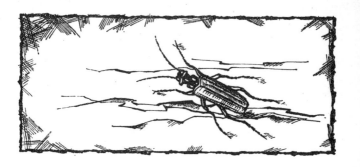

EINEN BECHER FÜR „LIEBE"

Von seinem Oheim, dem König Marke von Cornwall, war Tristan nach Irland entsandt worden, um dessen Braut, die goldblonde Prinzessin Isolde, heimzuholen. Auf der Überfahrt aber genossen beide, ohne es zu wissen, von einem „Liebestrank", den Isoldens Mutter für den zukünftigen Gemahl bereitet hatte, um ihn fest an ihre Tochter zu binden. Und alsbald wurden Tristan und Isolde von unüberwindlicher Liebe zueinander ergriffen. Isolde vermählte sich zwar vertragsgemäß mit Marke, verblieb jedoch heimlich in trautester Beziehung zu ihrem Geliebten — bis der betrogene König das ehewidrige Verhältnis entdeckte und den beim Minnedienst überraschten Tristan hinterrücks erdolchte.

In zahllosen Epen und Romanen aller Jahrhunderte kehrt das in dieser keltischen Sage behandelte uralte Menschheitsproblem der zwischen zwei Männern stehenden Frau wieder. Sehr häufig spielt darin der entscheidende „Liebestrank" eine Rolle, denn lange haben Männer wie Frauen — ehrlich Liebende,

Kuppler und Kupplerinnen, verschmähte Liebhaber oder Liebhaberinnen, Phantasten, Verbrecher — ernstlich an die Macht liebeerzeugender Substanzen geglaubt, die man nach der altgriechischen Göttin der Liebe und Sinnenfreude „Aphrodisiaka" benannt hat. Auch als „Pocula amatoria", „Liebesbecher", wurden sie gelegentlich bezeichnet.
Welchen Zauberstoff solch ein Becher etwa enthalten konnte, verrät eine der ergreifendsten Liebesgeschichten aus „Tausendundeiner Nacht". Auch hier steht eine Frau zwischen zwei Männern: die Königstochter Abrîse, die sich einem Prinzen Scharrkân versprochen hat, doch auch von dessen Vater leidenschaftlich begehrt wird. Der Geliebte sorgt sich darum. „Mich dünkt, daß er dich heiraten will", offenbart er ihr. Sie aber ermuntert ihn: „Wisse, dein Vater hat keine Gewalt über mich und kann mich nicht wider meinen Willen nehmen." Sie beweist es ihm, indem sie sich dem König gegenüber ablehnend verhält und alle seine Anträge ausschlägt. — Aber die Liebe zu Abrîse ließ Omar, wie das Märchen weitererzählt, nicht zur Ruhe kommen. Tag und Nacht verlangte er nach ihr, so daß er in seiner Hoffnungslosigkeit seinen in Liebesdingen erfahrenen Staatsminister um Rat anging. Dieser empfahl ihm, ein Stück Bendsch, ein aus Hanf gewonnenes Rauschmittel, in den Wein zu tun. Omar tat es in einem unbeobachteten Augenblick, als er Nachtmahl mit ihr hielt. „Nimm diesen Becher und trink."
Abrîse leerte ihn nichtsahnend. Binnen kurzem begann der Bendsch seine Wirkung auszuüben, so daß das Mädchen „in ihr Schlafgemach ging. Dorthin folgte er ihr nach einer Weile, und er fand sie in all ihrer Schönheit daliegend. Alsbald verlor er jegliche Besinnung und Herrschaft über sich, so daß er sich über sie warf und ihr Gewalt antat..."

Das soll wahre Liebe sein? Allein die Frage stellen heißt sie beantworten. Denn Liebe und Zuneigung lassen sich nicht durch „Liebestränke" erzielen; hinter ihnen verbirgt sich die ruchlose Absicht, jemanden willenlos und sich dadurch gefügig zu machen. Zudem geschah es in früheren Zeiten allzuoft, daß die Opfer durch überstarke Dosen vergiftet und nicht selten sogar getötet wurden. Die alten Römer wußten ein Lied davon zu singen; sollen doch gerade bei ihnen besonders viele Personen beiderlei Geschlechts am Liebesbecher zugrunde gegangen sein: unter anderen der Feldherr und reiche Sklavenhalter Lucullus, der übrigens die Kirsche nach Europa gebracht hatte und durch sein Schlemmerleben noch heute berüchtigt wie berühmt ist; ein verschwenderisches Mahl nennt man nach ihm „lukullisch". Desgleichen soll der hervorragende Dichter und Philosoph Lukrez, der Verfasser des noch in unseren Tagen vielgelesenen großen Lehrgedichts „Über die Natur der Dinge", durch einen ihm von seinem eifersüchtigen Weibe Lucilia bereiteten Liebestrank den Verstand verloren und sich in Liebesraserei das Leben genommen haben.

Grund genug für die Alten, die sogenannten Liebestränke zu fürchten, und für die Gesetzgeber, das Verabfolgen solcher Mittel mit schweren Strafen zu belegen! So hatte Kaiser Justinian im sechsten Jahrhundert die Anwendung von Liebestränken den magischen Künsten gleich erachtet und sie, wie die Zauberei, nach der Lex Cornelia mit dem Tode durch Kreuzigung, Verbrennen oder Vorgeworfenwerden vor wilde Tiere geahndet. Ein Gesetz Kaiser Friedrichs des Zweiten sah im dreizehnten Jahrhundert sowohl für den Verkäufer als auch für den Käufer von „Liebesmitteln" mehrjährigen Kerker und für den Fall, daß das Opfer durch das Beibringen in Lebensgefahr geriet, die Hinrichtung vor.

Wie sehr der Glaube an die Wirkung von Liebestränken bis weit in die Neuzeit hinein die Gemüter, ob in bösartigem oder in gutem Sinne, beherrschte, läßt sich bereits aus der häufigen Gestaltung des Themas in der Kunst ersehen. Um 1480 zum Beispiel hat ein anonymer rheinischer Meister in einem Gemälde unter dem Titel „Liebeszauber", das heute noch im Leipziger Museum der Bildenden Künste zu bewundern ist, ein unbekleidetes zartes Fräulein in Erwartung ihres Geliebten dargestellt: Während er, ohne daß sie es wahrnimmt, bereits durch die Tür im Hintergrund ihres Kämmerchens eintritt, bereitet sie ihm ein „Mittelchen" — natürlich eines aus harmlosen Bestandteilen, da sie ihrem Angebeteten von Herzen zugetan ist.

Für derartige ausschließlich vom Liebesaberglauben ersonnene harmlose, wenn auch zumeist ekelerregende Gemische verwandten die Liebeheischenden etwa Katzen- oder Eselshirn, Menstrualblut, gepulverte Schamhaare, Verliebtenschweiß und ähnliche angeblich die Liebesglut des Ersehnten schürende Zutaten. Mit ihnen konnten Liebestolle gewiß niemanden umbringen, selbst wenn eine Eifersüchtige oder ein Hahnrei es gewünscht hätte — abgesehen davon, daß diese unästhetischen Substanzen von Natur aus keinerlei gefühlsmäßige Erregungen hervorzurufen vermochten.

Ganz anders dagegen die aus Pflanzen- oder Tiergiften gewonnenen Aphrodisiaka, welche gewerbsmäßige Giftmischerinnen für Hurenwirte, Mätressen, Wüstlinge, überhaupt für alle mit Liebeshändeln und -abenteuern sich befassenden dunklen Existenzen in Form von alkoholischen Auszügen oder von Pulvern gegen teure Bezahlung brauten.

Als eines der in dieser Hinsicht skrupellosesten Weibsbilder wurde im Jahre 1680 die französische Hebamme Catherine

Voisin entlarvt und vor Gericht gestellt. Neben ihrem eigentlichen Beruf hatte sie sich in ihrem komfortabel eingerichteten Hause im Pariser Faubourg Saint Germain als Wahrsagerin, Kartenlegerin und Fruchtabtreiberin betätigt — sie gestand unter der Folter, zweitausendfünfhundert ungeborene und neugeborene Kinder vernichtet und beseitigt zu haben — und hatte überdies einen schwunghaften Handel mit Gifttränken zu Mordzwecken und mit Liebespulvern betrieben. Ihre Kundschaft rekrutierte sich vornehmlich aus der Hofgesellschaft Ludwigs des Vierzehnten; zu ihren treuesten Kundinnen zählte die Geliebte des „Sonnenkönigs", wie Ludwig sich in seiner Eitelkeit vom Volke nennen ließ: die Marquise de Montespan, die von ihr ungezählte Liebespülverchen erstand, um sie jahrelang dem moralisch verkommenen Monarchen in die Speisen und den Wein zu tun. Für einen einzigen Gifttrank hatte die Voisin laut eigener Aussage bei der Vernehmung bis zu fünfzigtausend Francs erhalten.

Auf die Frage des Untersuchungsrichters, welche Stoffe ihr denn zur Bereitung von „Liebestränken" gedient hätten, sagte die Voisin aus, daß sie außer Bilsenkraut auch Stechapfel und Spanische Fliegen verwandt habe. Die Voisin arbeitete mit einem weitverzweigten Netz von Helfershelfern, die durch geschicktes Beobachten und Ausfragen der Auftraggeber erkundeten, ob mit dem Gebrauch eines „Liebestrankes" womöglich eine Mordabsicht verknüpft war. Bejahendenfalls hatte die Voisin die Giftmenge erhöht, öfter aber auch Bleiazetat oder, was noch schlimmer war, Arsenik hinzugefügt. Da die Polizei bei der Durchsuchung ihres Hauses ein Notizbuch sicherstellen konnte, in dem die Voisin alle Namen der mit ihr verbrecherisch verbundenen Klienten sowie die von diesen in Anspruch genommene „Hilfeleistung" vermerkt hatte, gelang es der Polizei gleichzeitig, alle ihre Kunden, die sich des Giftmordes schuldig gemacht hatten, festzunehmen und vor Gericht zu bringen. Sie wurden allesamt öffentlich hingerichtet; die Voisin starb auf dem Scheiterhaufen als „reuige Sünderin", wie der zeitgenössische Gerichtsschriftsteller Pitaval überliefert.

Doch was nützte dies! Der Tod der Voisin hatte dem schändlichen Gewerbe keinen Abbruch getan; nicht nur in Frankreich, auch in anderen Teilen Europas und der Welt, nicht zuletzt in Deutschland, wurden weiterhin „Liebestränke" gebraut, gehandelt, verabreicht, so daß noch Ende des achtzehnten Jahrhunderts das Preußische Landrecht harte Strafen von vier- bis fünfzehnjähriger Festungs- oder Zuchthaushaft androhte, je nachdem ob durch einen Trank Tod, unheilbarer Wahnsinn oder eine andere mehr oder minder schwere Krankheit bewirkt worden war.

Denn die insgesamt unter der Bezeichnung „Tropeïne" zusammengefaßten Nachtschattengifte des fast überall in den gemäßigten und warmen Zonen der Erde auf Schutthaufen, Friedhöfen, Äckern und an Wegen gedeihenden Stechapfels vermögen — neben teilweise erotisch gefärbten Vorstellungen — Erbrechen, Durchfall, heftige Schmerzen, Durst, Schluckstörungen, Atemnot bis tödliche Atemlähmung zu verursachen.

Um die Wirkung der Stechapfelsamen, die ihrem Aussehen nach bisweilen mit Schwarzkümmel verwechselt werden, aber nicht verwechselt zu werden brauchten, da sie, im Gegensatz zum Kümmel, beim Zerreiben einen widerlichen Geruch von sich geben, an seinem eigenen Leibe zu erproben, hatte ein Arzt um die Mitte des vorigen Jahrhunderts ein halbes Quentchen, zu einem Brei zerquetscht, in einem Glas Bier einen Tag lang ziehen lassen und die sodann durchgeseihte Flüssigkeit auf nüchternen Magen getrunken. Es schüttelte ihn vor dem ekelhaften, bitteren Geschmack. Bald verspürte er Trockenheit im Munde, der Schlund zog sich immer mehr zusammen, so daß er kaum mehr schlucken konnte, seine Sinne benebelten sich, ihn schwindelte, seine Glieder begannen zu frösteln und zu zittern, und schließlich verfiel er in einen langdauernden traumähnlichen Zustand.

Eine etwa sechzigjährige Frau hingegen, die sich einmal wegen Seitenstechen auf Anraten guter Freunde einen Eßlöffel voll Stechapfelsamen mit Bier und Brot zu einer Suppe gekocht und diese zu Mittag gegessen hatte, starb in der darauffolgenden Nacht nach ähnlichen, nur weit ernsteren Beschwerden, als der Arzt sie bei seinem kühnen Selbstversuch erfahren hatte. —

Der bereits an anderer Stelle zitierte bekannte Medizinhistoriker Doktor Venzmer weiß in einem seiner Bücher folgenden Vorfall aus der Zeit der französischen Kolonialherrschaft in Algerien zu berichten: Eine Truppe von Fremdenlegionären hatte während einer ihrer unzähligen kriegerischen Expeditionen in dem Lande gegen Abend an einem Bach ihr Lager aufgeschlagen. Bevor man sich zur Ruhe legte, kochte man aus mitgeführten Konserven ein Mahl. Einige Soldaten kamen auf die Idee, von den scharenweise am Bachufer durch das Gras hüpfenden wohlgenährten Fröschen einige Dutzend zu fangen und die „appetitlichen Schenkel am Lagerfeuer schön knusperig zu braten ... Gesagt, getan! Die Vorspeise mundete vortrefflich; aber es dauerte nicht lange, so wurde denen, die von den Froschschenkeln gegessen hatten, recht unbehaglich zumute. Sie spürten ein immer heftiger werdendes Brennen im Schlund und im Magen; Erbrechen, blutige Darmentleerungen, Schmerzen in der Nierengegend und Blutharnen folgten..."

Da ausnahmslos nur diejenigen Soldaten Beschwerden bekamen, die von den Froschschenkeln genossen hatten, suchte der herbeigerufene Feldarzt die Wurzel des Übels mit Recht bei den Fröschen. Er untersuchte die fortgeworfenen Froschleiber — und fand in ihnen noch unverdaute Reste von „Pflasterkäfern" oder „Spanischen Fliegen" vor.

Diese hauptsächlich auf Eschen und Syringen lebenden und von ihren Blättern sich nährenden, metallisch glänzenden, ein bis anderthalb Zentimeter großen Insekten enthalten das hochwirksame, bereits in einer Dreißig-Milligramm-Dosis tödliche Gift „Kantharidin". Wegen ihrer außerordentlichen Gefährlichkeit wird diese Substanz, nachdem sie jahrhundertelang innerlich als harntreibendes und fruchtabtreibendes Mittel benutzt worden war, heute nur noch äußerlich in Form von blasenziehenden Salben und Pflastern angewandt. Und selbst diese Anwendung, wenn sie nicht gewissenhaft nach ärztlicher Verordnung erfolgt, ist noch gefährlich genug, da lebensbedrohliche Mengen auch durch die Haut in den Organismus gelangen können. Da das Gift erst nach einiger Zeit im Körper zu wirken beginnt, bedienten sich namentlich in der Renaissancezeit Mörder gern dieses Stoffes, die sich dadurch nach vollbrachter Tat bequem aus dem Staube machen konnten.

Auf dem Umstand, daß innerlich eingenommenes „Kantharidin" eine Entzündung der Nieren und ableitenden Harnwege und mithin reflektorisch eine Blutüberfüllung der Geschlechtsorgane mit einer gewissen sexuellen Erregung hervorruft, beruhte der Gebrauch der Spanischen Fliegen zu Liebestränken. Die Tiere waren ja leicht zu beschaffen, wenn sie massenhaft

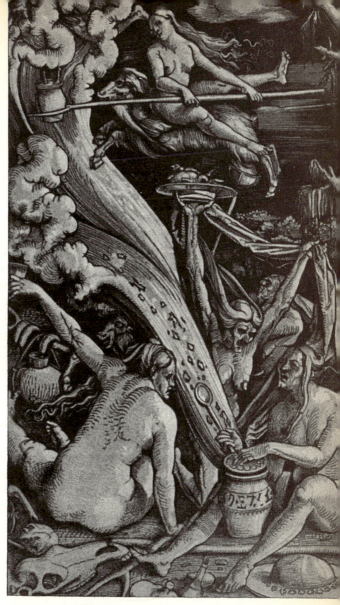

38 Vorbereitung zum Hexensabbat

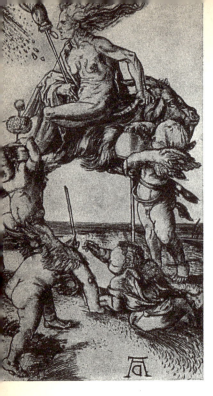

39 Hexenritt zum Blocksberg

40 Bilsenkraut, enthält die Alkaloide Hyoszyamin und Scopolamin

41 Tollkirsche, enthält die Alkaloide Atropin und Hyoszyamin

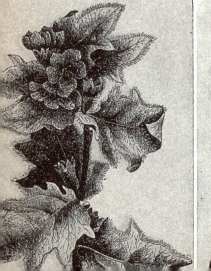
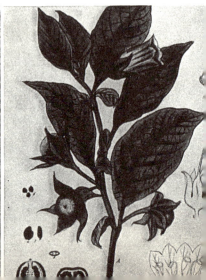

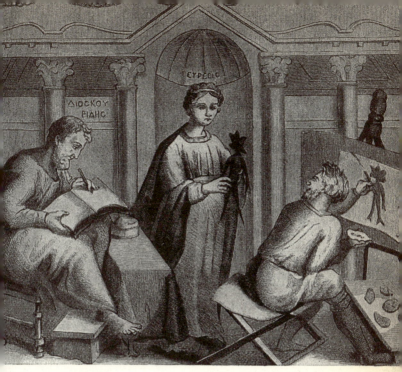

42 Der altgriechische Arzt Dioskurides läßt die Alraunwurzel zeichnen

43 Papst Innozenz VIII.
erließ am 5. Dezember 1484
seine berüchtigte Hexenbulle

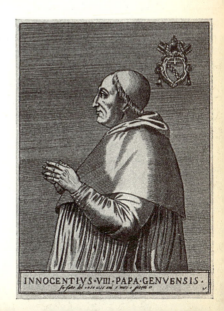

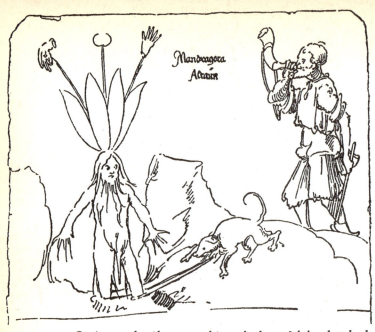

44 *Gewinnung der Alraunwurzel im sechzehnten Jahrhundert durch Ausreißenlassen von einem Hunde; darunter die Alraune Kaiser Rudolfs des Zweiten*

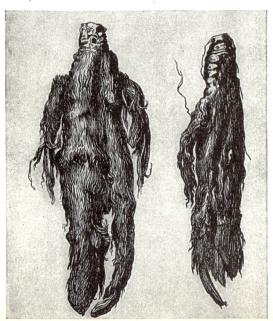

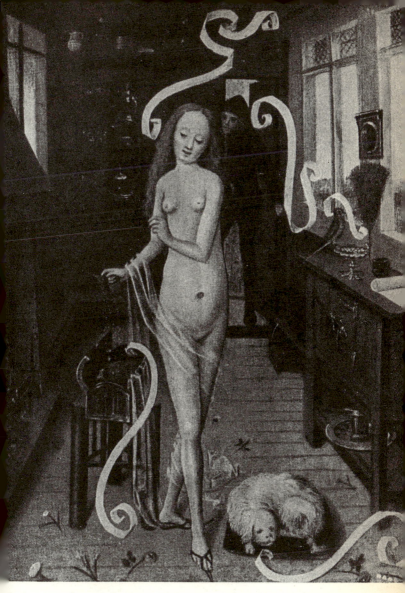
45 Liebeszauber im 15. Jahrhundert. Das Mädchen bereitet in Erwartung ihres Liebsten ein lüstern machendes Mittelchen

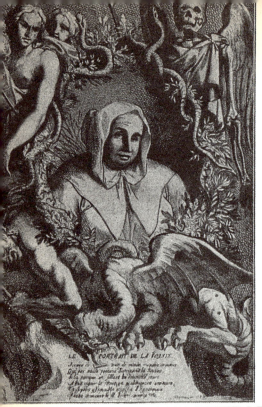

46 Giftmischerin
Cathérine Monvoisin

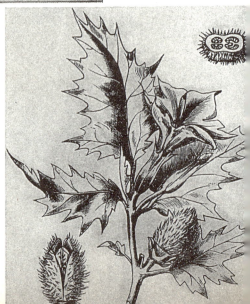

47 Stechapfel, enthält die
Alkaloide Hyoszyamin,
Atropin und Scopolamin

48 Kanthariden und Gryllotalpa

49 Zeitgenössische Karikatur auf Ludwig XIV. von Frankreich, den „Sonnenkönig"

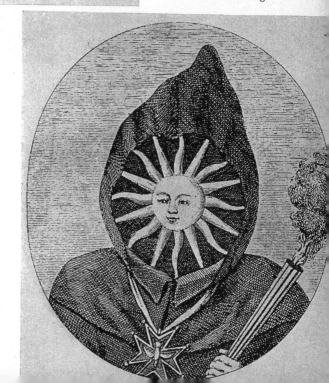

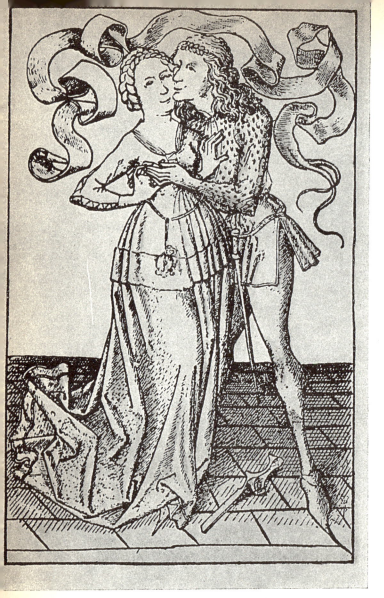

50 Liebespaar aus dem fünfzehnten Jahrhundert

einen Baum befielen. Die Liebestollen brauchten sich nur in der Morgenfrühe dorthin zu begeben, auf dem Erdboden große Tücher auszubreiten und die noch schläfrigen, nachtklammen Insekten von den Zweigen zu schütteln. Man tötete sie, ließ sie trocknen und verrieb sie dann zu Pulver.
Dieses grünschimmernde Pulver mischte man dem Liebsten — oder dem aus „Liebe" zu Beseitigenden! — unter die Speisen. Die Mädchen des Frankenlandes machten sich gar nicht einmal solche Mühe; sie bissen, wie der Leipziger Arzt und Anthropologe Hermann Heinrich Ploß in seinem 1885 erschienenen zweibändigen Hauptwerk „Das Weib in der Natur- und Völkerkunde" mitteilt, den Tieren einfach den Kopf ab und kochten ihre Leiber in Kaffee, den sie ihren Verehrern kredenzten. In Dreckapotheken und im Schwarzhandel konnte man in der „galanten Zeit" Spanische Fliegen als „Kanthariden-Tinktur" oder als Tabletten unter vielversprechenden Bezeichnungen wie „Pastilles galantes", „Love powder" oder „Diavolini di Napoli" erwerben. Keine Chronik der Liebe nennt Zahlen, wie viele Männer und Frauen in Liebestränken und Liebespulvern zugrunde gegangen sind. Nur einige Namen berühmter, fremder oder eigener Geilheit zum Opfer gefallener Persönlichkeiten sind überliefert: beispielsweise des neapolitanischen und kaiserlichen Feldherrn Prosper Colonna, des bedeutendsten Lyrikers der neulateinischen Humanistendichtung im sechzehnten Jahrhundert, Petrus Lotichius, genannt Secundus, oder Ismail Paschas, eines Enkels Mehemed Alis, Vizekönigs von Ägypten.
Letzterer hatte laut Bericht des 1910 verstorbenen italienischen Physiologen Mantegazza „auf vieles Bitten ein Aphrodisiakum, nämlich ein Gläschen voll Alkermes mit zwei oder drei Tropfen Kantharidentinktur, erhalten. Er war damit sehr zu-

frieden gewesen, ging dann selbst in die Apotheke, nahm mehrere Gramm jener Tinktur und starb unter den furchtbarsten Krämpfen". Hundert weitere Fälle von Kantharidenvergiftung könnte er aufzählen, schreibt Mantegazza, die alle unter entsetzlichen inneren Entzündungen mit Versagen der Harnproduktion und darauffolgendem Tod endeten.

Der in früheren Jahrhunderten weitverbreitete und von dunklen Existenzen durch schwungvollen Aphrodisiakenhandel ins Krankhafte gesteigerte Liebesdrang konnte natürlich von den Medizinern nicht unbeachtet bleiben. Diese betrachteten die übertriebene Liebesleidenschaft als eine Art Wahnsinn und versuchten, ihr schon im Altertum mit allerlei triebhemmenden Mitteln, sogenannten „Antaphrodisiaka", beizukommen. Sehr interessante Einzelheiten darüber teilte unlängst der Leipziger Medizinhistoriker Professor Doktor Wilhelm Katner auf einem internationalen pharmaziegeschichtlichen Kongreß mit. Danach hatten die griechischen Ärzte ihren an übermäßiger Sinnlichkeit leidenden Patienten eine Abkochung von Mönchspfeffer, das sind die Früchte des Keuschbaumes oder Keuschlammstrauches, zu trinken gegeben. Die römischen Ärzte verordneten ihren Erotomanen gern einen Absud der Weißen Seerose, der sie nach den Worten des Schriftstellers Plinius „eine alle verliebten Träume verscheuchende und den Liebesgott Amor auf vierzig Tage einschläfernde Wirkung" zuschrieben. Desgleichen nahmen die ägyptischen Einsiedler von Zeit zu Zeit Auszüge der Weißen Seerose zu sich, um die Qual der Ehelosigkeit leichter überwinden zu können, indessen die Mönche des Mittelalters auf den beruhigenden Einfluß des Kampfergeruches schworen, weshalb sie ständig mit Kampferblättern gefüllte Beutelchen bei sich trugen. Viel scheint dies zwar nicht genützt zu haben, wie wir aus zahllosen die Sittenverderbnis der vorreformatorischen Mönche und Nonnen anprangernden Karikaturen und Flugblättern entnehmen müssen.

Nicht weniger zweifelhaft wird allerdings auch der Erfolg des Mönchspfeffers und der Weißen Seerose als Anti-Liebesmittel gewesen sein; jedenfalls haben die Chemiker und Pharmakologen in diesen Pflanzen noch keine wirklich sexuell beschwichtigende Substanz ausfindig machen können. Wenn heute ein Arzt ausnahmsweise noch Kampfer zu diesem Zwecke verordnet, so im Wechsel mit „Lupulin" und „Natriumbromid"; zwei Substanzen, die, wie Tierversuche ergeben haben, tatsächlich ein wenig die Triebhaftigkeit lindern. Ein mir befreundeter Apotheker, der die Pharmakologie als Hobby betreibt, erklärte mir das „Lupulin" als ein aus Hopfenblüten und -fruchtständen gewonnenes braungelbes, würzig riechendes, durch zwei Bittersäuren, „Humulon" und „Lupulon", beruhigend wirkendes Mehl. Er selbst bezweifelt mit vielen Berufskollegen und Ärzten seine Wirkkraft sogar in großen Dosen beim Menschen, wohingegen er sie dem „Natriumbromid" unbedingt zugesteht.

„Sämtliche Bromide beruhigen und dämpfen gewisse Funktionen des Zentralnervensystems", betont er. „Bereits nach Aufnahme von zwei bis drei Gramm verspürt der Mensch deutlich eine geringere Empfindlichkeit äußeren, auch geschlechtlichen Reizen gegenüber."

Ganz entschieden spricht er sich freilich gegen eine unkontrollierte Selbstverordnung von Bromiden aus, da sich der Laie nach längerem eigenmächtigem Gebrauch eine Bromvergiftung zuziehen kann, die mit allmählichem Nachlassen des Konzentrationsvermögens, der Merkfähigkeit und mit Sprach- sowie Schlafstörungen beginnt und letztlich zu Verwirrtheits-

zuständen, entzündlichen Hautveränderungen und zum Verfall der Körperkräfte führt. „Derartige chronische Bromvergiftungen sind gar nicht so selten, wie man annehmen möchte", sagt er. „Allein in den Vereinigten Staaten von Amerika, wo die Menschen auf ihrer Jagd nach Reichtum und Lebensgenuß besonders häufig nach besänftigenden Bromiden greifen, kommen nach Angaben der pharmazeutisch-chemischen Sektion der Amerikanischen Medizinischen Gesellschaft fünf Prozent aller Einweisungen in psychiatrische Kliniken auf das Konto mißbräuchlicher Bromanwendung."
Man könnte geneigt sein, das ganze Kapitel der Aphrodisiaka und Antaphrodisiaka als nicht mehr zeitgemäß und daher unwichtig abzutun — doch nicht nur in der Antike und im Mittelalter hatten sich, um noch einmal Professor Katner zu zitieren, „die Ärzte tüchtig mit Triebabweichungen abgeplagt, sondern auch die moderne Medizin ist in vielen Fällen daran interessiert, die Libido, die sexuelle Begierde, den Geschlechtstrieb, eines Patienten zeitweilig zu dämpfen oder gar völlig aufzuheben, oder aber auch anzuregen." Da die medikamentösen, größtenteils giftigen und daher recht gefährlichen Mittel ihren guten Zweck meistens verfehlten, hatte sich die medizinische Forschung um echte Helfer in sexueller Not bemüht und sie in den menschlichen Geschlechtshormonen entdeckt.
Wie oft klagen Eheleute dem Arzt, daß sie kein Kind bekämen, weil einer der Partner an Gefühlskälte oder Zeugungsstörungen litte! Schuld daran ist manchmal eine nicht normale Keimdrüsenfunktion. Durch wohlüberlegte Hormonzufuhr vermag der Arzt häufig das Übel zu beseitigen. Wie oft geschieht es aber auch, daß eine Überproduktion an Keimdrüsenhormonen das sexuelle Verlangen eines Menschen krankhaft steigert oder derartige Kranke sogar bis zu krimi-

nellen Handlungen treibt! Wie oft gefährden rücksichtslose Geschlechtskranke die Gesundheit ihrer Partner! In solchen Fällen wirkt die sogenannte „hormonale Kastration" Wunder, die sich von der operativen Kastration dadurch unterscheidet, daß sie den Patienten keinen bleibenden Schaden zufügt.
Unser Weg führt uns ins Institut für experimentelle Endokrinologie der Berliner Charité, wo uns Facharzt Doktor Hans Grychtolik zu einem Gespräch über die hormonale Kastration erwartet. Doktor Grychtolik, ein noch junger Arzt und Forscher, ein moderner Typ, sehr zuvorkommend und hilfsbereit, legt uns eine eindrucksvolle Schemazeichnung vor, die uns seine Ausführungen über das komplizierte hormonale Geschehen im menschlichen Körper veranschaulichen soll. Und zwar unterliegt, wie er sagt, die Steuerung der Hormondrüsen den Gesetzen der Kybernetik, das heißt, sie beruht auf einem Selbstregulationsmechanismus. Mit anderen Worten: Der vom Zwischenhirn unter anderm mit der Bildung von keimdrüsenanregenden Hormonen beauftragte Vorderlappen der Hirnanhangdrüse (Hypophysenvorderlappen) sendet diese zu den männlichen und weiblichen Keimdrüsen, den Hoden und den Eierstöcken, die daraufhin ihrerseits Geschlechtsdrüsenhormone produzieren, damit der Mensch seine Fortpflanzungsaufgabe erfüllen kann. Andererseits üben die Keimdrüsen im Sinne des kybernetischen Rückkopplungsprinzips einen hemmenden Einfluß auf die übergeordnete Funktion des Hypophysenvorderlappens aus, damit dieser nicht zu viel keimdrüsenförderndes Material erzeugt, das dann die Keimdrüsen zu einer Übererzeugung von Geschlechtshormonen veranlassen würde.
„Nun ist zu bedenken, daß es weder den hundertprozentigen Mann noch die hundertprozentige Frau gibt", fährt Doktor

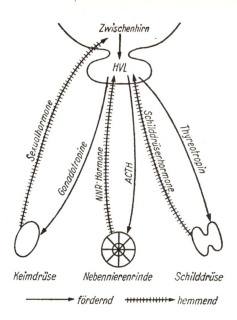

Schemadarstellung zur „hormonalen Kastration" nach Professor Dörner vom Endokrinologischen Institut der Berliner Charité

Grychtolik fort, „denn jeder Mann trägt auch eine Spur weiblichen und umgekehrt jede Frau eine Spur männlichen Geschlechtshormons in sich. Das bedeutet, daß beim Manne wie auch bei der Frau eine Zufuhr geschlechtseigener Hormone den Sexualtrieb anreizt, während eine Zufuhr andersgeschlechtlicher Hormone, beim Manne wenigstens, ihn mildert. Darin liegt das ganze Geheimnis der hormonalen Kastration!"
Mit deren Hilfe kann der Arzt aber nicht nur triebfördernd oder triebmindernd auf sexuell Bedrängte einwirken, sondern kann überdies gewisse mit den Geschlechtsdrüsen in Bezie-

hung stehende Krankheiten angehen. Zum Beispiel beim Manne den Krebs der Vorsteherdrüse, bei der Frau den Brustkrebs. Beide Geschwulstarten werden in ihrem Wachstum durch die eigengeschlechtlichen Hormone gefördert. Der Arzt muß ihren Einfluß also weitestgehend ausschalten. Daher injiziert er dem an Krebs der Vorsteherdrüse (Prostatakarzinom) leidenden Manne große Mengen weiblicher, der vom Brustkrebs befallenen Frau große Mengen männlicher Hormone. Diese hemmen, wie die noch vor uns auf dem Tische liegende Schemazeichnung über die Wechselwirkung bei endokrinen Regulationen veranschaulicht, die Produktion keimdrüsenanregender Hormone durch den Hypophysenvorderlappen, so daß wiederum die Geschlechtsdrüsen ihre Hormonproduktion fast vollständig einstellen, woraufhin schließlich auch der wachstumsfördernde Einfluß auf die beiderlei Krebsgeschwülste erlischt.

Wenn auch der Arzt, wie Doktor Grychtolik einschränkend bemerkt, mit dieser gegengeschlechtlichen Behandlung keine dauernde Heilung vom Prostata- oder vom Brustkrebs zu erzielen vermag, so doch immerhin jahrelange Beschwerdefreiheit.

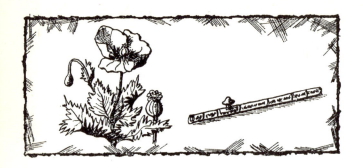

FLUCHT IN DIE VISION

Wer kennt sie nicht wenigstens vom Hörensagen oder von Bildern: die jämmerlichen, auf Kissen oder Pritschen liegenden Gestalten beiderlei Geschlechts mit der langstieligen Opiumpfeife in der Hand, seligen Träumen nachhängend! Es sind Bedauernswerte, die sich mit Leib und Seele dem Genuß des eingetrockneten Milchsaftes unreifer Schlafmohnkapseln verschrieben haben und, einmal süchtig geworden, aus eigener Kraft nicht mehr davon loskommen. Sie geben Vermögen und, sofern sie dies nicht besitzen, ihre letzte Habe hin, um auf Schleichwegen jenes verhängnisvolle Pflanzengift zu erhaschen, das sie der Welt und dem Leben entrückt, in dem sie keinen Sinn mehr erblicken.

Das Laster, das schließlich zum körperlichen Ruin führt, ist erst wenige Jahrhunderte alt, wenngleich die betäubende Kraft des Mohns den Menschen schon vor Jahrtausenden bekannt war. Bereits in der Steinzeit bedienten sich, wie aus archäologischen Funden zu schließen, die schweizerischen Pfahlbautenbewohner des Mohnsamens und der -kapseln, um sich bei Schmerzen einzuschläfern. Ähnlich verabfolgten unsere Vorfahren noch ausgangs des neunzehnten Jahrhunderts ihren Kindern, wenn diese abends nicht müde werden wollten, gemahlenen Mohn zum Schlafen. Die alten Griechen, aus Dankbarkeit für das wunderbare Naturgeschenk, weihten die Mohnpflanze ihrem Gott des Schlafes, den sie als einen an der Stirn geflügelten zarten Jüngling mit einem Mohnstengel abbildeten und einem Horn, aus dem er Schlaf auf Ruhende niederträufeln läßt. — Auch stammt die Bezeichnung OPIUM — ganz einfach „Saft" — für das wirksame Prinzip des Mohns von den Griechen; er scheint aus Ägypten zu ihnen gelangt zu sein, wenn wir dem sagenhaften Dichter Homer Glauben schenken dürfen.

Denn in seiner „Odyssee" lesen wir an jener Stelle, da Telemach, der hoffnungsvolle Sohn des listenreichen Odysseus, gelegentlich seines Besuches beim spartanischen Königspaar Menelaos und Helena durch traurige Berichte über seinen Vater und andere trojanische Kriegshelden unter der Tischgesellschaft eine weinerliche Stimmung erzeugt hatte, daß da die liebliche Helena, um Frohsinn wiederherzustellen,

> „In den Wein, von dem die Schmausenden tranken, ein Mittel
> Warf gegen Kummer und Groll und aller Leiden Gedächtnis...",

so daß jedem, der davon genoß,

> „An dem ganzen Tag keine Träne das Antlitz benetzte,
> Wär' ihm auch sein Vater und seine Mutter gestorben ..."

Dieses Vergessenheitsmittel, so lesen wir weiter, habe Helena, die Tochter des Zeus und der Leda, von einer gewissen Polydama erhalten, der Gemahlin des Thon, und zwar:

„In Ägypten, allwo der fruchtbaren Erde soviele Kräuter entsprießen zu guter und schädlicher Mischung..."

Aber weder in griechischen, noch ägyptischen, noch anderen antiken Quellen lesen wir etwas vom Opiumrausch. Die Alten betrachteten noch den Mohnsaft ausschließlich als eine Arznei zum Einschläfern und Schmerzbetäuben. Zu einem Rauschgift wurde Opium erst durch die Methode des Rauchens, die vermutlich die Chinesen erfanden. Man geht wohl nicht fehl in der Annahme, daß arabische Kaufleute die Droge in Asien, vornehmlich Indien und China, eingeführt hatten.

Die erste Kunde vom — zunächst allerdings auch nur medizinischen — Gebrauch des Opiums im „Lande der Mitte" findet sich in einem 973 u. Z. erschienenen chinesischen Rezeptbuch. Bereits im darauffolgenden Jahrhundert sollen die Chinesen selbst Mohn angebaut haben; damit konnte dann das Schicksal seinen Lauf nehmen. Die Tragödie begann im siebzehnten Jahrhundert, nachdem der letzte Ming-Kaiser seinen Untertanen das Tabakrauchen verboten hatte.

Schon seit geraumer Zeit verstanden es die Chinesen, aus dem eingedickten Milchsaft des Mohns Opium„kuchen" oder -„brote" herzustellen, die sie wahrscheinlich, wie es auch die Türken taten, verzehrten. (Die Türken übrigens aßen Opium, einem Bericht des französischen Naturforschers Belon zufolge, der um 1546 Kleinasien durchwanderte, „in der Überzeugung, daß sie dadurch kühner würden, einen beherzten Mut bekämen und die Gefahren des Krieges weniger fürchteten".)

Jene braune Masse, die bitter und scharf schmeckt und außerdem sehr eigentümlich riecht, eignete sich mangels Aromas und Knetbarkeit aber noch nicht zum Rauchen; der Opiumkuchen mußte erst in langwierigem Verfahren zum „Tschandu", wie die Chinesen das Rauchopium nannten, umgewandelt werden. Dies geschah dadurch, daß man ihn erhitzte, knetete, röstete, mit Wasser auszog, sodann den Rückstand in Tongefäße füllte und ihn mehrere Monate fermentieren ließ. Zu Kügelchen geformt, wird das endlich gewonnene Tschandu in der typischen Opiumpfeife entzündet und der Rauch in tiefen Lungenzügen eingesogen.

Auf diese Weise gelangen natürlich größere Giftmengen in den Organismus, als dies bei gewöhnlicher medizinischer Anwendung der Fall ist. Und ähnlich wie einst, um das Jahr 50 u. Z., der römische Schriftsteller Plinius beobachtete, daß „Opium nicht nur den Schlaf erregt, sondern in größeren Mengen sogar den Tod nach sich ziehen kann", so erfuhren die chinesischen Opiumraucher schon bei der ersten Pfeife eine seltsame, bisher ungekannte Wirkung: Sie verfielen nach Inhalation eines bestimmten Quantums in einen süßen Schlummer, wobei ihnen die Phantasie herrliche, häufig erotisch gefärbte Visionen hervorzauberte.

Was Wunder, daß die Raucher nach Rückkehr in ihr tristes Dasein, zumal damit noch eine Art Katergefühl verbunden ist, ein zweites und drittes Mal nach der „himmlischen Weltentrücktheit" strebten und allmählich süchtig wurden! Zur Sucht gehört nach der Begriffsbestimmung der Weltgesundheitsorganisation neben seelischer und körperlicher Abhängigkeit von einem Rauschmittel sowie dem Verlangen, es sich unter allen Umständen zu beschaffen, der Drang nach ständiger Steigerung der Dosis.

Vermag die Sucht schon beim einzelnen schwerste, bis zu seiner Vernichtung führende Gesundheitsschäden anzurichten, um wieviel mehr bildet sie eine Gefahr für den Bestand der

Gesellschaft, wenn sie sich seuchenhaft ausbreitet! Allzubald mußten die chinesischen Machthaber erkennen, wie sehr der Opiumgenuß die Kräfte des Volkes und Staates untergrub. So erließ im Jahre 1729 der Kaiser Yung-cheng erstmalig ein Gesetz, das den Opiumhandel und das Opiumrauchen streng untersagte.

Freilich nützte das Verbot bei der Hartnäckigkeit und Verlockung des Lasters nicht viel. Es wurde Opium dann eben schwarzgehandelt und heimlich geraucht! Und wie! Nach Ermittlungen Professor Lewins, des ausgezeichneten Kenners der Rauschgifte und ihrer Geschichte, wurden aus Indien um 1700 jährlich über viertausend, 1830 schon sechzehntausend und 1839 bereits mehr als fünfundzwanzigtausend, nach anderen Angaben sogar mehr als vierzigtausend Kisten Opium im Werte von über fünfundzwanzig Millionen Jüän (Pfund) nach China geschmuggelt. Beschlagnahmte Kisten wurden von den chinesischen Kontrollbeamten verbrannt oder ins Meer versenkt; im Juni 1839 waren es zwanzigtausend Stück; und da die Hauptmasse der unerwünschten Ware von den Engländern, namentlich der „East India Company" stammte, die das Monopol des britischen Opiumhandels innehatte, sperrte die Mandschu-Regierung, in der Hoffnung, damit sämtliche Schleichwege verschließen zu können, jegliche Einfuhr englischer Handelsgüter nach China. Überdies setzte ein kaiserliches Edikt auf den Handel mit Opium die Todesstrafe.

„Der Verkauf von Opium an die Chinesen erbrachte den englischen Behörden in Indien ein Siebentel ihrer gesamten Einkünfte", schreibt Professor Fan Wön-lan, einer der hervorragenden Historiker der Volksrepublik China, „und die Engländer schreckten daher begreiflicherweise auch nicht vor der Anwendung bewaffneter Gewalt zurück, wenn es sich darum handelte, Maßnahmen unwirksam zu machen, die China vom Opium hätten befreien können..."

So blockierten im Juni 1840 sechzehn mit fünfhundertvierzig Kanonen bestückte britische Kriegsschiffe unter den Admiralen George Elliot und Gordon Bremer den Hafen von Guangdschou (Kanton). Einen Monat später besetzte eine britische Flottille von sechsundzwanzig Schiffen die Dschouschan-Inseln im Ostchinesischen Meer und dehnte die Angriffe auch auf das chinesische Festland aus, wobei das Expeditionskorps stellenweise auf heftigen Volkswiderstand stieß, der jedoch gebrochen wurde, da die Briten, wie Friedrich Engels sich ausdrückte, „den Opiumkrieg mit einer tierischen Grausamkeit führten, die im vollen Einklang mit der Schmugglergier stand, die ihn hervorrief".

Im Januar 1841 eroberten die Briten Hsianggang (Hongkong). Nach neuen Kämpfen um Kanton beschossen und besetzten sie am 28. August 1841 die Hafenstadt Hsiamën (Amoy) und im September Ningsien (Ningbo). Sodann erzwangen sie die Einfahrt in den Yangdsïdjiang (Jangtsekiang), die ihnen im Sommer 1842 die Erstürmung Schanghais und Dschëngdjiangs (Tschinkiangs) ermöglichte. Und am 9. August schließlich nahmen sie die Stadt Nandjing (Nanking) ein, wo sie drei Wochen danach die ohnehin unterwürfigen Mandschu-Politiker, die weder über einen einheitlichen Verteidigungsplan noch über eine einheitliche Truppenführung verfügten, zur Unterzeichnung eines Schandfriedens nötigten, der dem englischen Handel fünf chinesische Häfen öffnete, die Insel Hongkong (Hsianggang) in britischen Besitz überführte und China eine Zahlung von fünfzehn Millionen Pfund Sterling Kriegsschulden sowie sechs Millionen Pfund Schadenersatz für das vernichtete Opium aufbürdete.

Damit hatte das Gift gesiegt, dessen Einfuhr durch die Briten nunmehr stillschweigend hingenommen werden mußte, wenngleich sie damals noch nicht legalisiert wurde. Die Chinesen frönten weiter dem Laster, so daß sich das ganze Unglück nach wenigen Jahren wiederholte. Dem zweiten Opiumkrieg, der 1856 begann, nachdem chinesische Kontrollbeamte das unter englischer Flagge segelnde chinesische Schiff „Arrow" auf Opium durchsucht und dabei zwölf Matrosen verhaftet hatten, schlossen sich auch Frankreich und die USA an. Er endete 1860 mit der Zerstörung des märchenhaften kaiserlichen Sommerpalastes bei Peking und einem neuerlichen Gewaltfrieden, durch den China noch unselbständiger gegenüber ausländischem Einfluß wurde und sich überdies vertraglich zur Duldung unbeschränkter Opiumeinfuhr verpflichten mußte.

Erst im Jahre 1906, nachdem Millionen Chinesen vom Opium nicht mehr lassen konnten und die Zerrüttung des Volkes schlimmste Ausmaße angenommen hatte, ließ sich die britische Regierung zu Verhandlungen über eine schrittweise Einschränkung des Mohnanbaus in China wie auch der englischen Opiumeinfuhr aus Indien herbei. Allerdings vermochten die getroffenen Vereinbarungen den illegalen Mohnanbau und den Opiumschmuggel nicht auszumerzen. Selbst durch die zwanzig Jahre später auf Opiummißbrauch gesetzte Todesstrafe gelang dies nicht. Die Anziehungskraft des Rauschgifts auf die gierig nach dem Zustand der „Glückseligkeit" Lechzenden, in welchem nach einem Kenner der Materie, Hermann Römpp, „alle leiblichen und seelischen Schmerzen ausgelöscht sind", ja das Gefühl der Körperlichkeit „einer angenehmen, weltentrückten, stillen, in sich zurückgezogenen Träumerei" weicht, die den Chinesen, wie verschiedenen östlichen Völkern, auf Grund ihres buddhistischen Glaubens an das Nirwana, das erstrebenswerte völlige Vergehen am Ende der Wiedergeburten, „offenbar besonders zusagte", war mächtiger.

Vielleicht ist auch in der religiösen Andersgeartetheit eine Ursache dafür zu suchen, daß das Opiumrauchen bei den europäischen Völkern niemals populär wurde und man die zur Zeit der großen Entdeckungsreisen nach dem Abendland gelangte Droge fast ausschließlich für Arzneizwecke verwandte: als Beruhigungsmittel, zur Lösung von Darmkrämpfen, zur Schmerzlinderung, als Schlafmittel sowie in höheren Dosen zur Bewußtseinstrübung bei chirurgischen Eingriffen, solange die Narkose noch nicht erfunden war.

Lange wußte man nicht, worauf, medizinisch gesehen, die wohltuende Wirkung des Opiums beruhe. Dieses Problem drängte jedoch mit der Entwicklung der organischen Chemie nach einer Lösung. Sie schien besonders den Apothekern wichtig, da sehr häufig Ärzte Klage über die unterschiedliche Qualität des Alkaloidgemisches führten. Auch der Paderborner Hofapotheker Cramer hatte sich im Jahre 1805 wiederholt vom Stadtphysikus einen derartigen Vorwurf gefallen lassen müssen, was ihn außerordentlich betrübte, da gerade er peinlich auf Einkauf und Verarbeitung einwandfreier Drogen achtete. Aber was half das; er konnte ja nicht der Natur gebieten, Mohnkapseln mit stets gleicher Opiummenge und -beschaffenheit zu erzeugen! Daher geschah es eben, daß, wie der Amtsarzt ihm zu verstehen gab, das Opium bald überstark war, so daß es trotz vorsichtiger Dosierung einen Patienten fast umbrachte und ein andermal eine nur ganz geringe Wirkkraft besaß.

„Um eine gleichbleibende Wirkung zu erzielen, müßte man den Wirkstoff rein isolieren können", sagte Cramers Gehilfe und einstiger Lehrbub Friedrich Sertürner zum Chef, nachdem er die Beanstandung des Stadtphysikus mit angehört und dieser die Apotheke wieder verlassen hatte. Er begab sich sogleich mit Cramers freudigem Einverständnis ins Laboratorium, um einige Unzen Opium zu analysieren. Zehn, zwanzig, dreißig Auszüge stellte er aus dem geheimnisumwitterten Narkotikum her. Nach dem siebenundfünfzigsten Auszug endlich gelang es ihm erstmalig, aus dem Opium ein farbloses, kristallinisches Pulver zu gewinnen, das nach seiner Überzeugung das „betäubende Prinzip" darstellen mußte.
Woraus er das schließe, wollte der alte Cramer wissen. Sertürner, nicht verlegen, las einige herrenlose Hunde von der Straße auf und flößte ihnen im Beisein des Meisters den Stoff in etwas Alkohol gelöst und mit etwas Zuckersaft vermischt ein. Und siehe: die Tiere wurden nach einer halben Stunde müde, begannen zu wanken und fielen, je nach verabfolgter Menge, in einen Stunden bis Tage währenden totenähnlichen Schlaf, aus dem Sertürner sie auch nicht durch Zwicken oder andere für gewöhnlich schmerzende mechanische Reize zu wecken vermochte.
Bedauerlicherweise fand Sertürner im eigenen Lande keine Anerkennung für seine Opiumanalyse. Im Gegenteil, als er seine Entdeckung im Leipziger „Journal der Pharmacie für Ärzte, Apotheker und Chemisten" der Fachwelt bekanntgab, fühlte sich der Herausgeber der Zeitschrift, ein gewisser Professor Trommsdorf — damals eine namhafte Persönlichkeit, doch heute so gut wie vergessen — bemüßigt, seinem Forschungsbericht die herabwürdigende redaktionelle Bemerkung anzuhängen: „Die Versuche des Herrn Verfassers ent-

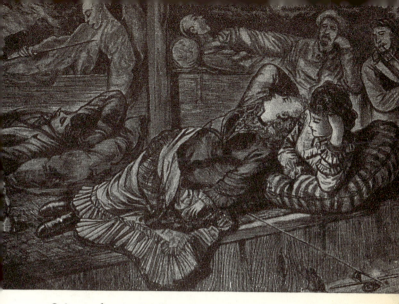

51 Opiumraucher in San Francisco in den siebziger Jahren des neunzehnten Jahrhunderts

52 Opiumraucher im alten China

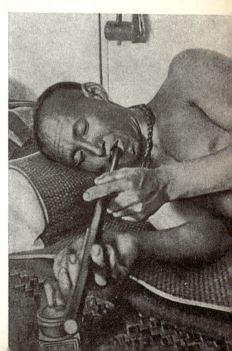

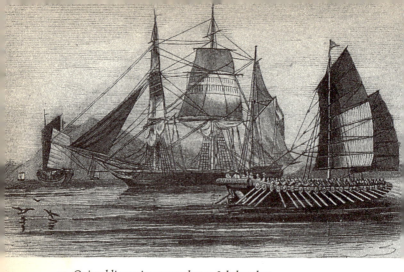

53 Opiumklipper im neunzehnten Jahrhundert

54 Versammlungssaal der Ostindischen Compagnie zu London um 1844

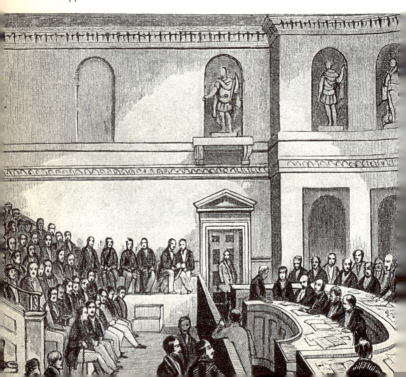

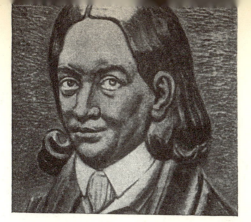

55 Friedlieb Ferdinand Runge stellte die pupillenerweiternde Wirkung des Atropins fest und isolierte das Koffein

56 Karikatur zum Opiumkrieg: „Ihr müßt dieses Gift kaufen", sagt der Engländer; „wir wollen, daß ihr euch vollkommen vergiftet, damit wir genug Tee bekommen, um unsere Beefsteaks besser verdauen zu können …"

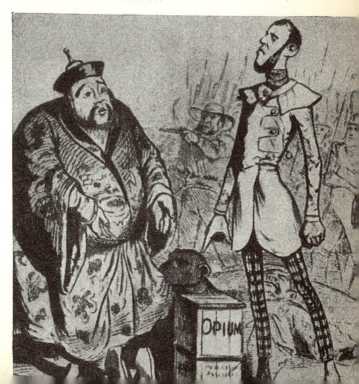

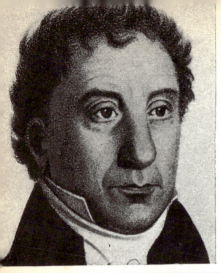

57 Morphiumentdecker Friedrich Wilhelm Sertürner

58 Die Apotheke in Paderborn, in der Friedrich Wilhelm Sertürner das Morphium entdeckte und erstmalig rein darstellte

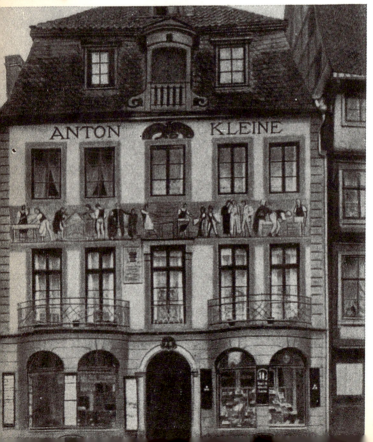

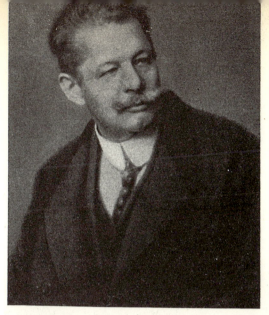

59 Carl Ludwig Schleich, der Schöpfer der Infiltrationsanästhesie

60 Professor August Bier bei seiner letzten Vorlesung. Er entwickelte die Lumbal- oder Rückenmarksbetäubung

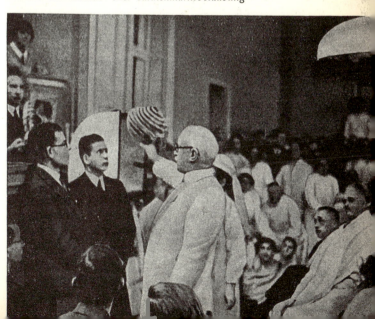

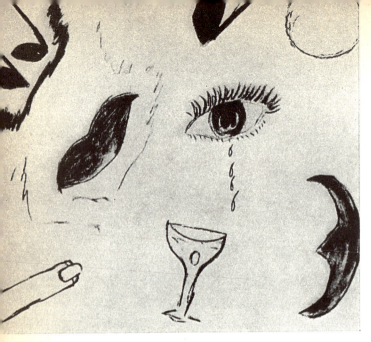

61 Zeichnung einer Schizophrenen, unzusammenhängende, halluzinierte Bruchstücke darstellend

62 Ölkreidezeichnung einer Versuchsperson im LSD-Rausch: halluzinierte Gestalten. Ähnlich erlebt sie auch der in einem Haschisch-Rausch Befindliche

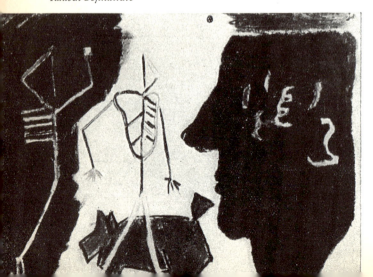

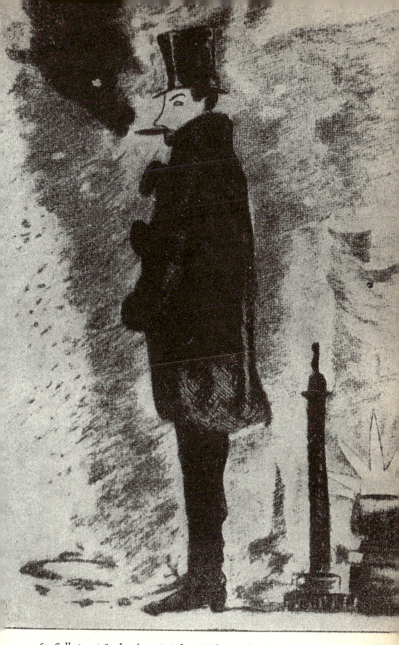

63 Selbstporträt des französischen Dichters Charles Baudelaire, gezeichnet im Haschisch-Rausch

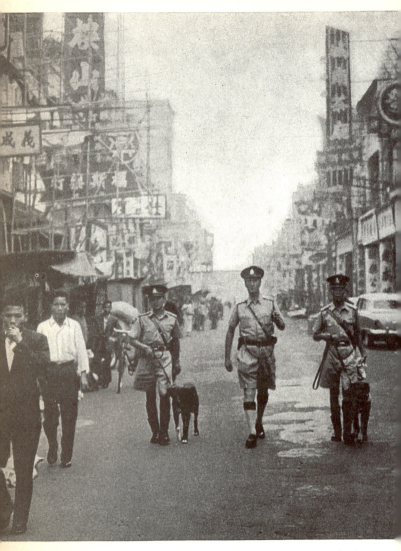

64 Polizeistreife mit Spürhunden in Hongkong gegen Rauschgifthändler

halten manche sehr interessante Ansichten ..., doch darf man die Akten noch keineswegs als geschlossen ansehen, und es ist sehr zu wünschen, daß dieser Gegenstand noch weiter untersucht werden möchte, um manche noch obwaltende Dunkelheiten in ein helleres Licht zu setzen ..."

Um jeden Zweifel seiner Widersacher auszuräumen, zu beweisen, daß die von ihm dargestellte Substanz, die er übrigens nach dem Ovidischen Traumgott Morpheus mit der Bezeichnung „Morphin" oder MORPHIUM belegt hatte, auch beim Menschen wirkt, und um genau zu ergründen, welche Dosis erforderlich ist, um die gewünschte Wirkung zu erzielen, engagierte sich Sertürner drei kräftige Medizinstudenten, die willens waren, gemeinsam mit ihm einen Selbstversuch zu unternehmen. Alle vier leerten sie zunächst ein Glas mit einer Halb-Gran-Morphiumlösung. Ganz allmählich nur wollte Sertürner das Quantum steigern, um die Wirkung jeder einzelnen Versuchsphase zuverlässig schriftlich festzuhalten, dann aber auch aus Vorsicht, da bei seinen Tierexperimenten manche Hunde krampfartige Bewegungen im Gesicht und in den Lenden gezeigt hatten und einer sogar im Koma verendet war, während andere gar keine Anzeichen von Beschwerden erkennen ließen.

Beobachtete Sertürner an sich und den jungen Männern nach dem ersten Trunk außer einer vornehmlich an den Wangen und in den Augen aufsteigenden Gesichtsröte noch ein Gefühl des Wohlbehagens, verbunden mit erhöhter Lebenstätigkeit, so machten sich nach Einnahme einer zweiten halben Gran-Dosis bereits einige Unpäßlichkeiten bemerkbar, wie dumpfer Kopfschmerz, Brechreiz, Bewußtseinstrübung, feuchte Kälte. Als er sodann den schon benommenen Studenten und auch sich selbst gar noch ein drittes halbes Gran Morphium zumutete und damit, ohne es zu ahnen, die Grenze für das Verabfolgen des Giftes überschritt, begannen die Burschen sich vor Schmerzen in der Magengegend zu krümmen, doch bald danach erschlafften sie und brachen bewußtlos zusammen.

„Auch ich hatte dasselbe Schicksal", schrieb Sertürner, seine schwindenden Kräfte zusammenreißend, auf seinen Notizblock. Zu Boden fallend, geriet er „in einen traumartigen Zustand" und verspürte in den Beinen und Armen „ein geringes Zucken, das gleichsam die Pulsschläge begleitete". Mit gelindem Schrecken erkannte er, daß die anderthalb Gran — das sind etwa ein Zehntelgramm — bereits eine akute Morphinvergiftung erzeugt hatten. Zum Glück wußte er als Apotheker einen Rat. „Halb bewußtlos", wie er notierte, trank er „über eine Viertelbouteille starken Essig" und brachte jedem der entrückten Jünglinge gewaltsam ungefähr die gleiche Menge bei, woraufhin ein allgemeines Erbrechen stattfand, bis sich bleierner Schlaf über die Experimentierenden legte.

Zwar dauerten nach dem Erwachen am anderen Morgen Übelkeit, Kopfweh und Benommenheit noch einige Zeit an; aber mit seinem Humanversuch hatte Sertürner unwiderleglich nachgewiesen, daß das Morphium tatsächlich die betäubende Substanz im Opium ist und daß überdies reines Morphium schon in sehr kleinen Gaben toxisch, in geeigneter Dosierung dagegen wunderbar schmerzbefreiend wirkt, wo alle anderen Mittel nicht mehr helfen.

Bereits zehn Milligramm stillen vernichtende Schmerzen, indem sie das Empfindungszentrum der Großhirnrinde dämpfen. Zwanzig bis dreißig Milligramm reichen aus, um einen Patienten einzuschläfern, wohingegen eine Zufuhr von fünfzig bis hundert Milligramm bei fast allen Menschen einen tiefen narkotischen Schlaf erzeugt. Und während darüber sich bewegende Dosen, wie Friedrich Sertürner durch seine heroischen Eigenversuche ergründete, für den Menschen als toxisch gelten müssen, beginnt die tödliche Menge, je nach Veranlagung und Körperbeschaffenheit des einzelnen, ab zweihundert Milligramm, wobei das Ende durch Atemlähmung oder allgemeines Kreislaufversagen eintritt.

Solange Morphium durch den Mund eingenommen werden mußte, blieb sein Gebrauch, da es stark bitter schmeckt und bei nicht wenigen Personen infolge von Erregung gewisser nervaler Reizempfänger zu heftigem Erbrechen führt, noch fast ausschließlich auf medizinische Anwendung beschränkt. Als jedoch im zweiten Viertel des neunzehnten Jahrhunderts der französische Chirurg Charles Gabriel Pravaz seine berühmte Spritze zur Injektion von Flüssigkeiten in den Körper erfand, um speziell Krampfadern zu veröden, wurde dieses Instrument bald auch zum Einspritzen von Morphiumlösung unter die Haut benutzt. Dadurch wirkte die Substanz bedeutend rascher als auf dem Verdauungswege. Andererseits vermeinten die Ärzte damals, Opiumsüchtige durch Injektionen reinen Morphins von ihrem „Opiumhunger" befreien zu können.

Aber das hieß an die Stelle eines Übels ein weit schlimmeres heraufbeschwören. Denn wer eine Morphiumeinspritzung erhielt, verspürte neben schnell einsetzender Schmerzbeseitigung ein noch stärkeres Glücksgefühl, eine Art innerer Unbeschwertheit, ein Sichwiegen in angenehmen Bildern und Gedanken. Der Empfangende möchte immer wieder in das Paradies der schönen Träume entschwinden, um die Qual der Krankheit zu vergessen, — und plötzlich hat ihn die Sucht gepackt, die ihn selbst dann nach dem Gifte greifen läßt, wenn ihn keine Schmerzen peinigen und er die Krankheit sogar überwunden hat.

Als sehr unterschiedlich erweist sich bei Süchtigen der Charakter ihres Euphorie- oder Rauschbedürfnisses: Depressive suchen durch Morphin ihre fortwährende Niedergedrücktheit zu überwinden und ihre Verzweiflung in mildem Lichte erglänzen zu lassen; Schwächlinge möchten stark erscheinen, durch das vom Gifte gewährte Wohlbehagen ihr mangelndes Selbstbewußtsein aufbessern; krankhaft Ehrgeizige wollen sich den ständigen Konflikten entziehen, die ihnen aus dem Mißverhältnis zwischen ihrem zügellosen Geltungsdrang und den ihnen gesetzten engen Grenzen erwachsen; oder Triebmenschen endlich trachten danach, dem Leben mittels des Morphiums mehr an Genüssen abzutrotzen, als es ihnen bietet.

Die Wirkung des Giftes beruht also auf Selbsttäuschung! Vermittelt freilich anfangs eine Morphindosis ein sechs- bis achtstündiges „Glücklichsein", so vermindert sich ihre Wirkdauer mit der Gewöhnung zusehends, so daß das Gift in immer kürzeren Zeitabständen und immer größeren Mengen eingespritzt werden muß, um den erstrebten „gehobenen Menschenzustand" zu gewährleisten. Morphinisten gewöhnen sich schnell an für normale Menschen tödliche Tagesdosen von einem Gramm und mehr. Sie können sich des Giftes nicht mehr enthalten; denn täten sie es, dann würden sie nicht nur die Misere ihres Lebens als unerträglich empfinden, sondern darüber hinaus schrecklich unter Abstinenzerscheinungen, wie Herzklopfen, Schwindel, Schweißausbrüchen, Müdigkeit, Magenbeschwerden, Erbrechen, Angst- und Erregungszuständen, leiden, die recht bedrohliche Formen annehmen können.

Kurz, das Leben wäre unter dieser Pein für sie eine Hölle. Die unbeschreibliche Angst davor ist es, die den Süchtigen immer wieder — zwanzig-, dreißig-, vierzig-, ja fünfzigmal am Tage — zur Spritze greifen läßt; und da das Morphium, sofern nicht vom Arzt verordnet — und kein verantwortungsbewußter Arzt würde einem Morphinisten das diabolische Mittel verschreiben! —, nur durch Hintertüren erworben werden kann und demgemäß sehr teuer ist, scheut der von ihm Besessene sich nicht, nachdem er sein Eigentum bereits dafür verschleudert hat, nun auch durch Betrügereien oder Diebstähle zu dem Gift zu gelangen. Wie einen heiligen Schatz bewahrt er in der Rocktasche das Fläschchen mit der Flüssigkeit und die Spritze, um sich jederzeit, allüberall, sogar in geselligem Kreise, sobald seine Gesichtszüge erschlaffen, er müde und fahl wird und sein ganzes Wesen verfällt, wieder aufmuntern zu können. Verfügt er noch über etwas Willenskraft, so wird er die Tischrunde stillschweigend verlassen und sich draußen, im Badezimmer oder sonstwo, die heißverlangte Dosis beibringen; doch man kann auch erleben, daß Morphinisten sich mitten in fröhlicher Gesellschaft durch den Anzug hindurch eine Injektion verabreichen. Je fortgeschrittener die Sucht, desto weniger achten sie auf Sauberkeit dabei, so daß sich am Arme zahlreiche kleine und größere Abszesse bilden.

Zuletzt gerät der Morphiumsüchtige in das Stadium völliger Verwahrlosung, in dem er, ein chronisch Vergifteter, wie Louis Lewin schreibt, „meistens nur noch Haut, Bein und bebender Nerv" ist. Sein körperlicher Ruin zeigt sich an klebrigen Nachtschweißen, langanhaltenden Fiebern mit Schüttelfrost und Kopfschmerzen, motorischer Unruhe, Hautjucken, Verstopfung, erschwertem Harnen und Impotenz, indessen sich der seelisch-geistige Verfall in Gedächtnisschwäche, Abstumpfung sowie in der Vernachlässigung der gesellschaftlichen und familiären Pflichten äußert.

Gegen chronische Morphinvergiftung gibt es keine Heilbehandlung außer einer Entziehungskur in einer geschlossenen Anstalt. Die Entwöhnung geschieht hier, um die quälenden Abstinenzerscheinungen möglichst herabzumildern, in den meisten Kliniken durch allmählichen Abbau der Morphiumgaben. Doch da es sich bei Rauschgiftsüchtigen, wie wir ersehen haben, überwiegend um charakterlich haltlose und seelisch abnorm veranlagte Personen handelt, jede Sucht also, um den Schriftstellerarzt Heinz Graupner zu zitieren, „die Folge einer falschen seelischen Haltung" ist, wird die Entziehungskur durch geeignete psychotherapeutische Maßnahmen, die dem Patienten zu einem natürlichen Selbstbewußtsein verhelfen sollen, und durch eine die Selbstsicherheit fördernde Arbeitstherapie unterstützt.

Verschwiegen darf freilich nicht werden, daß Rauschgiftpatienten vielfach wieder in ihr Laster zurückfallen; daher werden sie auch nach ihrer Entlassung aus der Klinik weiter körperlich, seelisch und sozial, unter anderm durch Überantwortung einer geregelten Arbeit, betreut. Durch unvermutete Urinproben von seiten bestimmter Stellen der Gesundheitsverwaltung werden als geheilt entlassene Süchtige noch mehrere Jahre auf Rückfälligwerden überwacht.

Um Rauschgiftsucht nach menschlichem Ermessen zu verhüten, waren schon im Jahre 1909 die Vertreter der zivilisierten Länder in Schanghai zu einer internationalen Übereinkunft zusammengetroffen, wonach jede Regierung der Produktion und dem Handel mit Opium zu Rauschzwecken entgegenwirken sollte. Die große Bedeutung der Konferenz lag darin, daß hier erstmalig der Verbrauch von Rauschgiften als ein Weltproblem dargestellt wurde. Weitere internationale Konferenzen, zuletzt 1931, vereinbarten eine strenge Bekämpfung des Rauschgiftschmuggels und zugleich eine nicht minder strenge Regelung des internationalen Betäubungsmittelhandels. Doch da diese Bestimmungen trotzdem noch nicht genügten, um den Opiummißbrauch zu verhindern, haben die einzelnen Länder überdies nationale Opiumgesetze und Durchführungsbestimmungen über Verordnung und Abgabe von Opiaten durch Ärzte und Apotheker zu ausschließlich notwendigster medizinischer Verwendung erlassen.

Am besten wäre es natürlich — und darin besteht heute eine vordringliche Aufgabe der pharmazeutischen Industrien des gesamten Erdballs —, neuartige Schmerzlinderungsmittel zu entwickeln, die in ihrer Wirksamkeit bei unerträglichen Qualen den Rauschgiften nicht nachstehen und keine Sucht erzeugen. Und außerdem fehlen noch internationale Gesetze und Maßnahmen, um den Rauschgiftschmuggel in der Welt absolut zu unterbinden.

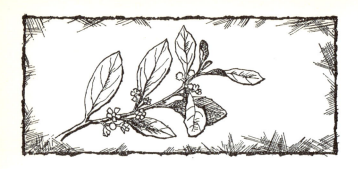

SEGEN UND FLUCH DES KOKAINS

So viel Wunderbares hatte der Göttinger Medizinprofessor und Chemiker Friedrich Wöhler schon aus dem Munde von Reisenden über die dem südamerikanischen Kokastrauch, insbesondere seinen Blättern, innewohnende geheime Kraft vernommen, daß er sich im Jahre 1859 von Doktor Scherzer, einem Mitglied der österreichischen „Novara"-Expedition zur wissenschaftlichen Erforschung des Stillen Ozeans, aus der peruanischen Hauptstadt Lima eine „reichliche Menge echter, unverdorbener Kokablätter" beschaffen ließ. „Hier, nehmen Sie sie", hatte er dann zu seinem sechsundzwanzigjährigen Assistenten Albert Niemann gesagt, der gerade ein Thema für seine Doktordissertation benötigte, „und isolieren Sie aus ihnen die Substanz, die beim Kauen der Blätter frei wird und die Indios der Andengebiete auf ihren strapaziösen Gebirgswanderungen mit Leichtigkeit Hunger und Müdigkeit überwinden läßt!"
Aus zweihundert Gramm zerschnittenen Blättern stellte Nie-

mann ätherische Lösungen her und unterzog sie, wie er selbst berichtet, „einer vorsichtigen Destillation". Gegen deren Ende erschienen an den Kolbenwänden „gelbbräunliche Streifen". Sie mit der Lupe betrachtend, erkannte er darin unzählige farblose Kristalle, die seiner Meinung nach lediglich „mechanisch durch eine fremde färbende Substanz" verunreinigt waren; daher die gelbliche Bräune. Aber nur mit Mühe gelang es Niemann, die Kristalle rein darzustellen. Erfreut über die gute Arbeit seines Schülers, bemerkte Friedrich Wöhler, nachdem er eine kleine Geschmacksprobe genommen hatte, daß die Substanz bitterlich schmecke und auf der Zunge Taubheitsgefühle auslöste. Albert Niemann nannte das Alkaloid KOKAIN und schlußfolgerte, nachdem auch er etwas davon verkostet hatte, zusammen mit seinem Lehrer, daß Kokain ähnlich wie die Zunge auch den Magen betäube, so daß kein Hungergefühl aufkommen könne und der Organismus dadurch ausdauernder und leistungsfähiger werde.

Damit war die Neugierde der Forscher vorläufig gestillt. Niemann erhielt für seine Entdeckung, die er in seiner Promotionsschrift „Über eine neue organische Base in den Cocablättern" bekanntgab, den Doktorhut; doch sonst nahm die gelehrte Welt von ihr keine Notiz weiter. Erst vierundzwanzig Jahre später — Albert Niemann deckte schon längst der grüne Rasen; er war wenige Monate nach Erlangung der Doktorwürde an einer eitrigen Lungenerkrankung gestorben — wurde das Thema von einem Wiener Augenarzt, Karl Koller, erneut aufgerollt, den ein rein praktischer Grund dazu bewog. Wie alle Augenchirurgen, hatte auch er über die Unzulänglichkeit der ausgangs der vierziger Jahre erfundenen Inhalationsnarkose zu klagen. Sowohl nach Äther wie auch nach Chloroform mußten die wieder zum Bewußtsein erwachten Operierten häufig erbrechen. Für Augenpatienten erwies sich dies als besonders verhängnisvoll, da durch die Erschütterung des Körpers die mühsam geschlossenen Operationswunden wieder aufplatzten.

In seinen Mußestunden sich mit Giftkunde beschäftigend, stieß Koller eines Septembertags 1884 zufällig auf Albert Niemanns inzwischen vollends in Vergessenheit geratenen Bericht über das auf der Zunge Taubheitsgefühle auslösende Kokain. Blitzartig durchzuckte ihn der Gedanke, daß dies vielleicht ein brauchbares Mittel zur Schmerzausschaltung bei Augenoperationen sein könnte. Er experimentierte mit zweiprozentiger Kokainlösung an Frosch- und Meerschweinchenaugen, und als er beglückt feststellte, daß die Tiere trotz heftiger mechanischer Reizungen nicht einmal ängstlich zuckten, erprobte er die Substanz an einem Starleidenden, der sich schrecklich vor einer Operation ohne Betäubung fürchtete. Der Patient verspürte tatsächlich keinen Schmerz! Seitdem bürgerte sich die Kokainbetäubung bei allen jenen chirurgischen Eingriffen ein, bei denen es Schleimhautpartien unempfindlich zu machen galt: außer am Auge beispielsweise im Munde, in der Nase, im Hals, im Kehlkopf, in der Harnröhre ...

Ein junger Chirurg des New Yorker Roosevelt Hospitals, William Stewart Halsted — übrigens auch der Erfinder der Operationshandschuhe —, entwickelte daraufhin das Verfahren, durch Kokaininjektionen die Leitfähigkeit der Nerven zu unterbrechen und somit das gesamte jeweilige Operationsgebiet örtlich zu betäuben. Bei einer Zahnextraktion führte er diese sogenannte Leitungsanästhesie erstmals erfolgreich durch. Das war 1885. Sieben Jahre danach entwickelte der Berliner Arzt Carl Ludwig Schleich die „Infiltrationsanästhesie", bei der, etwa zum Zwecke von Amputationen, Bruchoperationen oder Geschwulstentfernungen, Kokainlösung in das betreffende Körpergewebe gespritzt wird, indessen August Bier um die Jahrhundertwende die „Lumbalanästhesie" schuf, um in Fällen, da der anatomische Bau der zu betäubenden Körperpartie weder das Halstedsche Umtränken von Nerven noch die Schleichsche Durchtränkung des Gewebes zuläßt, durch Kokaininjektion in den Wirbelkanal den Hauptnervenstrang zu blockieren und damit Gefühllosigkeit des gesamten Unterkörpers zu erzielen.

Schon hierbei erwies sich die überaus große Giftigkeit des Alkaloids. Viele Patienten litten nach dem chirurgischen Eingriff zu Biers Kummer tagelang an rasenden Kopfschmerzen, gräßlicher Übelkeit und würgendem Erbrechen, so daß August Bier verantwortungsbewußt sein an sich wertvolles Betäubungsverfahren aussetzte, bis von anderen Medizinern und Chemikern weniger gefährliche Mittel gefunden wurden, wie das Novokain (Prokain) sowie als Zusatzstoff das blutgefäßverengende und damit die Gewebe blutärmer machende Nebennierenhormon Adrenalin, das einen zu schnellen Übertritt des Betäubungsmittels in die Blutbahn verhindert.

Als sicherwirkendes Oberflächenanästhetikum besitzt das Kokain noch immer eine gewisse Bedeutung in der Chirurgie, wenngleich es heute wegen seiner auch berauschenden Wirkung den strengen Verkehrs- und Abgaberegeln der Betäubungsmittelverordnung unterliegt. Es wird von den Schleimhäuten leicht aufgenommen und lähmt rasch die schmerzempfindenden Nervenendigungen, kann aber auch bei höherer Dosis alle Teile des Nervensystems über das Rückenmark bis zum Gehirn angreifen.

Ein Zwanzigstel- bis Zehntelgramm, durch den Mund zugeführt, genügt bereits, um beim Menschen Hungergefühl, Durst und Müdigkeit auszuschalten und ihn in einen Zustand des Wohlbehagens zu versetzen. Wegen der anregenden, berauschenden Kraft hatten die Inka nach Überlieferung des spanisch-peruanischen Geschichtsschreibers Garcilaso de la Vega, des Sohns eines Konquistadoren und einer Inkaprinzessin, das Kokablatt als göttliches Wesen verehrt und es anfangs nur zur Ekstasierung bei religiösen Zeremonien benutzt. Sie kauten Kokablätter meistens mit Kalk oder Pflanzenasche vermischt, um auf diese einfache Weise den „heiligen" Wirkstoff frei von unerwünschten Inhaltsstoffen, wie Pflanzensäuren, in sich hinein zu bekommen. Allmählich erst hatte sich bei ihnen die Gewohnheit des Kokakauens zur körperlichen Kräftigung und Stärkung herausgebildet.

Die 1531 unter Francisco Pizarro in das Inkareich eindringenden und es im Laufe eines Jahrfünfts mit unerhörter Grausamkeit zerstörenden spanischen Eroberer erkannten alsbald, daß sie aus der mit „Zauberkräften" ausgestatteten weißblühenden Kokapflanze, deren scharlachrote Früchte weithin von den Talhängen der Anden leuchten, Kapital schlagen konnten. Daher rissen sie sie, wie auch die reichen Silber- und Goldminen, an sich und bauten sie ins Unermeßliche aus. Mit Kokablättern „bezahlten" sie die in den Plantagen und Bergwerken für sie zwangsarbeitenden Indianer, die diese bei der ohnehin knappen Ernährung im Übermaß verzehrten, bis sie daran zugrunde gingen.

Denn die „Wunderpflanze", die, um den erwähnten spanisch-peruanischen Historiker Garcilaso de la Vega wörtlich zu zitieren, „die Hungrigen sättigt, dem Müden und Erschöpften neue Kraft verleiht und die Unglücklichen ihren Kummer vergessen macht", untergräbt bei ständigem Genuß vorzeitig den Organismus, und zwar so sehr, daß der schweizerische

Naturforscher Jakob von Tschudi, der von 1837 bis 1842 Peru und anderthalb Jahrzehnte später auch Bolivien und andere südamerikanische Länder bereiste, entsetzt über die süchtig gewordenen Kokakauer schrieb: „Sie werden Greise, wenn sie kaum in das Alter der vollen Manneskraft treten." Sowohl Frauen wie Männer böten im Endstadium des Lasters den schaurigen Anblick fahler, zitternder, verblödeter Schemen.

Für die Europäer kündigte sich ein ähnliches Unheil an, als Profitjäger auf Grund der über den Ozean nach dem Abendland dringenden sensationellen Nachrichten über die sagenhafte Wirkung der Koka säckeweise Blätter einführten, da der Strauch in hiesigen Breiten nicht gedieh, sie zu Elixieren, Essenzen, Tabletten, Tees verarbeiteten und sie an Apotheker und Ärzte vertrieben, die damit, zeitgenössischen Gutachten zufolge, ungewöhnliche Heilergebnisse bei verschiedenartigsten Beschwerden erzielt hätten.

Begreiflicherweise drängte es manchen Arzt, die „Wunderwirkung" der Droge persönlich zu erfahren. Die Versuche lehrten, wie Louis Lewin in seinem Rauschgiftbuch „Phantastica" mitteilt, daß ein aus zwölf Gramm Kokablättern gebrauter Tee, neben Pulserhöhung, Herzklopfen, Schwindel, Funkensehen und Ohrenbrausen, ein Gefühl vermehrter Kraft sowie Arbeitsdrang hervorruft. „Ein Tee aus sechzehn Gramm Kokablättern", berichtet Professor Lewin weiter, „erzeugte anfangs ein eigentümliches Gefühl des Isoliertseins von der Außenwelt, eine unwiderstehliche Neigung zu Kraftäußerungen und alsdann bei klarem Bewußtsein eine Art Erstarrung mit dem *Gefühl des glücklichsten Wohlbehagens* und dem Wunsche, einen Tag lang nicht die geringste Bewegung machen zu brauchen, und schließlich Schlaf."

Wenn sich das so verhält, folgerte ein Arzt, der sich seit län-

gerem dem Morphingenuß ergeben hatte und nicht mehr davon loskam, dann läßt sich vielleicht die Morphiumsucht durch Kokain überwinden! Und sprach seine fatale Idee bedenkenlos offen aus. — Der damals erst fünfunddreißigjährige Louis Lewin hatte sofort in der „Berliner Klinischen Wochenschrift" Einspruch dagegen erhoben und prophezeit, daß vielmehr dadurch Morphinisten auch noch zu Kokainisten werden und sich mit einer solchen „gepaarten Leidenschaft" noch schneller und radikaler ruinieren würden.
Doch man schlug seine Warnung in den Wind, so daß sich nicht nur seine Voraussage grauenvoll erfüllte, sondern auch das Kokain allein ziemlich bald folgenschwer triumphierte. Mit kleinen Mengen anfangend, gelangte man bereits um die Jahrhundertwende zu „ganz ungeheuerlichen" Tagesdosen, charakterisierte Lewin nach dem ersten Weltkrieg die Ausbreitung des Kokains in Europa. Schon 1901 habe es in England zahlreiche kokainistische Männer und Frauen, Ärzte, Politiker und Schriftsteller gegeben. Über den Kokainmißbrauch in Deutschland, besonders in der Weimarer Republik, berichtet Lewin als zuverlässiger Augenzeuge: „In Deutschland — hauptsächlich natürlich in den großen Städten — gibt es genußsüchtige Kokainverwender in vielen Berufsarten bis zu den Straßendirnen und Zuhältern herunter. In gewissen Likörstuben, Restaurants oder auf der Straße wird Kokain diskret zum Verkauf angeboten — meist als gestohlene oder verfälschte Ware, für die Wucherpreise gefordert oder gezahlt werden." Im Berlin der zwanziger Jahre existierten „Kokainhöhlen, bessere oder schmutzstarrende Lokale, in denen Männer und Frauen aus allen Gesellschaftskreisen, auch Akademiker, Schauspieler und so weiter, Stunden erfüllter Begierde als wesenlose Lebewesen hindämmerten" ...

Aus dieser schaurigen Schilderung ersieht man, daß das Kokain — im Gegensatz zum Morphium und Opium, die vorzugsweise in der Zurückgezogenheit, gleichsam im Alleingang, genossen und daher als „Rauschgifte der Einsamkeit" bezeichnet werden, — also ein „Geselligkeitsgift" darstellt. Zu seinem Gebrauch lassen haltlose Menschen sich verführen, zumal es überaus leicht anwendbar ist: in Wein oder Champagner, als Prise — das Kokainschnupfen ist übrigens eine Erfindung der den Rauschgiften besonders zugetanen Amerikaner —, oder indem der „Koks" oder „weiße Schnee", wie das pulverisierte Alkaloid im Eingeweihtenjargon heißt, einfach in das Zahnfleisch eingerieben wird.

Anfangs wirkt Kokain scheinbar anregend auf das Nervensystem. Unter seinem Einfluß Befindliche fühlen sich während des ersten Rauschstadiums, in dem alle Beschwerden, Mißstimmungen und trüben Erinnerungen verlöschen, zum Reden und gesteigerten Tun angeregt, wobei sie, sich sehr stark und gescheit dünkend, ihre Leistungsfähigkeit überschätzen und zudem ihre Selbstkritik einbüßen, so daß sie sich unter Umständen zu Straftaten, auch sexuellen Entartungen, hinreißen lassen und das dringende Bedürfnis verspüren, Mitmenschen ebenfalls zum Kokainismus zu verleiten. Im zweiten Rauschstadium, sofern diese Einteilung erlaubt ist, treten Halluzinationen, zumeist erotischen Charakters, auf. Wie mächtig sie die Sinne des Süchtigen erregen, davon vermittelt der 1910 verstorbene namhafte italienische Anthropologe und Sexuologe Paolo Mantegazza durch folgende im Kokainrausch niedergeschriebene Erlebnisschilderung eine Vorstellung: „Von zwei Cocablättern als Flügeln getragen, flog ich durch 77 348 Welten, eine immer prächtiger als die andere. Gott ist ungerecht, daß er es so eingerichtet hat, daß der Mensch leben kann, ohne immer Coca zu kauen. Ich ziehe ein kurzes Leben mit Coca einem Leben von einer Million Jahrhunderten ohne Coca vor."

Die oft unangenehmen Nachwirkungen, wie Kopfschmerzen, Appetitlosigkeit, Zerschlagenheit, Verstimmtheit, die beim Kokainrausch als „drittes Stadium" folgen, verhehlt der Autor. Nicht selten verabscheuen Kokainisten in diesem jämmerlichen Zustand das Rauschgift und geloben, es nicht mehr anzurühren — genauso wie es der chronische Alkoholiker tut! Doch weit weniger als dieser ist der Kokainsüchtige in der Lage, sein Enthaltsamkeitsversprechen einzulösen.

Viel leichter ist es ja für ihn, den „Kater" durch neuerliche Kokaindosen zu vertreiben. Und dabei wird die geschnupfte oder eingeriebene, inhalierte oder getrunkene oder unter die Haut gespritzte Menge häufig erhöht, um das Rauscherlebnis zu steigern. Die Phantasie des Kokainisten ist unersättlich geworden. Und wenn das Geld zum Erwerb des Giftes unter der Hand nicht mehr ausreicht, dann wird es eben durch Diebstahl, Betrug, Unterschlagung, Raub, Fälschung beschafft.

Das Ende des Kokainisten ist vorgezeichnet: „Die Kranken sehen", wie Professor Hermann Thoms einmal in einer 1929 vor Studenten aller Fakultäten der Berliner Universität gehaltenen Vorlesung eindrucksvoll und abschreckend zugleich ausführte, „greuliche Gestalten auf sich zukommen, erblicken Leichen oder überall, an Wänden und Gegenständen, Pünktchen, Würmer oder dergleichen. Sie hören Stimmen, durch die sie verhöhnt werden und denen sie nirgends entgehen können." Sie fühlen sich von ihren Einbildungsobjekten so bedrängt und gequält, daß sie gegen sie schießen, mit Fäusten auf sie einschlagen, dabei Möbel und Geschirr zertrümmern, ja gegen Freunde tätlich werden — oder andererseits die Flucht ergreifen und dabei ins Verderben laufen, wie beispielsweise ein von akuter Verwirrung ergriffener Kokainist, der sich von Bord eines Schiffes, auf dem er sich befand, ins Wasser stürzte und ertrank.

Der Körper leidet unter Verdauungsstörungen, magert ab; die Glieder zittern; die Haut ist blaß, und an der weiten Pupille erkennt man sogleich den Süchtigen. Neben dem völligen körperlichen Niedergang geht als Folge schwerer Hirnzellenschädigung der seelische und geistige Abbau einher. Den chronisch vergifteten Süchtigen peinigen Fremdkörpergefühle, die ihn glauben machen, daß sich Fliegen, Flöhe, Milben oder andere Insekten unter seiner Haut befänden, weshalb er sich nicht nur oft kratzt, sondern sich bisweilen auch Verletzungen beibringt. So berichtet Professor Lewin von einer Kokainistin aus seiner Praxis, daß sie ihren ganzen Leib mit Nadeln zerstochen habe, um ihre vermeintlichen Kokaintierchen zu töten.

Hermann Römpp teilt den Fall eines dreißigjährigen Kokainisten mit, der täglich bis zu acht Gramm Kokain schnupfte; abgesehen davon, daß sich durch diese Art der Einnahme ein Ekzem an seiner Nasenspitze bildete und Geschwüre ihm die Nasenscheidewand durchbohrten, hörte der Patient „seine eigenen Gedanken durch die Nase". Ein anderer Deliranter vernahm Weckerrasseln, Flüstern, Lärmen, Türenschlagen; ein dritter sah sich im Wahn von „Tieren mit glühenden Augen" verfolgt, die einen „atembenehmenden Feuerrauch ausstießen"; ein vierter fühlte sich von „fratzenhaften Gestalten, Volksmassen oder durch die Wand dringenden Lichtern" bedroht.

Allein aus diesen Gründen schon wird die Einweisung Kokainsüchtiger in eine psychiatrische Anstalt erforderlich. Im Gegensatz zum Morphium, das überwiegend allmählich entzogen wird, um bedrohliche Abstinenzerscheinungen zu vermeiden, kann der Entzug des Kokains sofort radikal erfolgen. Lediglich Herzklopfen, Beklemmung, Mattigkeit, Schlaflosigkeit, Angst empfinden die einer Entziehungskur unterworfenen Patienten. Dennoch erweist sich ihre Behandlung als sehr schwierig, weil viele von ihnen, an das Gifterlebnis gebunden, auch in der Klinik noch versuchen, sich in den Besitz von Kokain zu bringen, wie beispielsweise vor einigen Jahren eine süchtige Frau, die es sich durch Freunde in ausgehöhltem Schachtelkäse oder in Blüten von Nelkensträußen in ihre Zelle schmuggeln ließ.

Wenn der Kokainismus und illegale Kokainhandel heute glücklicherweise nicht mehr so seuchenhaft in den Großstädten der Welt grassieren wie einst, so allerdings wohl nur deshalb, weil ihnen inzwischen die Marihuana-Zigarette den Rang abgelaufen hat, die in New Orleans „erfunden" wurde und rasch zum neuen Dämon Amerikas aufgestiegen und nach dem zweiten Weltkrieg als ein Danaergeschenk der USA auch nach Westeuropa, insbesondere Westdeutschland, gelangt ist. Wie in ihrem Stammlande, so seien auch in der Deutschen Bundesrepublik Marihuana-Zigaretten vor allem bei Jugendlichen „große Mode" geworden, lesen wir beim Abfassen dieser Zeilen in der „Stuttgarter Zeitung".

MARIHUANA ist die mexikanische Bezeichnung für HASCHISCH. Haschisch wiederum ist ein in den weiblichen Blütenständen aller tropischen Hanfarten gebildetes narkotisches Harz. Schon das Altertum kannte seine berauschende Wirkung, wie uns der im fünften Jahrhundert v.u.Z. als erster die damals bekannte Welt durchwandernde griechische Historiker Herodot überliefert. Als er nämlich die damals im Schwarzmeerraum nomadisierenden Skythen besuchte, erlebte er zu seiner größten Verwunderung, daß diese „die Samen des Hanfes mit in ihre Filzzelte nahmen und sie auf glühende Steine legten, auf denen sie verdampften und einen solchen Qualm verbreiteten, daß sie laut kreischten vor Wohlbehagen".

Aus der Tatsache, daß Herodot das seltsame Gebaren der Skythen so nachdrücklich vermerkte, dürfen wir schließen, daß der Haschischgenuß in seiner Heimat, wie auch in Rom, unbekannt war.

Desto besser verstanden sich frühzeitig die Orientalen auf ihn, allen voran die Perser, von denen ihn nach und nach die gesamte arabische Welt übernahm. Die weiteste und folgenschwerste Verbreitung in diesem Kulturraum jedoch erfuhr der Haschischgenuß mit der Entwicklung des Mohammedanismus, der seinen Gläubigen den Alkohol verbietet. Kein Rauschgift ist ja in heißen Ländern leichter zugänglich als Haschisch, da der Hanf dort wie Unkraut gedeiht und dadurch selbst Ärmsten erreichbar ist.

Um ihn zu gewinnen, bewegte man sich mit einer Lederschürze durch die Hanfanlagen. Dabei blieb der Wirkstoff als klebrige Masse am Leder haften; man schabte sie ab, knetete sie und formte sie für den Gebrauch zu kleinen Kügelchen, falls man es nicht vorzog, einfach ein Gemisch von Blättern und Blüten zu rauchen. Die Orientalen bedienten und bedienen sich noch heute dazu besonderer Pfeifen mit Tonkopf sowie langem, oft buntbemaltem Rohr oder einer gewöhnlichen Wasserpfeife. Der unangenehme, zum Husten reizende Rauch muß tief in die Lungen eingesogen werden, damit die gewünschte Wirkung eintritt. Dabei gelangt auch das erst 1945 von einem Chemiker namens Loewe experimentell als wirksame Substanz des Hanfharzes erkannte Tetrahydrocannabinol in die

Luftwege und von dort über die Blutbahn ins Großhirn, deren Funktionen es beeinflußt.

Bereits nach wenigen „Lungenzügen" durchströmt den Haschischraucher ein Glücksgefühl. Einer, der es aus eigenem Erleben weiß, schreibt darüber: „Der Haschischraucher ist glücklich wie jemand, der eine gute Nachricht hört, wie der Geizige, der seine Schätze zählt, der Spieler, den das Glück begünstigt, oder der Ehrgeizige, den der Erfolg berauscht." — Das Wohlgefühl kann sich freilich bei besonders Anfälligen bis zu wilder Ekstase steigern. Darüber zu berichten, dürfte niemand kompetenter sein als der dem Haschisch und anderen Rauschgiften verfallene berühmt-anrüchige französische Lyriker Baudelaire, den die Nachwelt ob seiner wohlgefälligen dichterischen Gestaltung des Abnormen, Niedrigen, Gemeinen, Perversen den „Vater der Dekadenz" genannt hat. In seinen „Künstlerischen Paradiesen" bekennt er: „Diese Anfälle grundloser Lustigkeit, deren du dich beinahe schämst, wiederholen sich häufig und unterbrechen die Pausen, in denen du verblüfft versuchst, dich zu sammeln." Diese Heiterkeit, bisweilen mit Lachkrämpfen gepaart, sei, so fährt er fort, „schmerzlich wie ein Kitzel". Doch würde man gegen sie vergeblich ankämpfen, wenn einen das Laster gepackt habe.

Weiterhin sind dem Haschischrausch eine Zerfahrenheit der Gedanken, eine völlige Veränderung des Raum- und Zeitgefühls, so daß es, wie Baudelaire sich ausdrückt, einem vorkomme, „als lebte man mehrere Menschenleben in einer Stunde", ferner ein Doppelbewußtsein und eine verwirrende Überempfindlichkeit der Sinne eigentümlich. Sogar schwache Laute werden als Lärm empfunden, während schwaches Licht schon blendet. Und dann die Trugbilder, in denen Räumlichkeiten übergroß, Fußböden schief oder wellenförmig, Far-

ben unnatürlich leuchtend, Gesichter viereckig, Gliedmaßen schwerelos und der Mensch imposant erscheinen.
Andererseits können die Illusionen und Halluzinationen unbehaglich, grauenhaft und furchteinflößend sein, wie bei einem Mann, der im Haschischrausch ein Kino aufgesucht hatte, um sich dort, im Dunkeln, ungestört dem Anblick seiner Rauschwelt hingeben zu können. Die Vorgänge auf der Leinwand entzogen sich seiner Wahrnehmung. Plötzlich sah er sich in einem Sarge liegen! Ihn gruselte. Vor Angst — denn bei allen Halluzinationen, angenehmen wie wilden, behält der Haschischberauschte sein Bewußtsein, so daß er in diesem Zustand sogar schreiben, malen, musizieren, tanzen oder sich sonstwie betätigen kann — vor lauter Angst also verließ er schnell das Filmtheater, um sich draußen zu beruhigen und nach der Rückkehr in die Wirklichkeit aufatmend zu erkennen, daß er ja gar nicht der Tote gewesen war.
In seiner ungestümen Art bildet der Haschischrausch ganz das Gegenteil des Opiumrausches. Daher hatte dieses Gift bei den beschaulichen Chinesen lediglich als Arzneimittel Eingang finden können. Auch in Europa hatte der Haschischgenuß nie nennenswerte Bedeutung erlangt; Boccaccio erwähnt ihn in seinem „Dekameron". Hingegen lernten die Inder früh das Haschischrauchen und Haschischtrinken; da heute jedoch in Indien ersteres verboten ist, sollen sich die dort dem Laster Frönenden nunmehr auf Haschisch-Tee, „Majun", dem sie auch noch Opium, Stechapfelsamen und anderes mehr beifügen, beschränken.
Von den Spaniern war der Hanf Mitte des sechzehnten Jahrhunderts nach Süd- und Mittelamerika gebracht worden; allerdings nicht in der Absicht, damit der Sucht einen neuen Boden zu bereiten, sondern in seiner Eigenschaft als Gespinst-

pflanze. Erst durch die massenhaft aus Zentral- und Ostafrika hereingebrachten Negersklaven, in deren Heimat das Haschischrauchen, wie in der mohammedanischen Welt, schon lange Brauch war, hatten die Lateinamerikaner Kenntnis von dieser Unsitte erhalten; besonders in Mexiko wuchs sie zu einem Volksübel aus. Und nur ein Jahrzehnt hatte das Gift sodann benötigt, um sich auch Nordamerika zu unterwerfen.

Namentlich unter den Jugendlichen beiderlei Geschlechts fand es, wie eingangs schon angedeutet, in Gestalt der Marihuana-Zigarette entsetzlich viele Anhänger. Genaue Zahlenbelege lassen sich dafür nicht erbringen. Aber man schätzt, daß allein in New York beispielsweise fünftausend Schüler und Schülerinnen rauschgiftsüchtig sind. Einer Notiz der bundesdeutschen Apotheker-Zeitung vom 3. September 1959 zufolge sind bei einer überraschend durchgeführten Handtaschenkontrolle in einer einzigen amerikanischen Mädchenschule eintausend Beruhigungstabletten sowie zweihundert Marihuana-Zigaretten gefunden worden. Die Verführung zum Rauschgift geht nach einer 1951 in der „New York Times" veröffentlichten erschütternden Aussage einer sechzehnjährigen Mittelschülerin wie selbstverständlich vor sich. Sie hatte sich auf einer Tanzunterhaltung befunden, als sie von einem der Burschen, der eine Marihuana rauchte, gefragt wurde, ob sie nicht auch einmal eine probieren wolle. „Ich war neugierig", berichtet das Mädchen, „und so rauchte ich eine." Damit war es um sie geschehen. Sie ließ es bei dem einen Rauschgift nicht bewenden, sie schnupfte Kokain, schnupfte Heroin, ein äußerst stark suchterzeugendes Mittel der Morphingruppe, und ließ es sich schließlich, um die Wirkung noch zu erhöhen, von ihrem gleichfalls rauschgiftsüchtigen Freund in den Arm spritzen. Als sie und ihr Freund beschlossen, „diese Dinge zu lassen", und sie aufzuhören versuchten, da spürten sie an Entziehungserscheinungen, daß sie „nicht mehr aufhören konnten..."

Das Besondere an der Haschischwirkung ist die völlige Enthemmung der Persönlichkeit. Marihuana-Raucher verlieren im Rausch jegliche Selbstbeherrschung und neigen dann zu Gewalttätigkeiten und Verbrechen. Amerikanische Instanzen haben statistisch festgestellt, daß sechzig Prozent aller in den USA begangenen Straftaten dem Einfluß von Marihuana zuzuschreiben sind.

Welche teuflische Macht das Gift auf den Menschen auszuüben vermag, dafür lieferte bereits die orientalische Geschichte zur Zeit der Kreuzzüge ein schauriges Beispiel. Damals hatte der persische Politiker Hasan ibn Sabbah den Orden der Assassinen, der „Haschischesser", gegründet, deren Angehörige, mutige, glaubenseifrige Jünglinge, im Auftrage des Großmeisters zunächst alle, die nicht nach der Lehre Mohammeds lebten, durch Dolch und Gift zu töten, dann aber auch politische Morde zu begehen hatten. Hasan ibn Sabbah und seine Nachfolger machten sich die Novizen dadurch gefügig, daß sie sie nach einem Bericht des venezianischen Chinareisenden Marco Polo von Eingeweihten in ein von einem prächtigen Garten umgebenes geheimes Bergschloß bringen und durch einen narkotischen Trank, vermutlich eine Mischung aus Bilsenkraut, Opium und Haschisch, in einen Schlaf versetzen ließen. Beim Erwachen der jungen Männer erschienen, wie ein zweiter zeitgenössischer Gewährsmann, Abt Arnold von Lübeck, berichtet, „Magier und zeigten ihnen phantastische Dinge, Freuden und Ergötzungen". Sie wurden von leichtbekleideten Mädchen bedient und mit allerlei Kurzweil unterhalten, so daß sie vermeinten, im Paradiese zu sein. Freilich währte dieser Sinnentaumel nur wenige Tage, denn danach

wurden die Novizen erneut eingeschläfert; und als sie diesmal aus der Berauschung erwachten, fanden sie sich in einer schmucklosen, kalten, von spießbewehrten Wächtern bewachten Halle vor dem düster und brutal dreinblickenden „Fürsten" wieder. Dieser stellte ihnen nun, wie Abt Arnold von Lübeck weiter mitteilt, ewige Fortdauer der verlebten Paradiesesfreuden in Aussicht, „wenn sie mit dem ihnen übergebenen Dolche die ihnen gewordenen Befehle ausführten". Zahlreiche Mächtige der Erde wurden von den daraufhin blind gehorchenden und vor jeder Gewalttat sich mit Haschisch berauschenden Assassinen gemeuchelt. —
Übrigens munkelt man, daß sich in den USA viele Jazz-Musiker mit Haschisch berauschen sollen, um sich in musikalische Raserei zu versetzen und ihre ekstasierenden Shows abziehen zu können!

Unscheinbar zwischen Steinen und dürrem Gras wächst im Hochland von Mexiko, am Rio Grande del Norte und an der Pecosmündung, ein etwa faustgroßer, dornenloser Rübenkaktus, den die Einheimischen wegen seiner auffallend langen Wurzel nach der aztekischen Bezeichnung dafür PEYOTL oder PEYOTE genannt haben. Dieser Kaktus wurde seit Menschengedenken von den Ureinwohnern des Landes, ähnlich wie der Kokastrauch von den Inka, als heilig verehrt und bei religiösen Festen genossen, um die Kultteilnehmer mit den Geistern des Himmels in Berührung zu bringen. Man verspeiste ihn — und die mexikanischen Indianer haben diesen Brauch wohl bis heute beibehalten — in getrockneten Scheiben. Auch bei der weißen Bevölkerung fand der Peyotegenuß Anklang.
Dabei schmeckt der Kaktus gallebitter, und es gehört schon große Selbstüberwindung dazu, um eine Peyotescheibe zu

kauen und schließlich zu schlucken. Außerdem wird einem übel davon, wie etwa nach allzu reichlichem Alkoholgenuß, — doch dann erscheinen die durch die „göttliche Speise" heraufbeschworenen „Geister" in Gestalt beglückender, teils feierlicher Visionen.

Aus diesem Grunde war ja auch im Jahre 1911 in einem USA-Staat, Oklahoma, mit behördlicher Genehmigung sogar eine „christliche" Peyote-Kirche, die sogenannte „National-Amerikanische Kirche", gegründet worden, in der beim Abendmahl statt der Hostie Peyotescheibchen gereicht wurden. Durch sie hatten sich die Anhänger dieser sonderbaren Vereinigung angeblich vom Verlangen nach Tabak, Alkohol und anderen fleischlich-sündigen Gelüsten befreien wollen.

Jene Kirche ist freilich bald wieder als eine Verirrung menschlicher Glaubenssehnsucht von der Bildfläche verschwunden, aber dennoch erwähnenswert, weil sie, nicht zufällig im Bereich nordamerikanischer Indianer-Reservate entstanden, indianisches mit christlichem Glaubensgut zu verquicken suchte. Unlautere Elemente, besonders Okkultisten, verstanden es, aus der Peyote auf ihre Art Kapital zu schlagen, indem sie Abergläubischen auf Grund der durch sie vermittelten Gesichte die Zukunft „prophezeiten" oder gar „mescal buttons", „mexikanische Dürrwurz", wie sie die getrockneten Peyotescheibchen lauthals anpriesen, zu Wucherpreisen als Rauschgift verkauften.

Ausgangs des neunzehnten Jahrhunderts gelang es dem Leipziger Pharmakologen Arthur Heffter, aus dem „diabolischen" Kaktus vier Alkaloide und als mengen- sowie wirkungsmäßig bedeutendste Substanz das MESKALIN rein darzustellen. Neugierig, wie sich der Peyote- oder Meskalinrausch zeige, injizierte er sich das Gift in die Armhaut. Auch er verspürte zunächst durchaus kein Wohlbehagen, sondern Beschwerden nach Art eines Alkoholkaters und sodann erst ein beseligendes Hochgefühl — verbunden mit Erscheinungen der Persönlichkeitsspaltung.

Sein Bericht erregte begreiflicherweise am meisten das Interesse der Nervenärzte, denen ja des öfteren mit Spaltungsirresein behaftete Patienten anvertraut sind, bot sich ihnen mit Hilfe des Meskalins doch endlich einmal die Möglichkeit, die Symptome dieser Form der Geistesgestörtheit an sich selbst zu erfahren und sich somit einen tieferen Einblick in die Veränderungen des Denkens und Erlebens schizophrener Kranker zu verschaffen, als dies nach deren unzuverlässigen Aussagen immer nur möglich war.

Ein typisches Merkmal für die Persönlichkeitsspaltung im Meskalinrausch besteht darin, daß der in ihm Befindliche trotz Wachzustandes durch Umweltsvorgänge kaum beeindruckt wird. Seine Gedanken kreisen einzig um das Geschaute, wobei sich dessen Inhalt nach seinem Bildungsstand richtet. Alles in der Scheinwelt wirkt ungemein plastisch, das eigene Ich überdimensional. Da man dies als Außenstehender nicht beschreiben kann, mögen einige Zeugen berichten, die das Gift aus wissenschaftlichen Gründen auf sich haben wirken lassen:

„Das ganze Zimmer bekam etwas ungeheuer Sonniges und Frühlingshaftes ...", teilt eine Versuchsperson mit. Eine andere sagt aus: „Mit dem Sehen setzte ein packendes, starkes Erleben ein; in jeder Pflanze glaubte ich das Leben selbst zu erleben, das geistige Vorbild, nach dem sie sich entfalten mußte ..." Über die Beeinträchtigung des Wirklichkeitsempfindens schreibt eine Versuchsperson: „Bei der Darbietung eines äußeren Reizes versinke ich tief in die Anschauung des Objektes. Nur dieser beobachtete Gegenstand ist mir gegeben,

ich vergesse mich und sonst alles um mich. Für die Dauer dieses Zustandes ist mir aller Zeitsinn verloren, das reine Dasein beherrscht mich, ich, Gegenstand und alles ist eins!"
Nach diesen allgemeinen Berichten nun noch zwei anschauliche Erlebnisschilderungen im Meskalinrausch. Ein englischer Neurologe, der berühmte Erfinder einer nach ihm benannten Mastkur bei Nervenkrankheiten, Silas Weir Mitchell, schrieb im Jahre 1896 über seine Visionen: „Ein Speer von grauem Stein wuchs hoch und endete als reicher, gotischer Turm mit vielen Figuren. Bei genauerem Hinsehen wurden die Steine zu einer durchsichtigen, leuchtenden Masse von Früchten ... Am Festungswall angeheftet war der Schwanz einer Schlange von hundert Fuß Länge, der sich langsam wie ein Windmühlenrad drehte, wobei farbige Tentakeln abfielen. Alle Erscheinungen waren von farbendurchglühter, szenenreicher, märchenhafter Schönheit." — Der westdeutsche Verfasser des 1957 erschienenen Buches „Parapsychologie", Doktor Paul Ringger, hatte im Meskalinrausch nach eigener Angabe „die Halluzination eines Teufelskopfes, der an einem Menschenschädel nagte", wie sich ihm auf dem Höhepunkt des Erlebens die gesamte Bilderwelt „dämonifizierte: halb tier-, halb menschenartige Fratzen und eine Vielzahl mich anstarrender, zuckender Augen..."
Neben dem Zeit- und dem Ortsempfinden werden vor allem der Geruchs- und der Gesichtssinn durch Meskalin weitgehend verändert, während der Gehörsinn fast unbeeinflußt bleibt. Daher kommt es im Meskalinrausch zur Vorspiegelung einer Märchenwelt wie aus Tausendundeiner Nacht — aber auch zu einer völligen, „zugleich schönen und furchtbaren" Vereinsamung, wie ein dritter Experimentator, Reco mit Namen, mitteilt.

Über mehrere Stunden erstreckt sich ein Meskalinrausch. Sobald er abgeklungen ist, hinterläßt er keine unangenehmen Nachwirkungen oder Schlaffheitserscheinungen. Deshalb besitzt Peyote oder Meskalin auch nur geringe Bedeutung als suchtbildendes Gift, zumal die Erinnerung an die einleitenden Katerbeschwerden, wie Übelkeit, Schwindel, Kopfdruck, eher abschreckend wirkt. „Ich habe seit 1952 eine erhebliche Meskalindosis in meiner Sammlung", schreibt Doktor Hermann Römpp, der das Gift ebenfalls erprobte, „und verspüre keine Lust zur Wiederholung solcher Experimente!"

Man braucht also hier nicht so massiv zu warnen und anzuprangern wie im Falle der vorher behandelten Rauschgifte vom Opium bis zum Haschisch. Gleichwohl muß mit Bedauern festgestellt werden, daß Peyote im Stammlande noch heute von Zehntausenden gewohnheitsmäßig gegessen wird. Oft genug stellen sich unter diesem Mißbrauch chronische Vergiftungen mit Verwirrtheitszuständen und bisweilen nach einmaliger Aufnahme großer Meskalinmengen eine akute Vergiftung mit tödlichem Ausgang ein.

Trotz der Ähnlichkeit eines Meskalinrausches mit schizophrenen Teilbildern kann man doch beide nicht einfach miteinander vergleichen. Die Wissenschaft hat jetzt schon bessere Mittel zum Erzielen einer Modellpsychose entwickelt, die mithelfen, die Ursachen des Spaltungsirreseins zu finden.

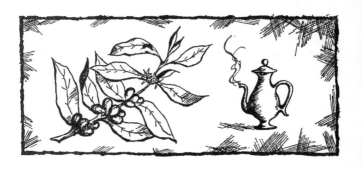

„O KAFFEE, DU ZERSTREUST DIE SORGEN"

Etwa fünfhundert Jahre währt jetzt die Geschichte des Kaffeetrinkens, also gar keine so sagenhaft lange Zeit, wenn man bedenkt, daß mit dessen Einführung beispielsweise die Vollendung des Straßburger Münsters zusammenfällt oder die Erfindung der Buchdruckerkunst durch Johann Gutenberg oder die Entdeckung Amerikas durch Christoph Kolumbus — und erst recht keine so sagenhaft lange Zeit, wenn man betrachtet, daß sich die Menschen dem wirkungsverwandten Teegenuß schon über ein Jahrtausend vorher zugewandt hatten.
Und dennoch liegt der Ursprung des Kaffeetrinkens in legendäres Dunkel gehüllt. Nach einer der zahlreichen Herkunftsmären und -mythen, die im Jahre 1671 von einem Professor der chaldäischen und syrischen Sprache in Rom, Faustus Naironi, als am ehesten möglich überliefert ist, soll eines Tages ein äthiopischer Ziegenhirt zu den Mönchen eines in der Nähe seines Weideplatzes gelegenen Klosters gekommen sein und ihnen geklagt haben, daß seine Tiere sich, seit er sie in dieser

Gegend grasen ließe, plötzlich recht ungestüm gebärdeten und auch nachts nicht zur Ruhe kämen. Woran das bloß liegen könnte? Der Vorsteher des Klosters, der den Worten des Hirten nicht recht traute, wäre mit ihm gegangen, um sich selbst von der Sachlage zu überzeugen. Fürwahr! Es verhielt sich so, wie der Hirte gesagt! Zugleich soll der Prior aber auch beobachtet haben, daß die Ziegen mit Vorliebe die Früchte eines dort wild wachsenden Baumes gefressen hätten. Ob hierin vielleicht die Ursache für ihre Lebhaftigkeit lag? Um die Früchte näher zu untersuchen und ihre Wirkung am eigenen Leibe zu erproben, hätte der Klostervorsteher eine Handvoll davon abgepflückt und mit nach Hause genommen. Da es ihm jedoch widerstrebte, die harten und überdies wenig appetitlich ausschauenden Kerne zu zerkauen, hätte er einen Absud bereitet und ihn gemeinsam mit seinen Ordensbrüdern verkostet — woraufhin alle Mönche alsbald wunderbar munter geworden wären und einen derartigen Trunk fortan regelmäßig, insbesondere zu den nächtlichen Gebetszeiten, zu sich genommen hätten, um sich von der Schläfrigkeit zu befreien.

Anfangs des fünfzehnten Jahrhunderts gelangte der Kaffee durch einen Beduinenscheich nach Südarabien, wo er sich rasch einbürgerte, zumal Mohammed, der Prophet, den Anhängern seiner Religion ohnehin den Genuß berauschender Getränke als sündhaft untersagt und die Weinstöcke in seinem mit Feuer und Schwert erweiterten Machtbereich unnachsichtig ausgerottet hatte. Die Moslems bauten auf den verwaisten Weinhängen nunmehr Kaffee an und entwickelten besonders Mekka, das alljährliche Wallfahrtsziel Hunderttausender islamischer Gläubiger, zum Hauptmittelpunkt des Kaffeetrinkens.

Durch die mohammedanischen Pilger wiederum wurde der Kaffee in die gesamte islamische Welt hinausgetragen, zu deren neuen Herren sich nach der Unterwerfung des arabischen Reiches die Türken aufgeschwungen hatten, um als fanatische Schüler Mohammeds die Glaubenskriege mit unerhörter Grausamkeit bis nach Europa fortzuführen. Den Balkan hatten sie bereits in ihre Gewalt gebracht. Im Sommer 1683 wollten sie endlich Wien zu Fall bringen, das sie schon anderthalb Jahrhunderte vorher vergeblich zu nehmen versucht hatten. Wochenlang hielten sie die vom Kaiser verlassene Donaumetropole bereits umzingelt; doch noch immer setzten sich die Belagerten gegen ihre wütenden Feuerüberfälle standhaft zur Wehr, obgleich die Lebensmittel immer knapper wurden und Hunger und Seuchen die Bevölkerung hart bedrängten.

In ihrer Verzweiflung schickten die für die Verteidigung Wiens verantwortlichen Militärs einen freiwilligen Kundschafter aus, den aus Zombor gebürtigen Ungarn Franz Georg Koltschitzky, der nach dem sehnsüchtig erwarteten Entsatzheer ausschauen sollte. In Türkentracht gelang es diesem, sich binnen zwei Tagen unter großen Schwierigkeiten und mehrmals unter der Gefahr, als Spion kassiert und vernichtet zu werden, durch die feindlichen Stellungen zu schmuggeln und zu den am Kahlenberge sich zur großen Schlacht sammelnden Befreiungstruppen des Herzogs Karl von Lothringen und des Polenkönigs Johann Sobiesky vorzudringen und sie zu alarmieren. Koltschitzky konnte den Wienern die freudige Nachricht vom bevorstehenden Angriff des vereinigten kaiserlich-polnischen Entsatzheeres überbringen.

Am 12. September schließlich wurde die unter dem Oberbefehl Kara Mustaphas stehende zweihundertdreißigtausend

Mann starke türkische Armee von den heranstürmenden vereinigten Befreiern und den überraschend ausbrechenden und mit letzter Kraft kämpfenden Eingeschlossenen in die Flucht geschlagen. Unter der unermeßlichen Beute, die die Davongejagten zurückließen, befanden sich mehrere hundert Sack Rohkaffee.

Und noch einmal tritt nun die Legende in ihr Recht: Die Sieger hätten mit den goldgelben Bohnen nichts anzufangen gewußt; einige hätten sie für Kamelfutter gehalten und hätten geraten, diesen „Türkendreck", wie sie sagten, zu verbrennen. Doch da sei Koltschitzky hervorgetreten und habe sich die seltsamen Früchte als Belohnung für die von ihm während der Belagerung als Kundschafter geleisteten Dienste erbeten. Die Wiener Ratsherren seien dem Ersuchen des Ungarn um so bereitwilliger nachgekommen, als sie ihm ja eine sehr hohe Belohnung zugesichert hatten und nun eigentlich froh gewesen waren, so „billig" wegzukommen.

Franz Georg Koltschitzky soll dann an der Schlagbrücke unweit des Stephansdoms das erste Wiener Kaffeehaus eröffnet haben. Von Wien aus hielt der Kaffee seinen Einzug in Süddeutschland, wo sich zwei Städte, Nürnberg und Regensburg, um den Ruhm der ersten Kaffeeschenke streiten. Vier Jahre zuvor übrigens, 1679, hatte Hamburg als erste norddeutsche Stadt ein Kaffeehaus erhalten. Durch die den Mittelmeerhandel beherrschenden venezianischen Kauffahrer war der Kaffee in der ersten Hälfte des siebzehnten Jahrhunderts zunächst in Italien, dann nacheinander in Frankreich, England und Norddeutschland bekannt geworden.

Die Kaffeeschenken, Kaffeestuben, Kaffeehäuser erfreuten sich überall großen Zuspruchs. Kaffee regt die Menschen zu geistigen Gesprächen an, und so kam es unter den Kaffeetrinkern

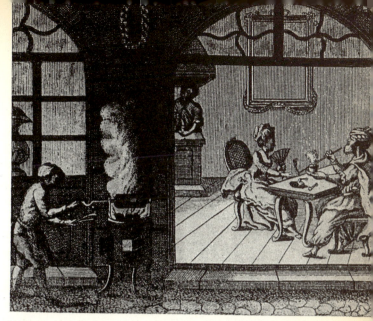

65 Dame und Türke im Kaffeehaus. Die Darstellung der Kaffeezubereitung, die in der Anfangszeit des Kaffeegenusses immer ein Zeremoniell war, macht die Abbildung zu einem beachtenswerten Dokument zur Geschichte des Kaffees

66 Franz Georg Koltschitzky eröffnete das erste Wiener Kaffeehaus

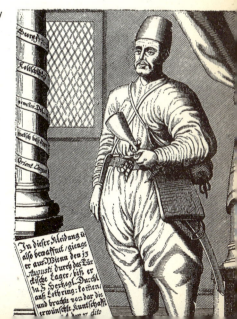

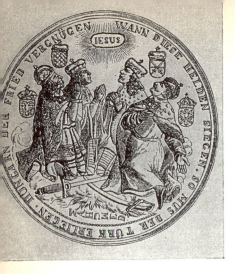

67 Medaille auf die Befreiung Wiens im Jahre 1683 von den Türken. Bei der Flucht ließen die Feinde mehrere hundert Sack Rohkaffee zurück, die den Grundstock für das erste Wiener Kaffeehaus bildeten

68 Kaffee-Riecher schickte der Preußenkönig Friedrich II. durch das Land, um jene Untertanen aufzuspüren, die heimlich Schmuggelkaffee erwarben und rösteten

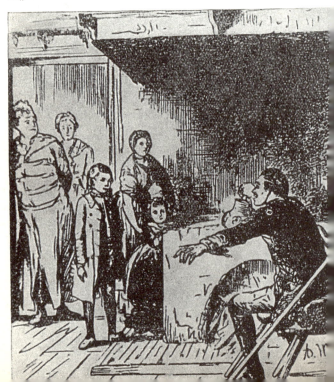

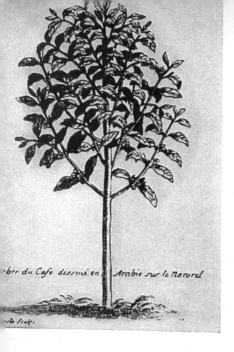

69 Eine der frühesten bildlichen Darstellungen des Kaffeebaums

70 Das Freundespaar Johann Peter Hebel und Ludwig Richter beim Kaffee-Plauderstündchen

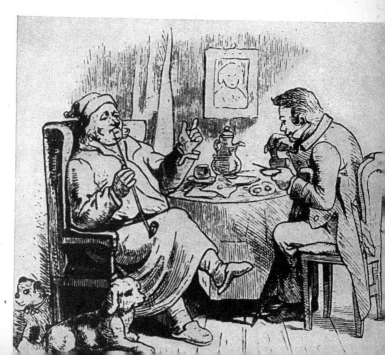

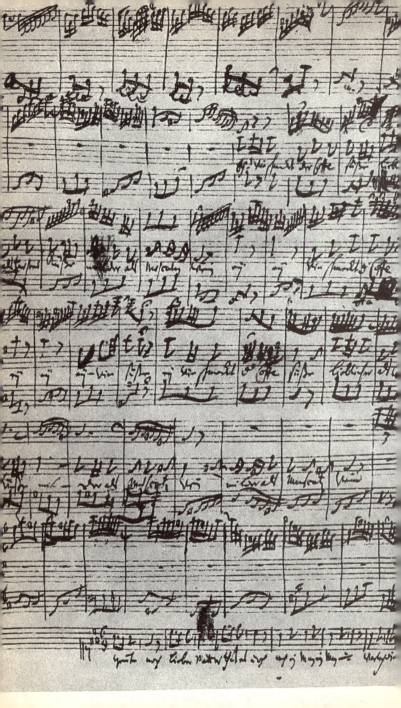

71 Seite aus der Originalpartitur der „Kaffee-Kantate" von Johann Sebastian Bach: „O wie schmeckt der Coffee süße..."

72 Im Berliner „Café Josty" um 1870

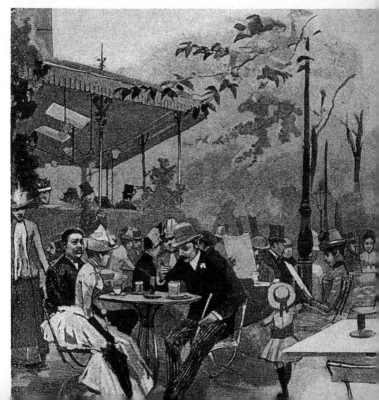

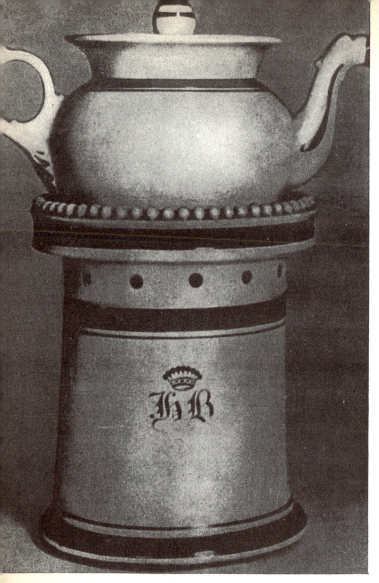

73 Honoré de Balzacs Kaffeekanne. Der Dichter trank an einem sechzehnstündigen Arbeitstag vierzig bis sechzig Tassen starken Kaffee

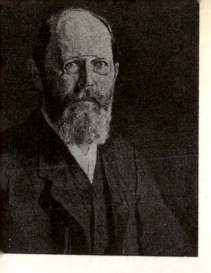

74 Emil Fischer stellte erstmalig Koffein künstlich her

75 Über vier Millionen Tonnen Kaffee wurden in Brasilien seit Beginn der Weltwirtschaftskrise bis 1941 verbrannt, verheizt oder ins Meer geschüttet, um die Preise hoch zu halten. „Valorisation" oder „Aufwertung" nannte man das

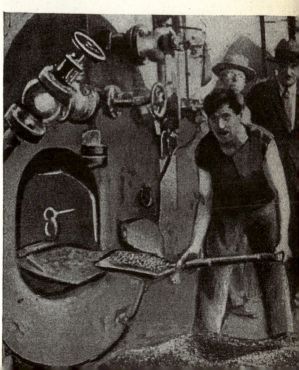

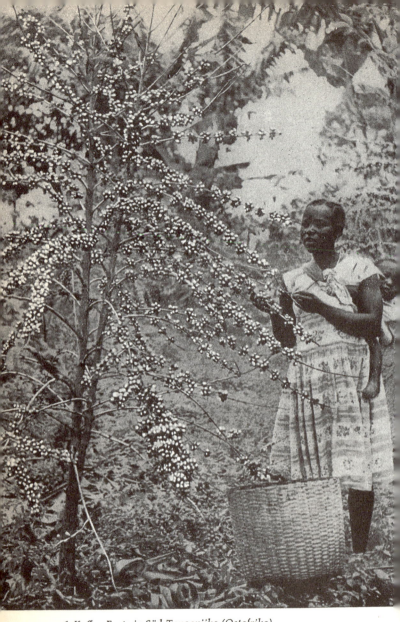

76 Kaffee-Ernte in Süd-Tanganjika (Ostafrika)

häufig zu Diskussionen, nicht selten oppositionellen politischen, was manche volksfeindlichen Machthaber veranlaßte, die Kaffeehäuser als „Horte der Unruhe" und „Brutstätten aufrührerischer Gedanken" zu verbieten. So geschah es schon bald nach der Eroberung Arabiens durch die Türken in Mekka, wo der brutale türkische Statthalter Chair Bey die Widerspenstigkeit der geknebelten Bevölkerung gegen sich dem Kaffeetrinken zuschrieb. Kurzerhand ließ er sämtliche Kaffeevorräte beschlagnahmen, die in den Mokkastuben Versammelten auseinandertreiben, wobei es Tote und Verletzte gab, und den Ausschank schließen. Allerdings mußte er auf Geheiß des Sultans, der selbst ein leidenschaftlicher Kaffeetrinker war, das Kaffeeverbot unverzüglich wieder aufheben. Er, Chair Bey, solle volksfreundlicher regieren, hatte der Sultan ihm ausrichten lassen, dann würde die Bevölkerung auch nicht mehr gegen ihn revoltieren!
Eine ähnliche Niederlage mußte der britische König Charles II. mit seiner Schließungsorder für alle englischen Kaffeehäuser einstecken, die er am 29. Dezember 1675 in der Befürchtung erließ, daß die ohnehin ungünstige Volksstimmung gegen seine krampfhaften Versuche, unter Mißachtung der bürgerlichen Revolution den Feudalismus im Lande wiederherzustellen, durch den Kaffeegenuß noch verschlimmert werden könnte. Aber die englischen Bürger erwiesen sich als stärker und erzwangen die Zurücknahme der königlichen Verfügung binnen zehn Tagen.

Doch nicht nur politische Gründe führten Regierende gegen den Kaffee ins Feld, sondern auch wirtschaftliche, wie beispielsweise der Preußenkönig Friedrich der Zweite, der der schnöden Ansicht war, „daß nicht alle Maurer, Mägde und dergleichen von ihrer Hände Arbeit sich nährende Personen Coffée trinken sollten", und durch seine am 21. Januar 1781 verkündete „Kaffeeregie" den Kaffeehandel zu einem hochbesteuerten Staatsmonopol machte. Während nur Angehörige höherer Stände nach Erwerb eines kostspieligen Brennscheins Rohkaffee für ihren eigenen Bedarf rösten durften, mußten die Minderbemittelten ihren Kaffee für einen unverschämten Preis in den öffentlichen Verkaufsstellen erstehen — oder, wenn sie das nicht konnten, weiterhin ihr von Jugend an gewöhntes Braunbier trinken. „Seine Majestät sind Höchstselbst in Dero Jugend mit Biersuppe erzogen worden, das ist viel gesünder als der Coffée!" pflegte Friedrich auf Einwände gegen seine Kaffeebesteuerung zu erwidern. Und wehe, wenn sich ein preußischer Untertan unterstand, billigen Schmuggelkaffee zu erwerben und zu rösten! Er wurde ganz sicher von den königlichen „Kaffee-Riechern" oder „Kaffee-Schnüfflern", wie diese vom Volk genannt wurden, dabei aufgestöbert und harter Bestrafung zugeführt!

Wie Friedrich der Zweite, so belegte sein Idol Ludwig der Vierzehnte von Frankreich, so belegten alle Fürsten den Kaffee mit Höchststeuern; es ließen sich mit ihren Erträgen ja so schön die verschwenderischen Hoffeste oder Raubkriege finanzieren! Denn wer ihn sich irgendwie leisten konnte, trank seinen Kaffee: die Männer im Kaffeehaus, um dabei zu politisieren, hochtrabende Gespräche über Kunst und Wissenschaft zu führen, Schach zu spielen oder Zeitungen zu lesen, die Damen, um dabei Musik zu hören oder daheim, im Kränzchen, zu plaudern und zu tratschen. Die bildhübschen Töchter Bettina von Arnims hatten mit ihren Freundinnen einen „Kaffeterbund" gegründet, in dem man sich über Literatur unterhielt. Bisweilen hielt ein Dichter einen Vortrag, für den

die begeisterten Zuhörerinnen ihn dann mit dem Orden der goldenen oder silbernen Kaffeekanne auszeichneten. Der große Johann Sebastian Bach hatte eigens zum Lobpreis des Kaffees eine Kantate nach dem Text des Gelegenheitsdichters Picander komponiert: „Ei, wie schmeckt der Coffee süße, lieblicher als tausend Küsse, milder als Muscatenwein..."
Eine Londoner Zeitung vom 17. Juni 1657 lobte den Kaffee als ein sehr nützliches Getränk mit vielen guten Eigenschaften: es belebe den Magen, stärke das Herz, fördere die Verdauung, banne die Hitze, mache nicht nur den Geist lebhafter und das Herz leichter, sondern hülfe auch gegen Augenkrankheiten, Erkältungen, Gicht, Verstopfungen, Kopfschmerzen und manche anderen Übel.
Tatsächlich wurde der Kaffee, als er in Frankreich Eingang fand, zunächst ausschließlich als Medikament, und zwar als Weckmittel, verwandt. Und deshalb kam es auch zum erbitterten Kampf der Ärzte und Apotheker gegen das spätere allgemeine Kaffeetrinken. Man inszenierte im Rathaussaal von Marseille, der Geburtsstadt des französischen Kaffeehauses, eine öffentliche Kaffeeverdammung.. In schwärzesten Farben schilderte ein gewisser Doktor Colomb als Sprecher der Marseiller Ärzte- und Apothekerschaft die „schröcklichen" Gefahren des Kaffeegenusses: Kaffee wäre ein heimtückisches Gift. Seine gerösteten Partikelchen, die sich im Kaffeegetränk im Überflusse befänden, würden vehement alle Lymphe mit sich reißen und die Nieren austrocknen und das Gehirn schädigen und das Blut säuern und damit sämtliche Körperteile saftentblößen, so daß der ganze Körper allmählich einer entsetzlichen Abmagerung anheimfallen müßte...

Genauso gab es in Deutschland namhafte Naturforscher, Ärzte

und Naturheilkundige, die den Kaffeegenuß allenfalls als Medizin gelten lassen wollten, so der Begründer der Homöopathie Samuel Hahnemann, ferner Goethe, der seiner Freundin Charlotte von Stein, einer rechten „Kaffeeschwester", einmal empfahl, ihre „hypochondrisch quälende Kraft der traurigen Vorstellungen" nicht noch durch ständigen Kaffeegenuß zu verstärken. Der berühmte Wasserdoktor Sebastian Kneipp lehnte Bohnenkaffee ganz und gar ab. Als besonderes Kuriosum aus der Schlacht um das Für oder Wider des Kaffeetrinkens darf eine Bittschrift englischer Frauen aus dem Jahre 1674 an den König gelten, in der sich die unterzeichneten „besseren" Ehehälften beklagten, „daß der Kaffee die Männer unfruchtbar mache wie die Wüste, aus der er stamme, und daß die Frauen statt kräftiger Nachkommen nur noch Affen und Pygmäen gebären würden."

Möglicherweise rührte daher der zeitweilige Ruf des Kaffees, ein Antaphrodisiakum, ein Antiliebesmittel, zu sein, wie die schreibfreudige Herzogin Liselotte von der Pfalz in einem ihrer vielen kulturgeschichtlich wertvollen Briefe mitteilt, wonach die ehelosen katholischen Pfarrer mehr Kaffee hätten zu sich nehmen müssen als ihre verheirateten protestantischen Kollegen. Und ein Dekan der Pariser Medizinischen Fakultät, ein gewisser Professor Philipe Hecquet, berichtete im Jahre 1709, daß, nachdem das Kaffeetrinken Mode geworden, die Zahl der Syphilitiker und auch der Wüstlinge angeblich sehr zurückgegangen sein sollte. „Wollte der Himmel, daß es wahr wäre!" schrieb er jedoch skeptisch weiter; „es würde beweisen, daß der Kaffee den Liebestrieb besänftige, aber nicht völlig zum Erlöschen bringe, so daß er dem Geschlechtstrieb zwar noch genügend Leidenschaft beließe, um sich nicht zu hassen, jedoch nicht mehr genug, um sich noch aus Liebe

aufzuregen. Bessere Ehen, ausgeglichenere Gesellschaften und glücklichere Staaten würden die Folgen sein!"
Heute weiß man, daß in normalen Mengen der Kaffee erregend auf das Zentralnervensystem wirkt. Dadurch wird das Erfassen äußerer Eindrücke erleichtert, die Vorstellungskraft erhöht. Auch die Müdigkeit wird vertrieben und das Arbeitsvermögen vorübergehend gesteigert, das heißt: geistige und körperliche Arbeit lassen sich nach dem Genuß einer Tasse Kaffee leichter und schneller erledigen.

Zu gern hätten die Chemiker gewußt, durch welchen mysteriösen Stoff die Lebensgeister so wunderbar geweckt würden, nachdem sie im Laufe der Zeit schon verschiedene aromatische Substanzen und Säuren im Kaffee entdeckt hatten.
Einer dieser interessierten Chemiker war der fünfundzwanzigjährige Friedlieb Ferdinand Runge, dem es bereits als fünfzehnjährigem Apothekerlehrling gelungen war, die pupillenerweiternde Wirkung des Tollkirschenalkaloides „Atropin" festzustellen, und der später durch seine Entdeckungen des Anilins, Phenols und mehrerer anderer Substanzen im Steinkohlenteer als Pionier der Farbenchemie berühmt werden sollte. Runge war im Sommer 1819 vom Weimarischen Staatsminister Goethe zu einem naturwissenschaftlichen Gespräch empfangen worden; Goethe war vom wissenschaftlichen Ernst seines Gastes so angetan gewesen, daß er in seinem Tagebuch vermerkte: „Sodann lernte ich auch noch einen jungen Chemikus namens Runge kennen, der mir auf gutem Wege zu sein scheint."
Während der Unterhaltung kam Goethe unter anderm auf den Kaffee zu sprechen, ohne dabei seine Abneigung gegen das Getränk zu verhehlen. Zum Schluß seiner Rede überließ

er Runge eine Schachtel Kaffeebohnen zur chemischen Analyse. Wenige Monate später, man schrieb das Jahr 1820, gelang es dem gerade erst zum Doktor Promovierten, das Kaffeegift „Koffeïn" zu isolieren, das sich ihm in Gestalt glänzendweißer, leicht bitter schmeckender nadelförmiger Kristalle darbot. Seitdem wurde Friedlieb Ferdinand Runge den Spitznamen „Doktor Gift" nicht mehr los.

Das Koffeïn fand man sieben Jahre später auch im Tee. Allerdings nannte der Entdecker es in der Annahme, daß es sich hierbei um eine eigene Substanz handelte, „Theïn". Diese Bezeichnung hielt sich über ein Jahrzehnt, bis der niederländische Chemiker und Arzt Gerardus Mulder, der übrigens auch das „Fibrin" aus dem Blut isolierte und ein wissenschaftlicher Gegner des deutschen Chemiefürsten Justus von Liebig war, die Identität von Koffeïn und Theïn nachwies.

Eine Tasse Kaffee ist für den gesunden Menschen, selbst wenn er sie nach jeder Mahlzeit trinkt, völlig unschädlich. Mit Recht gilt daher das angenehm anregende und leistungssteigernde Koffeïn als das „harmloseste und ungiftigste" aller Gifte. Und es existiert für den Normalverbraucher kein „Koffeïnproblem", das gewisse interessierte Firmen künstlich hochgespielt haben, um einmal Riesengeschäfte mit koffeïn*freiem* Kaffee zu machen – und dann noch einmal mit koffeïn*haltigen* Erfrischungsgetränken oder Koffeïnpillen, denen sie das vorher dem Kaffee unter großem Reklameaufwand entzogene Koffeïn bedenkenlos wieder hinzufügten.

Wichtig für die gute Verträglichkeit des Kaffees ist freilich die Zubereitung. Die Wissenschaftler konnten im Tierversuch zeigen, daß beispielsweise ungefilterter Kaffee bekömmlicher ist als gefilterter, weil das Koffeïn an die noch darin enthalte-

nen Ballaststoffe, wie Zellulose, gebunden ist und erst allmählich freigesetzt wird, so daß dadurch weniger Reizungen des Magen-Darm-Traktes eintreten. Es verhält sich dabei ähnlich wie im Falle einer Tablette: Schlucke ich sie in festem Zustand, so geht ihr Wirkstoff langsamer in die Verdauungsbahn über, als wenn ich sie in Wasser aufgelöst einnehme.
Desgleichen beeinflußt Milch die Kaffeeverträglichkeit günstig, da ihre Eiweiße mit den im Kaffee vorhandenen Gerbsäuren reagieren und sie dadurch gewissermaßen unschädlich machen. Um dies an einer von jeder Hausfrau schon gemachten Beobachtung zu verdeutlichen: Wenn ich Zitronensaft, der ähnlich dem Kaffee organische Säuren enthält, in Milch gieße, so flockt diese auf. Der Fachmann sagt dazu: das Milcheiweiß wird „denaturiert", das heißt, es wird unnatürlich. Umgekehrt wird auch die Säure durch ihre Bindung an die Milcheiweiße abgestumpft. Just dieser chemische Vorgang vollzieht sich, wenn auch nicht so offen zutage tretend, beim Milchkaffee. Man hat durch die Wechselwirkung von Milcheiweiß und Gerbsäuren gleichsam weniger magenreizende Säuren in der Tasse.
Von den modernen Kaffee-Extraktpulvern muß man natürlich weniger aufbrühen, da ihnen ja die Ballaststoffe entzogen sind.
Fünf Tassen Kaffee mit einer Gesamtdosis bis zu einem halben Gramm Koffein dürfte ein gesunder Erwachsener täglich ohne Beschwerden vertragen. Bei größeren Mengen kommt es leicht zu Herzklopfen, Unruhe, Kopfschmerz, wobei jedoch zu berücksichtigen ist, daß es auch beim Kaffee, wie bei anderen Giften, eine Gewöhnung gibt.
In wildem Schaffensrausch arbeitete der große französische Schriftsteller Balzac bis zu sechzehn Stunden täglich an sei-

nem fast neunzigbändigen Romanzyklus „Menschliche Komödie". Damit der Geist ein derartiges Übermaß an Gedanken aufzubringen imstande war, schürte Balzac ihn immer wieder durch Unmengen Kaffees nach türkischer Art an. Seine Kaffeekanne liebte er als stetig fließenden Quell neuer Energie abgöttisch, und wohin er sich auch für längere Zeit begab, nahm er sie mit. Vierzig bis sechzig Tassen soll er an jedem langen Arbeitstag getrunken haben. Wie sehr ihn das „schwarze Öl" beflügelte, bezeugte er in einem Hymnus:

„Der Kaffee gleitet hinab in den Magen, und dann gerät alles in Bewegung: die Ideen rücken an wie Bataillone der großen Armee auf dem Schlachtfeld; der Kampf beginnt. Erinnerungen treffen im Sturmschritt ein als Fähnriche des Aufmarsches. Die leichte Kavallerie entwickelt sich in einem prachtvollen Galopp. Die Artillerie der Logik braust heran mit ihrem Train und ihren Kartuschen. Die geistreichen Einfälle greifen als Tirailleurs ins Gefecht ein. Die Gestalten kostümieren sich, das Papier bedeckt sich mit Tinte, die Schlacht hebt an und endet unter Strömen schwarzer Flut, so wie die wirkliche Feldschlacht in schwarzem Pulverrauch ertrinkt."

Honoré de Balzac — und auch sein berühmter Landsmann Voltaire, der im hohen Alter bis zu fünfzig Tassen Kaffee täglich zu sich genommen haben soll, stellen natürlich Ausnahmen dar. Ein nicht daran gewöhnter und erst recht ein empfindlicher Mensch würde solch übermäßigen Dauergenuß kaum ohne Folgen vertragen; es würden sich außer Magen-Darm-Beschwerden mit Völlegefühl, gelegentlichen Durchfällen und Appetitlosigkeit bald auch nervöse Störungen in Form von Fingerzittern, Schlaflosigkeit, Harndrang und leichter Reizbarkeit bemerkbar machen. Denn die Hauptwirkung des Koffeïns erstreckt sich auf das Zentralnervensystem, besonders auf die empfindungsaufnehmenden und die bewegungsauslösenden Regionen der Hirnrinde.

Um den Einfluß erregender und dämpfender Stoffe tierexperimentell zu untersuchen, hat der damalige Oberarzt des Instituts für Pharmakologie der Humboldt-Universität Berlin und jetzige Professor für Pharmakologie und Toxikologie der Friedrich-Schiller-Universität Jena Doktor Ankermann unter Mitarbeit des wissenschaftlichen Assistenten Doktor Lange einen sogenannten Zitterkäfig entwickelt, einen geräumigen Kasten, in dem sich zweireihig und leichtbeweglich sechzehn zylinderförmige Spezialbehälter befinden. Diese dienen beim Versuch als Mäusekäfige und weisen am Boden eine Metallnadel auf, an die, ebenso wie an die Metallplatte, in die die Nadel gesteckt wird, ein schwacher Strom angelegt werden kann.

Während die Laborantin acht weißen Mäusen Koffeïn unter die Genickhaut injiziert, spritzt sie einer zweiten Gruppe von acht Mäusen unwirksame physiologische Kochsalzlösung ein. Dann setzt sie jedes Mäuslein in einen Zylinder. Sobald die Mäuse sich in ihren Büchsen bewegen und die Metallnadeln die Metallplatte berühren, beginnt elektrischer Strom zu fließen, wohingegen der Stromfluß jedesmal unterbrochen wird, wenn Nadel und Platte sich trennen. Eine Stunde lang schauen wir dem Wechselspiel zu. Anschließend blicken wir auf die beiden neben der Apparatur aufgestellten Kontrollzähler, die nach dem Prinzip gewöhnlicher Telefonzähler jede Stromunterbrechung während des Versuchs registrieren. Wir lesen für die mit Koffeïn behandelten Tiere eine bedeutend höhere Anzahl von Stromunterbrechungen ab als für die mit Kochsalzlösung beimpften, weil das Koffeïn seine Tiere zu weit häufigeren Hin- und Herbewegungen veranlaßt hatte, als dies normalerweise der Fall ist.

„Würde ich den Mäusen aber höhere Dosen Koffeïn verabfolgen, so würde es bei ihnen zu Krämpfen kommen", berichtet uns die Laborantin nach Beendigung des interessanten Versuchs am Zitterkäfig. „Deshalb zählen die Pharmakologen das Koffeïn auch zu den Krampfgiften."

„Doch Koffeïnvergiftungen beim Menschen sind außerordentlich selten", erläutert uns der Arzt, der das Tierexperiment im Institut für Pharmakologie und Toxikologie leitete. Ein namhafter schweizerischer Forscher, Professor Sven Moeschlin, teilt in seinem unlängst in neuer Auflage veröffentlichten Buch „Klinik und Therapie der Vergiftungen" mit, daß er Todesfälle nach Aufnahme von zehn Gramm Koffeïn beobachtet habe. Das würde einer Menge von einhundert Tassen Kaffees entsprechen. Soviel hätte selbst ein Kaffeefanatiker wie Balzac nicht an einem Tage trinken können, sondern man müßte dann schon zu reinem Koffeïn greifen. Dieses allerdings wird leider allzuoft mißbräuchlich angewandt. So erwähnt Professor Moeschlin den Fall eines bekannten Velofahrers, der bei Sechstagerennen täglich bis zu sechs Gramm Koffeïn aß, ohne dabei zu bedenken, wie sehr er damit seine Gesundheit untergrub.

Ausgangs des neunzehnten Jahrhunderts hatte der Berliner Ordinarius für Chemie und Direktor des chemischen Universitätsinstituts Professor Emil Fischer erstmalig Koffeïn künstlich hergestellt und es dadurch der deutschen Arzneimittelindustrie ermöglicht, sich von der Einfuhr natürlichen Koffeïns unabhängig zu machen. Denn Koffeïn bildet einen wichtigen Bestandteil zahlreicher Medikamente, wobei seine analeptische Wirkung weniger für solche therapeutischen Zwecke

wie Erweckung aus Narkosen oder aus Schlafmittelvergiftungen ausgenutzt wird, weil sie dafür zu schwach wäre und bessere Mittel existieren, als vielmehr zur Behandlung von Herz- und Kreislauferkrankungen.
Sehr wertvoll ist überdies der verstärkende Effekt des Koffeïns bei schmerzlindernden Arzneimitteln. Um von dieser unterstützenden Wirkkraft einen Eindruck zu erlangen, sehen wir uns einen weiteren Tierversuch an: Eine Maus wird auf einen Metallboden gesetzt, der durch gleichmäßig fließendes heißes Wasser auf 59 Grad Celsius erwärmt wird. Die Maus empfindet den Hitzereiz als unangenehm und beginnt binnen kurzem, sich die Vorderpfötchen zu lecken. Erhält die Maus nun ein schmerzlinderndes Präparat, wie Acesal oder Aspirin, so empfindet sie den Hitzereiz bedeutend schwächer und leckt sich erst nach längerer Pause die Vorderpfötchen. Injiziert die Laborantin der Maus zusätzlich Koffeïn, so verspürt das Tier den durch das heiße Wasser verursachten Schmerz noch weniger und leckt sich die Vorderpfötchen noch später.
Solche Tierexperimente haben schließlich zur Herstellung analgetischer oder schmerzlindernder Mischpräparate geführt. Eines der in unserer Republik, und zwar vom VEB Arzneimittelwerk Dresden erzeugten ist das „Coffetylin", das der Arzt gleichermaßen als wirksames Schmerz- wie Antifiebermittel verordnet.
Wenn, wie wir eingangs aus der abessinischen Hirtenlegende erfahren haben, Afrika die Heimat des Kaffees ist, so bedeutet dies jedoch nicht, daß der schwarze Erdteil auch den Hauptanteil an der Weltkaffeeproduktion erbringt. Zu etwa der gleichen Zeit, da in Europa die ersten Kaffeehäuser ihre Pforten öffneten, wurden die ersten Kaffeepflanzen nach Java gebracht und dort kultiviert; es folgten im Kaffeeanbau im

achtzehnten Jahrhundert die Westindischen Inseln, Ecuador, Venezuela und vor allem Brasilien. Heute ist die Kaffeepflanze in den meisten tropischen Ländern verbreitet.

Am besten gedeiht sie in den Äquatorialgegenden innerhalb dreißig Grad nördlicher und südlicher Breite. Zur Pflanzenfamilie der Rubiazeen oder Labkrautgewächse gehörend, weist der Kaffeestrauch immergrüne Blätter sowie weiße, jeweils zwischen den Blättern in Büscheln stehende, jasminähnlich duftende Blüten auf. Bei der Reife, etwa sieben Monate nach dem Blühen, trägt er karminrote fleischige Beeren, die sogenannten Kaffeekirschen, in denen für gewöhnlich zwei abgeplattete Samenkerne, die Kaffeebohnen, liegen. Mitunter birgt die Frucht auch nur einen rundlichen Kern, den man als „Perlkaffee" bezeichnet.

Nach zwei bis drei Jahren beginnen die Kaffeesträucher Frucht zu tragen; allerdings stellen sich ergiebige Ernten erst nach fünf Jahren ein. Der Anbau erfordert unendliche Mühe, bestimmte Bodensorten, bestimmte Mengen Flüssigkeit, Sonne und eine gewisse Höhenlage. Er erfordert ein Übermaß an Arbeitskräften sowohl hinsichtlich der Pflege als auch der Ernte und komplizierten Aufbereitung.

Vor dem Gebrauch werden die Kaffeebohnen geröstet. Dies geschieht in besonderen Röstereien, da für einen erfolgreichen Röstvorgang dreierlei zu beachten ist: die Temperatur darf nicht zu hoch ansteigen; die entstehenden Destillationsprodukte müssen rasch abgeführt und die gerösteten Bohnen schnell abgekühlt werden.

Um den Kaffee sind heftige Monopolschlachten entbrannt. Besonders Brasilien kämpfte verbissen um die Kaffeevorherrschaft auf dem Weltmarkt, nachdem es durch die deutsche Entdeckung des Rübenzuckers sein Zuckermonopol verloren

hatte. Während Brasilien im Jahre 1818 nur erst rund fünftausend Tonnen Kaffee erzeugte, so im Jahre 1900 schon ziemlich achthunderttausend, im Jahre 1906 eine Million zweihunderttausend und im Jahre 1929 sogar eine Million siebenhundertvierzigtausend Tonnen!
Unmöglich, diese Rekordmengen abzusetzen, zumal immer noch aus den Vorjahren Hunderttausende von Tonnen in den Speichern lagerten. Um die Preise hoch zu halten, vollbrachte man das Unglaubliche: Man verbrannte, verheizte und schüttete mit Beginn der großen Weltwirtschaftskrise bis 1941 über vier Millionen Tonnen Kaffee ins Meer, was etwa dem Gesamtweltverbrauch von zwei Jahren entsprach! „Valorisation" oder „Aufwertung" nannten die Börsenjobber diese frevlerische Vernichtung eines an sich segensreichen Überflusses.

Die der Menschheit mit dem Kaffee zur Verfügung stehende Koffeïnmenge wird noch beträchtlich vermehrt durch das Koffeïn des Tees. Auch dessen Herkunft ist dunkel und legendenumwoben. So erzählt man sich in den ostasiatischen Ländern, woher er stammt, daß einst ein buddhistischer Mönch und Philosoph sich vorgenommen hätte, eine Zeitlang ununterbrochen Tag und Nacht über die Fragen des Lebens nachzusinnen. Doch einmal hätte ihn der Schlaf übermannt. Als er wieder erwachte, hätte er sich in heiligem Zorn über seine menschliche Schwachheit die Augenlider ausgerissen und sie von sich geworfen in der Annahme, nunmehr gegen die lästige Müdigkeit gefeit zu sein. Noch während er seine Gedanken zu neuer Betrachtung gesammelt hätte, wäre aus den zur Erde gefallenen Augenlidern ein Gewächs entsprossen, von dem, wie er beim Genuß eines Blättchens feststellen konnte, eine wunderbar anregende Kraft ausströmte. Damit war, der Überlieferung zufolge, der Menschheit der Tee geschenkt worden.

Teeblätter enthalten etwa doppelt soviel Koffein wie Kaffeebohnen. Eine Tasse selbst starken Tees ist aber dennoch nicht unverträglicher oder „giftiger" als eine Tasse Kaffee, weil zu ihrer Bereitung weniger Blätter benötigt werden als Kaffeebohnen zur Herstellung einer Tasse besseren Kaffees. Nichtsdestoweniger wirkt Tee bei manchen Menschen anregender als Kaffee. Professor Doktor Fritz Hauschild, der Direktor des Pharmakologischen Instituts der Karl-Marx-Universität Leipzig, stellt in seinem Lehrbuch fest, daß die „temperamentvollen" Völker, wie Araber, Romanen und so weiter, Kaffeetrinker sind, indessen die „ruhigeren und ausgeglicheneren", wie die Chinesen, Japaner, Engländer, den Teegenuß vorziehen.

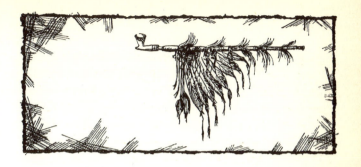

EIN „TEUFELSKRAUT"

Christoph Kolumbus und seine Begleiter staunten nicht schlecht, als sie drei Tage nach ihrer Landung auf amerikanischem Boden Indianern begegneten, die mit großem Behagen den Rauch „glühender Blätterrollen" einsogen und ihn nach einer Weile wieder durch Mund und Nase ausbliesen. Sie vermeinten, zumal die Eingeborenen auch noch von roter Hautfarbe waren, „Feuermenschen" oder gar „höllischen Wesen" gegenüberzustehen, und beruhigten sich erst, als die roten Männer ihnen versicherten, daß sie ihre „Glimmstengel" aus einem einheimischen aromatischen Kraut herstellen würden, das sie „tobaco" nannten. Sie benutzten den Tabakqualm zu Kultzwecken, als Opfergabe für den erhabenen Großen Geist. Ihre Stammeshäuptlinge bedienten sich des Rauches zur Besiegelung feierlicher Abmachungen, besonders von Friedensschlüssen — daher auch der Ausdruck „Friedenspfeife", aus der jeder Vertragspartner oder jeder hohe Gast reihum einen Zug tat. Der Brauch der Friedenspfeife, die als ein Heiligtum verehrt wird und reich mit bunten Bändern, Vogelfedern oder Korallenschnüren geschmückt ist, spielt noch heute eine gewichtige Rolle bei den Indianern. Die Medizinmänner schließlich verwandten Tabakrauch zur Krankenbehandlung.

Ob bereits die Schiffsbesatzung des Kolumbus Tabakpflanzen nach Europa gebracht hat, weiß man nicht genau. Dagegen steht fest, daß der Eroberer Mexikos, Hernando Cortez, dem spanischen König einige Exemplare übersandte, der sie dann als exotische Kuriositäten in seinen Gärten aufziehen ließ. In jenen Tagen dachte in Spanien noch niemand daran, das wundersame Kraut zu rauchen, obwohl man durch Reiseberichte längst erfahren hatte, daß die spanischen Kolonisten in der Neuen Welt dem Rauchgenuß verfallen waren, worüber sich der fromme Bischof Las Casas in einem Brief nach dem Mutterlande mokierte: „Ich weiß nicht, wie die Leute Geschmack daran haben können und welchen Nutzen sie darin finden!"

Die Landsleute daheim schüttelten ebenfalls den Kopf, als sie von der Rauchgewohnheit der nach Amerika Ausgewanderten erfuhren. In Spanien jedenfalls erhielt die Tabakpflanze vorerst nur die Chance, wegen ihrer schönen Blüten in Blumentöpfen gehalten zu werden, um die Wohnungen zu zieren. Eines Tages glaubte ein spanischer Arzt, im Tabak eine Heilkraft entdeckt zu haben, und verordnete ihn seinen Patienten gegen alle möglichen Krankheiten, mit angeblich phantastischen Erfolgen.

Als dies auch dem französischen Gelehrten und Gesandten der französischen Krone in Lissabon, einem gewissen Monsieur Nicot, zu Ohren kam, hatte dieser nichts Eiligeres zu tun, als seiner Herrscherin, Katharina von Medici, pulverisierte Tabakblätter nach Paris zu schicken, mit dem Bemerken, daß dieser Staub gegen Kopfweh sowie viele andere Beschwerden zu empfehlen sei. Sobald das Päckchen Tabakpulver bei der Regentin eintraf, verabfolgte sie ihrem Sohn, der gerade an heftigen Kopfschmerzen litt, eine Prise — und der Niesreiz verschaffte ihm Linderung, was die Königin irrigerweise einer Heilwirkung des Tabaks zuschrieb. Mit jedem anderen Niespulver hätte sie den gleichen Effekt erzielen können.

Fortan wurde Tabak zum Universalheilmittel erklärt, nach dem die Menschen sich in den Jahrhunderten medizinischer Ratlosigkeit vor vielen Krankheiten, namentlich den verheerenden Seuchen, so sehr sehnten. „Dieses Kraut reinigt den Gaumen und das Haupt, verteilet die Schmerzen und Müdigkeit, stillet das Zahnweh, behütet den Menschen vor Pest, verjaget die Läuse, heilet den Grind, Brand, alle Geschwüre, Schäden und Wunden", frohlockte der Verfasser eines zeitgenössischen Kräuterbuchs. Während grüne Tabakblätter zu Umschlägen, pulverisierte gegen Kopfweh verwendet wurden, diente Tabaksalbe als hautreizendes Mittel bei rheumatischen Schmerzen, Erfrierungen, verschiedenen oberflächlichen Entzündungen, Tabakpreßsaft zur Wundbehandlung, Tabakrauch zu Klistieren gegen Verstopfung und Ohnmacht. Auch hielt man Tabak für ein wirksames Vorbeugungsmittel gegen Cholera, Typhus und Malaria.

Nur allmählich verlor der Tabak seine Bedeutung als Medikament, um dann ausschließlich als Genußmittel zu gelten. Eine Schnupftabakfabrik nach der anderen entstand. Adlige und gemeine Leute, nicht etwa nur Männer, sondern auch Frauen und Halbwüchsige schnupften und niesten ohne Unterlaß. Selbst in der Kirche frönten die Gläubigen und nicht

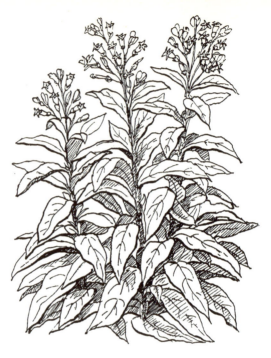

Virginische Tabakpflanze

minder die Priester dem Tabaksteufel, so daß Papst Urban der Achte sich im Jahre 1642 genötigt sah, das Schnupfen in den Gotteshäusern mit dem Banne zu belegen, den in der ersten Hälfte des achtzehnten Jahrhunderts Papst Benedikt der Dreizehnte allerdings wieder aufhob, weil er, wie verlautet, selber leidenschaftlich schnupfte.

Während des ganzen siebzehnten und zum großen Teil auch achtzehnten Jahrhunderts stand die europäische Männer- und

Frauenwelt im Zeichen der Prise sowie der damit verbundenen schmutzigen Nasen, wovor sich manche ehrenwerte Persönlichkeit zutiefst entsetzte. Doch durch den Dreißigjährigen Krieg sollte dem Schnupftabak ein ernster Konkurrent in Gestalt des Pfeiferauchens erwachsen. Den Ruhm, die Alte Welt mit dieser Sitte „beglückt" zu haben, schreibt man dem Günstling der englischen Königin Elisabeth, Sir Walter Raleigh, zu, der sie aus der von ihm im Jahre 1584 gegründeten Kolonie Virginia im Osten Nordamerikas mitgebracht hatte.

Als der Admiral die Gewohnheit des „Tabaktrinkens" oder „Nebelsaufens", wie man das Rauchen damals nannte, in seiner Heimat demonstrierte, gafften Männlein und Weiblein ihn zunächst verständnislos an. Ein neu in seine Dienste tretender Diener goß ihm, als er ihn zum ersten Mal in seinem Arbeitszimmer „qualmen" sah, erregt eine Kanne echten englischen Bieres über den Kopf in der Annahme, sein Herr wäre einem inneren Brande zum Opfer gefallen, den er schnellstens löschen müßte. Aber nachdem die Engländer ihre anfängliche Scheu vor der Tabakspfeife überwunden hatten, eiferten sie Raleighs Beispiel kunstgerecht nach. Sowohl bei Hofe wie auf den Straßen, in Bierhäusern wie im Theater smokten Damen und Herren und stießen durch gespitzten Mund Rauchwolken und -kringel in die Luft. Als Sir Walter Raleigh am 29. Oktober 1618 sein Leben auf dem Schafott lassen mußte, konnte er die Gewißheit mit ins Grab nehmen, ganz England zum Pfeiferauchen „verführt" zu haben.

Vergebens bemühte sich Jakob der Erste, der den Admiral unter dem Vorwande politischer Verschwörung hatte hinrichten lassen, seinen Untertanen den Tabakgenuß durch eine Schmähschrift zu verleiden, in der er „jenen heillosen

Brauch", wie er sich ausdrückte, als eine Erfindung des Teufels darstellte, die „den Zorn Gottes reizen, die Gesundheit des Körpers zerstören, das Hauswesen und die Staatsfinanzen zerrütten" würde. Da seine wohlgemeinten Worte jedoch auf keinen fruchtbaren Boden fielen, verbot Jakob in seinem Lande das Tabakrauchen und -schnupfen durch Parlamentsakte unter Androhung der Prügelstrafe oder der Ausweisung aus London.

Englische Studenten machten die Tabakspfeife in Holland bekannt, englische Landsknechte während des Dreißigjährigen Krieges in Deutschland und der Schweiz; britische und niederländische Kaufleute, die gegeneinander um die Vorherrschaft des Tabakhandels kämpften, verbreiteten das Tabakkraut bis nach Rußland, nach der Türkei und Persien. Und bei allen Völkern entbrannte die gleiche Leidenschaft zum Rauchen, der auch dort die Regierenden mit drakonischen Maßnahmen zu begegnen suchten.
Am härtesten zog der durch seine Grausamkeit berüchtigte Sultan Murad der Vierte gegen die Raucher zu Felde, indem er sie an Händen und Füßen verstümmeln, wenn nicht gar hängen ließ. Das russische Gesetz sah bis zum Regierungsantritt Peters des Großen für das Rauchen Peitschenhiebe auf den nackten Oberkörper, Naseaufschlitzen oder Verbannung nach Sibirien vor. Der persische Schah Abbas der Große versuchte, das Übel mit der Wurzel auszurotten und ließ die Tabakhändler mitsamt ihren Ballen verbrennen. In Deutschland existierten in den einzelnen Landesteilen unterschiedliche Tabakerlasse und Raucherstrafen: Während im Herzogtum Jülich-Berg jeder ungestraft rauchen durfte, der einen Erlaubnisschein dazu besaß, und unerlaubt Rauchende zwan-

zig Goldgulden Buße zu entrichten hatten, wurde das Rauchen in Berlin beispielsweise — wie übrigens auch in der Schweiz — dem Ehebruch gleicherachtet, da es angeblich die Fortpflanzungskraft lähme, und demgemäß mit Gefängnis oder öffentlicher Auspeitschung geahndet.

Wenn man freilich berücksichtigt, daß in früheren Jahrhunderten durch wenig achtsame Pfeifenraucher so manches schwere Brandunglück verursacht worden war, so kann man die strengen Strafandrohungen der Gesetzeshüter durchaus verstehen. Immerhin sollen einer Chronik zufolge anno 1642 in Görlitz annähernd hundert Häuser durch unvorsichtiges Anzünden einer Tobackspfeife vernichtet worden sein. Der Brand der Wiener Hofburg im Jahre 1668 soll gleichfalls durch einen Raucher verursacht worden sein. Eine dritte Hiobsbotschaft vermeldet wörtlich: „Zu Coppenhagen habe Anno 1680 ein Schneider auf einem Schiffe mit dem Toback ein groß Unglück angerichtet; denn als er die Tobacks-Pfeife ausklopfet, sind die Kohlen und Asche in die Pulver-Kammer gekommen, dadurch das Schiff samt fünfundzwanzig Persohnen in die Lufft gesprenget worden."

Doch auch noch andere, vornehmlich ästhetische und gesundheitliche Gründe wurden jederzeit gegen das Tabaktrinken, wie ehedem gegen das Schnupfen, ins Feld geführt. Der unvergessene Verfasser des „Abenteuerlichen Simplicissimus", Christoffel von Grimmelshausen, der mit viel Witz und Ironie die Torheiten seiner Zeit der Lächerlichkeit preisgab, höhnte über die Tabaksüchtigen: „Theils saufen Toback, andere fressen ihn, von namentlichen wird er geschnupft, also daß mich wundert, warum sich noch keiner vorgefunden, der ihn auch in die Ohren steckt!"

Grimmelshausens berühmter Zeitgenosse Abraham a Santa

Clara, der hervorragendste Predigermönch des siebzehnten Jahrhunderts, donnerte in seiner burschikosen Art von der Kanzel: „Der mit Säuen umgehet, der schweinelt; der mit Schelmen umgehet, der schelmelt; der mit Tobak umgehet, der räuchelt!"

Der gute alte Goethe, den man zu vielerlei Dingen zitieren kann, hielt den Tabakgenuß in mehrfacher Hinsicht für schädlich. „Das Rauchen macht dumm und unfähig zum Denken und Dichten", sagte er. Es verleite zum Biertrinken, damit der überhitzte Gaumen wieder abgekühlt werde. Beides würde die Nerven abstumpfen und das Blut bis zum Stauen verdicken. Wenn es so fortgehen sollte, wie es den Anschein habe, warnte er, werde man „nach zwei oder drei Menschenaltern schon sehen, was diese Bierbäuche und Schmauchlümmel aus Teutschland gemacht haben".

Und als einer der bedeutendsten Ärzte des Goethezeitalters nahm Christoph Wilhelm Hufeland, königlicher Leibmedicus und Direktor der Berliner Charité, in seinem noch heute lesens- und beherzigenswerten Buch „Die Kunst, das menschliche Leben zu verlängern" folgendermaßen gegen das Rauchen Stellung: Es sei einer der unbegreiflichsten Genüsse. Abgesehen davon, daß es als etwas Schmutziges, Beißendes, Übelriechendes die Zähne verderbe, den Körper austrockne, mager und blaß mache, Augen und Gedächtnis schwäche, das Blut nach Kopf und Lunge ziehe und daher zu Kopfschmerzen disponiere, könne es denen, die hektische Anlagen besäßen, Bluthusten und Lungensucht beibringen. Er, Hufeland, warne daher jedermann vor dem Tabakrauchen und würde sich sehr freuen, wenn es ihm hierdurch gelingen sollte, zur Verminderung der üblen Sitte beizutragen!

Es gelang ihm natürlich nicht. Noch immer schenkten die

Tabakbesessenen den Worten des längst unter der Erde liegenden ehemaligen kurfürstlich-brandenburgischen Leibarztes Cornelius Bontekoe, eines gebürtigen Holländers, größeren Glauben, der sich in seiner Schrift „Von dem Leben, der Gesundheit, der Krankheit und dem Tode des Menschen" als Lobredner des „Knaster-Tobacks" vernehmen ließ: „Nichts ist dem Leben und der Gesundheit so nötig und dienlich als der Rauch des königlichen Gewächses, des Tabaks..." Er wäre „gut und angenehm vom frühen Morgen bis zum Abend, wenn man aufsteht und nüchtern ist, wenn man gegessen hat und ehe man essen will, mit einem Worte: allezeit". Ein anderer holländischer Arzt namens Beintema empfahl sogar, zwanzig Pfeifen an einem Tag zu „trinken"; das wäre ungefähr das Maß, „um gesund zu bleiben und ein langes Leben zu haben"!

So waren dann auch in den Städten und Vorstädten die sogenannten Tabagien wie Pilze aus der Erde gewachsen, in denen sich allabendlich, nach des Tages Mühen, Gesellen und Handwerksburschen, Fuhrleute, Schiffer, Dienstmänner, Fabrikarbeiter und -arbeiterinnen, Hausmädchen, Näherinnen, Verkäuferinnen, Fräuleins von zweifelhaftem Ruf und Muschkoten trinkend, possenreißend und rauchend ergötzten.

Warum auch nicht! Schließlich hatte ja lange genug sogar am preußischen Hofe ein „Tabakskollegium" bestanden, in dem der König sich mit einer stattlichen Anzahl weiterer hoher „Pfeifenköpfe" von fünf Uhr nachmittags bis in die Nacht hinein dem Bier- und Tabakgenuß hingab! Darum begriff der gemeine Mann nicht, weshalb noch in der ersten Hälfte des neunzehnten Jahrhunderts das „öffentliche Tabakrauchen auf den Straßen und Promenaden als ebenso unanständig wie dem Charakter gebildeter, ordnungsvoller Städte widersprechend" aufs strengste untersagt sein sollte. Daher lautete, so komisch das klingt, eine Forderung der achtundvierziger Revolutionäre: „Rauchfreiheit an allen Orten!", die schließlich auch erreicht wurde.

Das neunzehnte Jahrhundert wurde das Jahrhundert der Zigarre. Diese bürgerte sich um so leichter ein, als die Tabakspfeifen damals groß und unhandlich waren und sich demzufolge schwer stopfen und anzünden ließen. Und wo sollte man sie verbergen, wenn man nicht rauchte? Die Zigarrendose dagegen konnten sogar die Damen, die sich, gleich den Kavalieren, dem Zigarrenrauchen zuwandten, bequem unter ihrer Mantille aufbewahren.

Überdies paßte die Zigarre besser zur bürgerlichen Persönlichkeitsvorstellung!

In Mittelamerika hatten die spanischen Eroberer die Zigarre in Form einer aus Maisblättern mit Tabakfüllung gewickelten „Rauchrolle" kennengelernt und sie nach der europäischen Heimat gebracht. Die Kunst des Zigarrenwickelns wurde hier im Laufe der Jahre verfeinert, und bald verstanden die Spanier auch, Deckblätter aus der Tabakpflanze selbst zu gewinnen.

Die erste deutsche Zigarrenfabrik gründete im Jahre 1788 der Hamburger Kaufmann Hans Heinz Schlottmann, nachdem er die Zigarrenherstellung auf einer Geschäftsreise in Spanien erlernt hatte.

Von dem Augenblick an, da ein Raucher auf den Gedanken verfiel, Tabak in Papier zu hüllen, war schließlich die Zigarette erfunden. Wer es gewesen, weiß niemand. Aber schon Casanova, der galante italienische Abenteurer und Hochstapler, weiß in seinen Memoiren von einem spanischen Gastwirt zu berichten, den er im Jahre 1767 beim Rauchen einer Zigarre in Papier angetroffen habe.

Die eigentliche Zigarette soll jedoch erst im neunzehnten Jahrhundert im nahen Orient erfunden worden sein, von wo aus die Engländer und Franzosen sie nach dem Krimkrieg in Europa verbreiteten. Diese sogenannte Orientzigarette zeichnete sich durch milden, würzigen Tabak aus. Eine russische Zigarettenfabrik hatte 1862 in Dresden die erste deutsche Zigarettenfabrik als Filiale errichtet, die sich rasch zu einem Zentrum des Handels mit Orienttabak entwickelte.

Mit der Jahrhundertwende setzte der Siegeszug der Zigarette ein, die sich besonders gut für eine maschinelle Massenproduktion und die Besteuerung eignete und besser als die Tabakspfeife und die Zigarre dem hastigen Tempo der modernen Zeit entsprach. Über fünfzigtausend Zigaretten vermochte anfänglich eine einzige Maschine in der Stunde herzustellen. Die heutigen nahezu vollautomatischen Strangmaschinen erzeugen sogar über das Doppelte. Eine marktschreierische Reklame, die es verstand, die Zigarette mit dem Begriff der Jugend und Schönheit in Zusammenhang zu bringen, indessen sie die Zigarre als ein Sinnbild reifer Männlichkeit propagierte, verhalf dazu, diese ungeheuren Zigarettenmengen an den „strahlenden" Mann und die „strahlende" Frau zu bringen.

Der Weltverbrauch an Tabak belief sich in den letzten siebzehn Jahren auf etwa dreieinhalb Millionen Tonnen jährlich. Der Jahresanteil an Zigaretten beträgt schätzungsweise zwei- bis zweieinhalbtausend Milliarden Stück, das sind zwei bis zweieinhalb Billionen.

Wenn man einen starken Zigarettenraucher fragt, warum er eigentlich so viel rauche, erhält man häufig zur Antwort:

weil es ihm schmecke. Dabei stimmt das gar nicht, denn weder die menschliche Zunge, unser Hauptorgan des Geschmacks, noch die Schleimhaut des Gaumens oder des Schlundringes beherbergen „Schmeckbecher" oder „Geschmacksknospen" für Rauch. Aber dies einem leidenschaftlichen Raucher glaubhaft zu machen ist verlorene Mühe. Er behauptet weiterhin, die Zigarette munde ihm; im übrigen brauche er sie, um sich zu entspannen, um neue Kraft zu schöpfen, um sich vor schwierigen oder mißlichen Situationen zu konzentrieren oder zu beruhigen, um auch einmal ein Hungergefühl zu überwinden — kurz: um wohlauf und leistungsfähig zu sein.

So ganz unrecht hat freilich unser Verteidiger der Zigarette nicht, denn der Tabak wirkt tatsächlich ausgleichend. Je nach der Stimmungslage des Menschen erregt oder hemmt er die verschiedensten Funktionen. Ein Großteil des Erfolges ist aber auch an bedingte Reflexe gebunden: Der Raucher erwartet, wenn er sich eine Zigarette anzündet, daß er, je nachdem es die Situation verlangt, gesammelter oder munterer wird. In seinem Sinne beeinflussend wirkt bereits das mit dem Rauchen einhergehende Zeremoniell: das Entfalten der hübschen Schachtel, das Entnehmen des schlanken „Stäbchens", das Entflammen des Zündholzes, der erste Zug, das befreiende tiefe Aushauchen des blauen Dunstes.

Der Kettenraucher allerdings macht weniger Umstände, weil er meint, nicht einen Moment ohne die Zigarette auskommen zu können. Er ist uneinsichtig und maßlos und gehört deshalb zu denen, auf die der Zigarettentod lauert.

Noch um die Jahrhundertwende war der Lungenkrebs eine sehr seltene Krankheit, so daß sich die Mediziner nach einigen Jahrzehnten besorgt fragen mußten, weshalb er sich in gewissen Ländern, darunter auch Deutschland, plötzlich erschreckend mehrte, während sich seine Zahl in anderen Gebieten, beispielsweise in Island, nach wie vor niedrig hielt. Das mußte doch eine Bewandtnis haben! Die Krankheit konnte nach den Gegebenheiten erst um die Jahrhundertwende ihre auslösende Funktion aufgenommen haben, und zwar hauptsächlich an Männern, da die Frauen vorerst von diesem furchtbaren Leiden so gut wie verschont geblieben waren.

Zu den Forschern, die sich mit der Lösung des Rätsels befaßten, gehörte auch der vor einiger Zeit verstorbene Vorsitzende des Krebskomitees der Deutschen Demokratischen Republik Professor Doktor Fritz Lickint zu Dresden. Er ging bei seiner Überlegung davon aus, daß das wirksame Prinzip krebserzeugende Stoffe enthalten müsse, die weder zu einem bestimmten Beruf noch zu einer Lokalität in besonderer Beziehung stehen dürften, und daß jene krebserzeugende Ursache in solchen Ländern fehlen müsse, deren Bevölkerung bislang noch keine häufigere Lungenkrebssterblichkeit zu verzeichnen hatte.

Beim Durchdenken aller Möglichkeiten kam Professor Lickint, wie auch seine Kollegen in Amerika oder in England, zu dem Ergebnis, daß eigentlich nur zwei Faktoren die Bedingungen erfüllten und demnach als Erzeuger des rasend sich ausbreitenden Lungenkrebses in Frage kämen: nämlich die durch die wachsende Industrialisierung hervorgerufene allgemeine Luftverunreinigung und das — Zigarettenrauchen. Nein! *Nur das Zigarettenrauchen!* Denn die logisch denkenden Forscher sagten sich bald, daß von der Luftverpestung ja auch die Frauen betroffen sind, die vom Lungenkrebs dennoch nicht so in Mitleidenschaft gezogen worden waren.

Und es fiel auf, daß bei allen Krebsdiagrammen die beklemmend ansteigende Lungenkrebskurve eine fatale Ähnlichkeit mit der sprunghaft aufstrebenden Kurve des Zigarettenverbrauchs zeigte — woraufhin zahlreiche europäische und amerikanische Krebsspezialisten und Chemiker miteinander wetteiferten, um das den Lungenkrebs verursachende Etwas im Tabakrauch ausfindig zu machen. Mitarbeiter des chemischen Laboratoriums der „American Medical Association" stellten fest, daß der Hauptstrom einer einzigen Zigarette 17,8 Milligramm Teer enthält und eine Raucherlunge bei einem Tageskonsum von zwanzig Zigaretten jeweils etwa dreihundertsechsundfünfzig Milligramm, mehr als ein Drittelgramm also, aufnimmt.

Und was noch alarmierender ist: der namhafte Freiburger Krebsforscher Professor Doktor Hermann Druckrey wies in einer imponierenden Versuchsreihe nach, daß beim tiefen Inhalieren des — im Gegensatz zum alkalischen Rauch der Zigarre oder der Pfeife — leicht einzuatmenden „sauren" Rauches der Zigarette über neunzig Prozent der im Tabakteer vorhandenen krebserzeugenden Kohlenwasserstoffe, besonders Benzpyrene, in der Lunge zurückgehalten werden. „Denn die menschliche Lunge ist ja kein Schornstein, aus dem die inhalierten Kanzerogene und anderen schädlichen Wirkstoffe wieder nach außen gelangen könnten", sagt Druckrey in seiner Versuchsmitteilung.

In seiner ersten Versuchsreihe hatte Professor Druckrey seine Studenten eine Zigarette ohne Lungenzug rauchen und den Rauch in eine mit chemisch reinem Benzin gefüllte Glasflasche blasen lassen. Anschließend brachte er die Flasche in ultraviolettes Licht, in welchem Kohlenwasserstoffe bekanntlich fluoreszieren, das heißt aufleuchten. Mittels Spektralanalyse

konnte er erkennen, daß den überwiegenden Teil der fluoreszierenden Inhaltsstoffe die krebserzeugenden aromatischen Kohlenwasserstoffe ausmachen. In der zweiten Versuchsreihe hieß Druckrey seine Studenten, den Zigarettenrauch erst nach kräftigen Lungenzügen in die Flasche zu blasen. Und wahrhaftig: nahezu alle fluoreszierenden Stoffe einschließlich der krebserzeugenden verblieben in der Lunge, wie die nunmehrige chemische Analyse ergab. —
Ein junger Mediziner der Universität Washington, Doktor Wynder, konstruierte mit einigen Mitarbeitern eine Apparatur, die das Zigarettenrauchen des Menschen nachahmt, jedoch gleich sechzig Zigaretten mit einemmal pafft und den dabei entstehenden Tabakteer in gläsernen Kondensationsbehältern niederschlägt. Mit diesem Teer bestrich Wynder jeden zweiten Tag den rasierten Rücken von Mäusen. Nach ungefähr sechzehn Monaten trat bei etwa der Hälfte der Versuchstiere Krebs auf, und zwar, wie Wynder versichert, „Krebs von jenem Typus, der auch die menschliche Lunge befällt".
Gegenwärtig sind die Krebsforscher in aller Welt damit beschäftigt, in Tierversuchen herauszufinden, welche Bestandteile im Tabakteer außer den Kohlenwasserstoffen krebserzeugend wirken. „Die Kohlenwasserstoffe sind zweifellos nicht allein verantwortlich", erklärt Professor Doktor Erhard Geissler, jetzt Direktor des Instituts für Mikrobengenetik der Universität Rostock. „Möglicherweise tragen Kohlenwasserstoff plus Phenole, möglicherweise aber auch dritte Substanzen des Zigarettenrauches die Hauptverantwortung für Lungenkrebs."
Wie dem auch sein mag: Tabakteer enthält Kanzerogene, und Zigarettenraucher fallen erwiesenermaßen um annähernd das Zweieinhalbfache der Nichtraucher dem Lungenkrebs zum

Opfer. Um einen aufrüttelnden Zahlenvergleich zu erbringen, haben die amerikanischen Krebsstatistiker Hammond und Horn ziemlich vier Jahre hindurch 36 975 Männerpaare beobachtet, die in siebzehn Eigenschaften, wie Alter, Körpergröße, Rasse, Temperament, Beruf, Gesundheitszustand, Lebensgewohnheiten und so weiter, übereinstimmten und sich nur darin unterschieden, daß die einen „Fast-Zwillings-Partner" Raucher von zwanzig und mehr Zigaretten täglich, die anderen Nichtraucher waren. Von ihnen starben im Versuchszeitraum 2047 Personen: 1385 Raucher und 662 Nichtraucher. Davon wiederum wegen Lungenkrebses 110 Raucher, aber nur 12 Nichtraucher.

Zu ähnlich erschütterndem Ergebnis gelangte eine amerikanische Expertenkommission unter Leitung des Krebsforschers Luther L. Terry, die im Auftrage des Präsidenten John F. Kennedy ihre von 1951 bis 1959 in England, den Vereinigten Staaten und Kanada an 1 223 000 gesunden Männern und Frauen im Alter von fünfunddreißig bis vierundsechzig Jahren durchgeführte Fragebogenaktion auswerten sollte. Ihr in einem Kellerraum der Medizinischen Bibliothek zu Bethesda im USA-Staat Maryland in monatelanger mühevoller Arbeit zusammengestellter und Anfang 1964 durch das amerikanische Gesundheitsministerium veröffentlichter 387-Seiten-Bericht läßt laut „Newsweek" den Zigarettenrauchern „auch nicht den Hauch des Trostes". Seine wichtigsten Schlußfolgerungen lauten: Die Zigarettenraucher sterben früher. Das heißt: im gleichen Zeitraum sterben auf 100 Nichtraucher durchschnittlich 168 Raucher, an starken Rauchern sogar 220. Ein Drittel der Rauchermehrsterblichkeit kommt auf das Konto des Lungenkrebses. Ganz präzise ausgedrückt: Jeder zehnte Raucher stirbt an Lungenkrebs! Das zunehmende Rauchen der

Frau wird sich nach gewisser Laufzeit, die der Krebs zu seiner Entwicklung benötigt, gleichfalls verhängnisvoll auswirken. In Deutschland fallen heute schon rund fünfzehntausend Zigarettenraucher jährlich dem Lungenkrebs zum Opfer!

„Doch das ist nur die eine Schädigung, die übermäßiges Rauchen mit sich bringt", erfahren wir vom Direktor des Pathologischen Instituts im Städtischen Krankenhaus Berlin-Friedrichshain, Professor Bahrmann, der sich seit langem mit dem Problem der Tabakgefahren beschäftigt und sich den Kampf gegen das Rauchen zur Lebensaufgabe gesetzt hat. „Auch das für den Zigarettengenuß wesentliche Nikotin ist nicht harmlos. Von manchen Menschen wird seine Gefährlichkeit unterschätzt; dabei ist Nikotin nach Zyankali eines der gefährlichsten Gifte, die wir kennen!"
Es wurde 1828 erstmalig von den deutschen Chemikern Posselt und Reimann als eine farblose, an der Luft sich schnell gelb bis braun verfärbende, ätzende Flüssigkeit dargestellt und nach jenem Monsieur Nicot benannt, der den Tabak in Europa fälschlich als Arzneimittel empfahl und verbreitete. Es wirkt auf das Nervensystem, besonders die vegetativen Ganglien, die sogenannten Schaltstationen der Nerven, wo eine Erregung von einem Nervenende auf das andere übertragen wird. Und zwar wirkt es zunächst erregend, aber nach einer Weile lähmend. Ganz deutlich läßt sich diese zwiespältige Wirkung des Nikotins an der Pupille beobachten, die sich unter seinem Einfluß zuerst verengt und dann allmählich erweitert. Wie heftig Nikotin das vegetative Nervensystem durcheinanderbringt, erfährt fast jeder Jugendliche, der zum ersten Mal raucht. Er erblaßt plötzlich und fühlt sich hundselend, so daß er sich niederlegen muß.

Auch die normale Darmbewegung gerät unter Nikotineinwirkung durcheinander. Klinisch-statistische Erhebungen bezeugen eindeutig, daß Raucher häufiger an Magenschleimhautentzündung erkranken als Nichtraucher. Das Gift wird von den Schleimhäuten und der Haut leicht aufgenommen. Schon wenige Tropfen reinen Nikotins auf der Haut können schwere Schäden herbeiführen. So trug einmal eine von starken Zahnschmerzen gepeinigte siebenundzwanzigjährige Gärtnersfrau eine schwere Vergiftung davon, als sie sich den kranken Zahn versehentlich mit einer achtzigprozentigen Nikotinlösung betupfte statt, wie beabsichtigt, mit Jod. Ein Kleingärtner, der seine Obstbäume unfachgemäß mit einem nur geringfügig nikotinhaltigen Schädlingsbekämpfungspulver bestäubte, litt acht Tage an Müdigkeit, Schweißausbruch, Herzklopfen und Angst, bevor man die Ursache entdeckte.

Von einigen wissenschaftlichen Autoren wurde festgestellt, daß bei Rauchern eigenartige entzündliche Verdickungen an den Gefäßinnenwänden der Beine und des Herzkranzes zu finden sind. „Wie verhält es sich damit?" fragen wir Professor Bahrmann.

Er antwortet: „Während sich die Mehrsterblichkeit der Raucher zu einem Drittel auf den Lungenkrebs bezieht, entfallen die noch verbleibenden zwei Drittel auf Herz- und Kreislauferkrankungen. Das Nikotin begünstigt die Durchblutungsstörungen des Organismus. Wenn beispielsweise ein Patient an einer Endangiitis obliterans, einer inneren Entzündung der Beingefäße, leidet, die sich in ziehenden Schmerzen äußert, so daß der Patient bereits nach hundert bis zweihundert Metern, bisweilen sogar nach noch kürzeren Wegstrecken stehenbleiben muß, so wird die Krankheit durch Rauchen erheblich verschlimmert werden und unter Umständen die Amputation

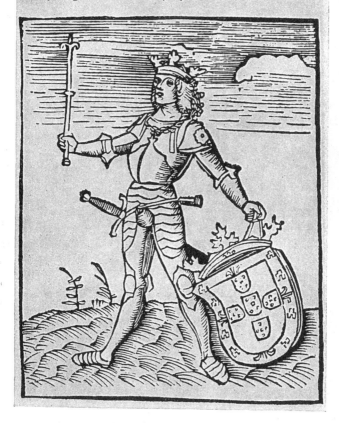

77 Titelblatt der ersten deutschen Ausgabe von Amerigo Vespuccis Reisebeschreibungen

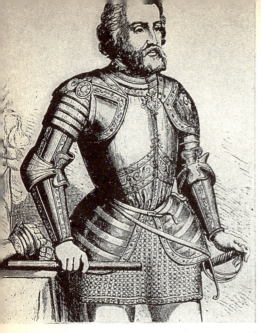

78 Hernando Cortez, der Eroberer Mexikos, sandte die ersten Tabakpflanzen nach Europa

79 Rauchende Indianer im sechzehnten Jahrhundert

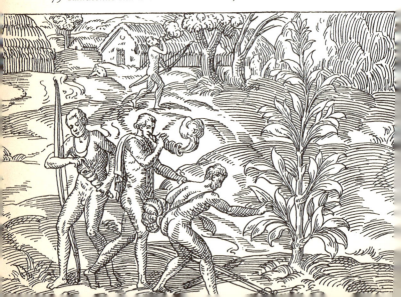

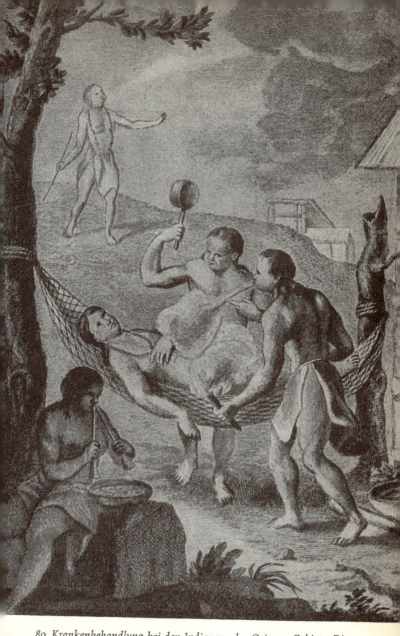

80 Krankenbehandlung bei den Indianern des Orinoco-Gebiets. Die in der Hängematte liegende Patientin wird mit Tabakrauch angeblasen

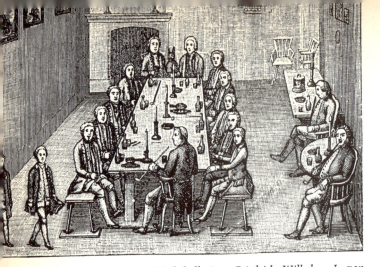

81 Das sogenannte Tabakskollegium Friedrich Wilhelms I. von Preußen

82 Der kurfürstlich-brandenburgische Leibarzt Cornelius Bontekoe setzte sich für das Tabakrauchen ein, das der Gesundheit „nötig und dienlich" sei

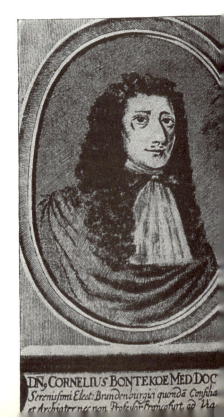

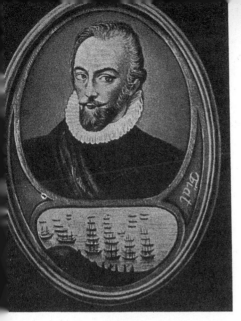

83 Der englische Seefahrer Sir Walter Raleigh machte die Alte Welt mit dem Tabakrauchen bekannt

84 Titelblatt eines populären Berliner Flugblattes über den „Segen" des Tabaks

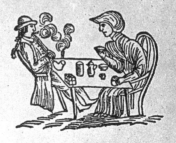

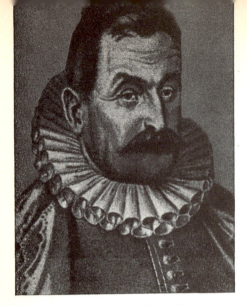

85 Jean Nicot, Namensgeber des Nikotins

86 Tabakraucher im siebzehnten Jahrhundert

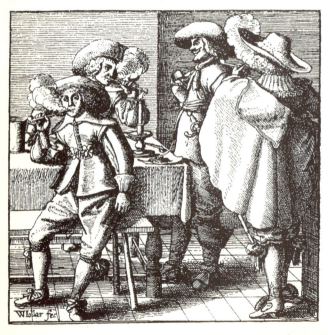

Der teutsche Tabacktrincker.

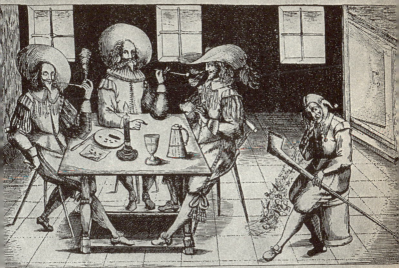

87 Zeitgenössisches Flugblatt über die deutschen Tabaktrinker im Dreißigjährigen Krieg

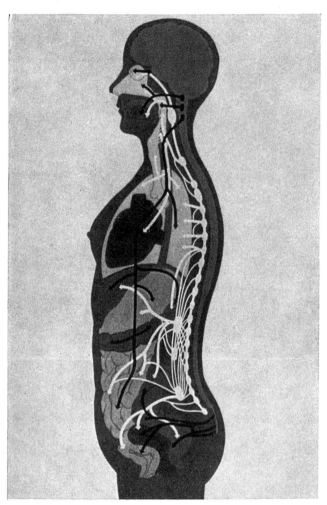

88 Hauptangriffspunkt des Nikotins ist das Nervensystem. Dabei steht die Beeinflussung des vegetativen Nervensystems, das fast alle Nikotineinwirkungen auf die übrigen Organe unseres Körpers vermittelt, im Vordergrund. Auf diese Weise wird auch der zunächst nervenerregende, später aber nervenlähmende Einfluß des Nikotins auf den gesamten Körper übertragen. Unmittelbare Folgen des Nikotins auf das animale Nervensystem sind Kopfschmerzen, Drehschwindelanfälle, Begünstigung von Nerven- und Sehnervenschwäche

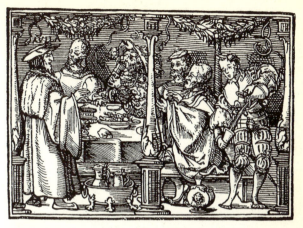

89 Akademisches Zechgelage im sechzehnten Jahrhundert

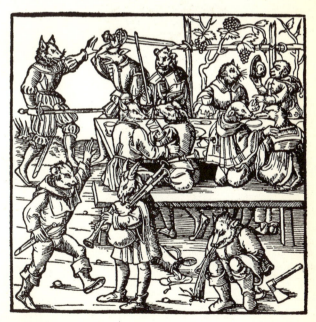

90 Karikatur auf trunkene Scholaren aus dem sechzehnten Jahrhundert

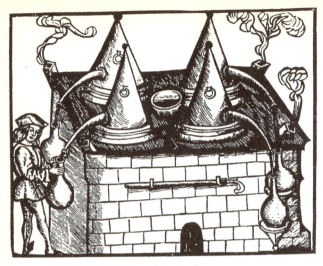

91 Destillation im sechzehnten Jahrhundert

92 Der Dichter E. T. A. Hoffmann und der Schauspieler Ludwig Devrient im Berliner Weinkeller von Lutter und Wegener

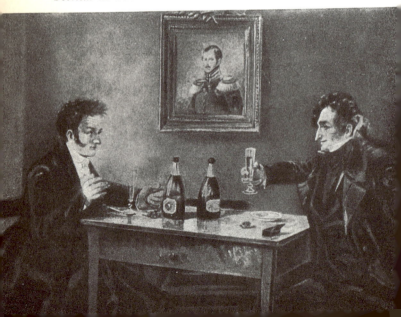

des befallenen Beines nach sich ziehen. Ähnliches trifft für die Herzkranzgefäßerkrankungen zu, bei denen das Rauchen ebenfalls eine unheilvolle Verschlechterung bewirkt, so daß es oft genug mit Angina pectoris und Herzinfarkt endet!"

„Ich wiederhole", fährt Professor Bahrmann fort, „Nikotin ist eines der stärksten Gifte, die wir kennen! Die tödliche Dosis bei Nichtrauchern wird mit vierzig bis sechzig Milligramm angegeben. Diese Menge findet sich in einer halben Zigarre mittlerer Größe. Eine Zigarette enthält bis zu zwanzig Milligramm Nikotin. Die beim Zigarettenrauchen inhalierte Menge hängt in besonderem Maße von der Rauchgeschwindigkeit ab. Für gewöhnlich nimmt ein inhalierender Raucher bei einer Zigarette ein bis zwei Milligramm auf. Daher kann sich ein Kettenraucher im Laufe eines Tages mehr als die tödliche Dosis zuführen. Wenn er dennoch nicht daran zugrunde geht, so allein deshalb, weil der Körper sich bemüht, das Nikotin rasch zu entgiften, und andererseits eine Gewöhnung eintritt. Der Tabakgenuß führt sehr bald zu einer Art Abhängigkeit, der in großem Maße auch Ärzte unterliegen, die wider alles bessere Wissen den offenkundigen Tabakschaden einfach nicht wahrhaben wollen!"

„Läßt sich der Tabakschaden durch Filterzigaretten herabmindern?"

„Leider haben nach den Ergebnissen objektiver Untersuchungen alle bisherigen Zigarettenfilter nicht das gehalten, was sie versprachen", sagt Professor Bahrmann. „Die besonderen krebserzeugenden Stoffe des Zigarettenrauches werden nur geringfügig erfaßt. Selbst die besten Filter halten höchstens zwanzig Prozent der kanzerogenen Substanzen zurück."

„Was kann man dann tun?"

„Abgewöhnen! Rigoros abgewöhnen! — Ich weiß, das fällt un-

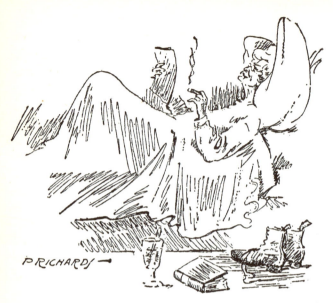

Am liebsten arbeitete der amerikanische humoristische Schriftsteller Mark Twain im Bett, eine Zigarre rauchend. Nach einer zeitgenössischen Darstellung von P. Richards

endlich schwer. Der nordamerikanische humoristische Schriftsteller Mark Twain, der selbst ein leidenschaftlicher Raucher war, hatte einmal über sich spöttisch geschrieben: ‚Das Rauchen aufgeben? Nichts leichter als dies! Ich habe es schon tausendmal aufgegeben!' — Und trotzdem gelingt es bei entsprechender Willensstärke!"
Ich persönlich kann es Professor Bahrmann nur bestätigen. Ich habe früher auch etwa zwanzig Zigaretten täglich geraucht — bis ich die Sinnlosigkeit des Rauchens einsah. Dann unterließ ich es von heute auf morgen. Das war vor zehn Jahren, und ich habe durchgehalten.

„Geeignetste Termine für die Entwöhnung sind der Urlaub oder eine Erkrankung, bei der die Zigarette ohnehin nicht ‚schmeckt'", rät Professor Bahrmann. „Bei sehr starken Rauchern ist eine psychotherapeutische Entwöhnungskur möglich, die durch verschiedene Medikamente unterstützt wird."

„Da soll es doch ein wirksames Mittel, das ‚Lobelin', geben? Wie verhält es sich damit?"

„Nach eigenen Versuchsergebnissen konnten Raucher in etwa der Hälfte der Fälle durch Lobelintabletten entwöhnt werden", berichtet Professor Bahrmann. „Das Lobelin ist dem Nikotin chemisch und pharmakologisch sehr ähnlich und ergibt bei einem hinreichenden Blutspiegel leichte Unverträglichkeitserscheinungen. Der Drang zum Rauchen vermindert sich. Die dann etwa noch gerauchten Zigaretten vermitteln nur noch einen strohigen ‚Geschmack', so daß der Patient das Rauchen lieber bleiben läßt..."

Doch Professor Bahrmann verhehlt nicht: „Lobelin ist eine Brücke, eine bescheidene Brücke, und nur wer sehr guten Willens ist, dem hilft es, über die ersten Wochen hinwegzukommen."

Das Beste ist schon und bleibt: Man fängt mit dem Rauchen gar nicht erst an, zumal man zur Lobelinbehandlung noch sagen muß, daß eine Reihe anderer Untersucher kaum nennenswerte Erfolge damit erzielten. Nichtraucher leben zehn bis zwanzig Jahre länger als Raucher. Und die Frauen mögen bedenken, daß sie, wie experimentell erwiesen, durch Nikotingenuß wesentlich vorzeitiger altern als die Männer.

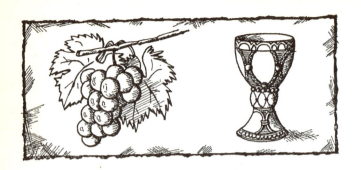

DÄMON ALKOHOL

Doktor Freund stammte aus einer unbemittelten Familie und hatte sein Studium in entsagungsvoller Arbeit als Werkstudent durchführen müssen. Aber er war immer guten Mutes gewesen, stets fröhlich und betriebsam, so daß er schließlich sein Ziel erreichte und sich vor dem zweiten Weltkrieg eine einträgliche Zahnarztpraxis aufbauen konnte. Seine Patienten ließen sich gern von ihm behandeln, weil er sein Fach beherrschte und ängstliche Gemüter durch sein heiteres Wesen und seine Liebenswürdigkeit zutraulich und oft sogar mutig zu stimmen verstand.

Doch unser Zahnarzt hatte auch einen Fehler, dessen Auswirkungen seine Patienten, vorerst wenigstens, noch nicht zu spüren bekamen: Er lebte leichtfüßig in den Tag hinein, unkritisch gegen sich selbst und handelte manchmal unüberlegt. Besonders wenn er ein Glas zuviel getrunken hatte, wähnte er sich stark.

Wir kennen ja die Wirkung des Alkohols! Man fühlt sich

angeregt; aber dieses „Angeregtsein" ist nicht echt, sondern nur scheinbar. Es ist die Folge einer Lähmung. Dem Menschen ergeht es nach dem Trinken ähnlich wie den Mäusen im Versuchslaboratorium, denen wir etwas Alkohol in die Blutbahn spritzen. Die Tiere laufen nach der Injektion eine Weile aufgeregt hin und her, legen sich dann jedoch auf die Seite und schlafen ein.

Alkohol ist also durchaus kein Weckamin, kein Anregungsmittel, wie manche meinen. Es ist ein Zellgift, das gleich allen Narkotika, vom Lachgas bis zum Chloroform, bei Mensch wie Tier alle Stadien einer Betäubung verursacht. Und der sonst so weise Sokrates hatte seine Freunde schlecht beraten, als er sie animierte: „Mir scheint, daß es richtig ist, zu trinken!" Allerdings sei zu seiner Ehre hinzugefügt, daß er recht zu trinken und maßzuhalten wußte. „Niemand hat je den Sokrates betrunken gesehen", läßt Platon in seinem berühmten „Gastmahl" den Stammtischteilnehmer Alkibiades über den Philosophen aussagen.

Als wir einen Chemiker über das Wesen des Alkohols befragten, nannte er uns eine Formel: C_2H_5OH. Daraus ersehen wir, daß Alkohol eine aus Kohlenstoff, Wasserstoff und Sauerstoff bestehende organische Verbindung darstellt. Da der in Bier und Wein und anderen Spirituosen vorkommende Alkohol nur ein Glied der verzweigten Alkoholfamilie ist, haben die Chemiker ihm zur Charakterisierung die Silbe „Äthyl" vorangestellt. Wir meinen also stets „Äthylalkohol", wenn wir in unserem Zusammenhang kurz von Alkohol sprechen.

Das Wort rührt aus dem Arabischen her und bedeutet soviel wie „das Feinste" oder „das Leichteste". Unser Chemiker er-

klärt uns, daß man Alkohol, wie zahlreiche andere organische Verbindungen, künstlich erzeugen kann, daß sich jedoch die uralte Methode der Gärung bis heute als die gebräuchlichste und billigste Herstellungsart erwiesen hat.
Bereits die alten Babylonier sowie viele vorgeschichtliche Naturvölker kannten die Gewinnung alkoholischer Getränke durch Vergären zuckerhaltiger Flüssigkeiten. Besonders Honig, Milch, Palmsaft, Beeren, Früchte und vor allem Hirse, Malz, Hopfen und Weintrauben wurden frühzeitig zu Bier oder Wein verarbeitet. Man genoß Alkohol aus verschiedensten Gründen: zur Stärkung oder zur Heilung von Kranken, als Nahrungsmittel, zu Kultzwecken in Form von Trankopfern für die unsterblichen Götter, zur Besiegelung feierlicher Handlungen, von der Hochzeit und Kindtaufe bis zum Leichenbegängnis, als Gruß- oder Gratulationstrunk bei jedweder Festlichkeit, oder auch nur, um sich zu berauschen. Bis auf den heutigen Tag haben sich diese Trinksitten erhalten.
Auch unser lebenslustiger Zahnarzt Doktor Freund sprach gern einmal dem Alkohol zu, ohne deswegen ein Trinker zu sein. Er nahm in fröhlicher Runde ein Glas, dann noch eines und noch eines. Warum auch nicht? Es wurde doch jedesmal urgemütlich!
Wie seine Kumpane, fühlte Doktor Freund sich bald seelisch beschwingt; wie sie begann er allmählich zu schwätzen und zu prahlen, welch Kerl er doch wäre! Und plötzlich erhob er sich und hielt, die Hand zur Faust geballt, in der anderen das Bierglas, eine Rede. Und — o Wunder! — selbst sein für gewöhnlich zaghafter Platznachbar, der sich in nüchternem Zustande nie getraut hätte, bei einer Diskussion den Mund aufzutun, um ja nichts Dummes zu sagen, verlor plötzlich alle Scheu und fing gleichfalls zu kraftmeiern an!

Wie dies möglich ist, erläutert uns Doktor Siegfried Schirmer, Facharzt für Neurologie und Psychiatrie an der Nervenklinik der Berliner Charité, dem die Behandlung und Betreuung von Alkoholikern obliegt:
„Sobald der Alkohol aus dem Verdauungstrakt resorbiert worden ist und in den Blutkreislauf gelangt, wird er in sämtliche Teile des Organismus weitergeleitet. Dabei wirkt er zunächst auf die Bezirke der Großhirnrinde ein, woraufhin diese im ersten Stadium der Trunkenheit, der sogenannten Euphorie oder Heiterkeitsstimmung, unsere höchsten Nervenfunktionen, das Denkvermögen, die Urteilsfähigkeit und das Bewußtsein, bremsen. Somit büßen wir unsere anerzogenen und durch Erfahrung erworbenen ‚Hemmungen', wie Umsicht, Selbstbeherrschung, Überlegung und so weiter, ein — die jedoch von ungeheurer Wichtigkeit für das Zusammenleben der Menschen sind."
Die Persönlichkeit wird also durch Alkohol enthemmt. Allein so will das Sprichwort „In vino veritas", „Im Wein liegt Wahrheit", verstanden werden. Nicht daß im Alkohol echte Wahrheit läge!
Wie gemeinschaftsgefährdend die Persönlichkeit gerade im ersten Trunkenheitsstadium enthemmt wird, erfahren wir aus einer Erklärung des Generalstaatsanwalts von Groß-Berlin über die besonders häufig in mehr oder weniger leichtem Rausch begangenen Straftaten: An der Spitze stehen Sachbeschädigungen. Erst kürzlich mußten sich zwei Burschen vor dem Richter verantworten, weil sie in Schnapslaune bei sämtlichen am Straßenrand stehenden Autos die Reifen zerschnitten hatten. Durch ihr Grölen und Randalieren waren sie der Polizeistreife aufgefallen und von ihr festgenommen worden. Weitere häufig im Alkoholrausch begangene Delikte sind

Körperverletzung, Notzucht, Widerstand gegen die Staatsgewalt.
Und nicht zu vergessen: die Trunkenheit am Steuer! Schon geringe Mengen Bier genügen, um den Autofahrer in seiner Verkehrstüchtigkeit erheblich zu beeinträchtigen. Amerikanische Versicherungsgesellschaften haben errechnet, daß bereits nach Aufnahme von drei Gläsern Bier das Unfallrisiko siebenmal höher liegt als bei Nüchternheit. Die Angeheiterten aber halten sich nach wie vor für verkehrssicher. Es mag ihnen auch meistens gelingen, ihr Fahrzeug auf ruhiger, gutbekannter Strecke heil nach Hause zu steuern. Aber was geschieht bei erhöhten Anforderungen, wie etwa bei Nachtfahrten, oder wenn sie plötzlich bremsen müssen?
Gar nicht einmal schwankend verließ Doktor Freund, unser bei seinen Patienten sehr beliebter Zahnarzt, das Bierlokal. Fuhr in seinem Wagen bis zur verkehrsreichen Kreuzung, wo er halten mußte, da die Ampel rotes Licht zeigte. Den Polizisten in seiner Nähe bemerkte er im Abenddunkel nicht. Als die Ampel die Fahrt freigab, fuhr er rückwärts an statt vorwärts. Sogleich war der Polizist zur Stelle: „Sind Sie betrunken? Bitte, hauchen Sie mich an!"

Wenn die Kunst des Bierbrauens, wie eingangs angedeutet, auch uralt ist, so unterscheidet sich doch unsere Brauart in einem wesentlichen Punkte: in der Hinzufügung von Hopfen. Wohl war jene Pflanze schon den Griechen und Römern bekannt gewesen, wie der ältere Plinius in seiner siebenunddreißigbändigen Naturgeschichte berichtet; doch erwähnt der Verfasser noch nichts über ihre Anwendung als Bierwürze. Das sogenannte gehopfte Bier scheint eher eine Erfindung der Franzosen zu sein, die laut einer Urkunde Pipins des Kleinen

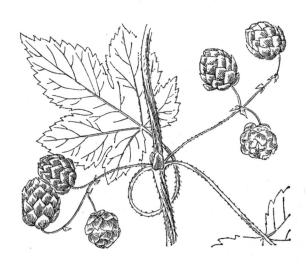

Hopfenpflanze nach einem Holzschnitt aus Spamers Illustriertem Konversationslexikon, 1875

schon Mitte des achten Jahrhunderts über große Hopfenpflanzungen verfügten. Die alten Babylonier und Ägypter hingegen stellten ihr Bier lediglich aus gemälzter Hirse oder Gerste her, die sie in einem Trog zu Teig verarbeiteten und dann buken. Dieses „Bierbrot" zerkleinerten sie in Wasser und überließen es der wilden Gärung. Wie ein babylonischer Siegelzylinder aus der Hammurabi-Epoche zeigt, trank man das Bier nicht aus Gläsern oder Krügen, sondern sog es mit langen Röhren aus einem gemeinsamen Topfe auf, bis man berauscht wurde und zu singen und zu tanzen begann.
Von Ägypten aus gelangte die Kunst der Bierbereitung zu den Griechen und Römern, die allerdings Wein dem Biere vorzogen. Durch die Völkerwanderung schließlich kam die Bierbraukunst nach Westeuropa, wo sich besonders die in Bra-

bant ansässigen romanisch-gallischen Mönche ihrer annahmen. Sie verwandten wohl auch erstmals den Hopfen zur Haltbarmachung und Würzung des Gerstensaftes. Ihrem Beispiel folgten die deutschen Mönche. Lange blieb die Bierherstellung ein Geheimnis der Klöster. Erst im zwölften Jahrhundert fand sie Eingang bei den Bürgern. Die älteste bekannte Brauerordnung stammt aus Augsburg. Überall dort fand das Brauereigewerbe eine Heimstätte, wo kein Wein gedieh, wie in Flandern und Brabant, im Alpenvorland, in Norddeutschland, England, Schweden, Dänemark.

Von den passionierten Weintrinkern wurden die Bierkonsumenten jedoch immer etwas mitleidig belächelt, als pflegten sie nur einen unedlen Genuß. Ähnlich betrachteten die alten Griechen alle, die ungemischten Wein tranken, als Barbaren, weil sie in dieser Trinksitte ein Zeichen von Unbeherrschtheit und Unmäßigkeit erblickten. Ihre Nachbarn, die Römer vor allem, tranken viel Wein, zu Hause, während der Mahlzeiten und in den zahlreich vorhandenen Weinstuben nahe den öffentlichen Bädern. Bäder, Wein und Liebe wurden in einem Atemzug genannt. Zwar sang man in einem lateinischen Liede: „Bäder und Wein und Liebe zerstören unsere Körper" — aber gleich hinterher: „Doch das Leben, es braucht Bäder und Liebe und Wein!"

Bei dieser Ansicht blieb es das ganze Mittelalter hindurch. Und merkwürdig: die kirchliche und weltliche Obrigkeit hatte weder gegen den Wein- noch gegen den Biergenuß etwas einzuwenden. Wein und Bier galten als Gottesgabe, Wein sogar als ein durch den Gottessohn persönlich bei der Hochzeit zu Kana und im Abendmahlssaal zu Jerusalem geheiligtes Getränk, das man nicht verachten dürfe. So ergriff das Trinken nach einem Wort des Schiller-Urenkels von Gleichen-Rußwurm

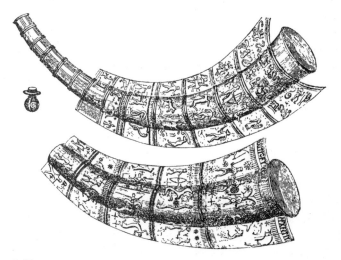

Goldene Trinkhörner; das untere mit Runen-Inschrift, in Schleswig gefunden

„wie eine Naturgewalt die Menschen". In der Renaissancezeit, wo die Schwelgereien einen Höhepunkt erlebten, wurden sechs bis zehn Krüge Bier am Tage selbst für adlige Klosterfrauen als geziemende Menge angesehen.

Im Spätmittelalter gesellten sich dem Wein und dem Bier noch zwei weitere Alkoholgetränke hinzu: der Branntwein und der Likör. Deren Herstellung lag vorerst in den Händen von Alchimisten, die am besten mit dem Destillationsprinzip vertraut waren. Denn die Gewinnung von Branntwein beruht auf der einfachen Tatsache, daß Alkohol bei geringerer Temperatur verdampft als Wasser. Demnach erhält man ihn, indem man Wein oder Bier erhitzt und die Dämpfe kondensiert. Gibt man überdies noch Kräuter- oder Fruchtgeschmack hinzu, so erhält man Likör.

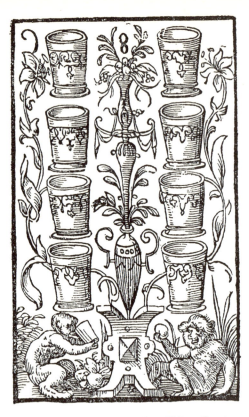

Der Wein ergetzt des Menſchen hertz/
Erweckt darinn/frewd ſchimpff vnd ſchertz
Wer nicht mag Sauffen ſeder friſt/
Derſelb kein rechter Teutſcher iſt.

Spielkarte mit einem Vers auf das Trinken. Holzschnitt von Jost Amman aus dem sechzehnten Jahrhundert

Wie ein Experte auf diesem Gebiet, der Verdiente Arzt des Volkes Medizinalrat Doktor Richard Kürzinger in seiner Schrift „1 pro mille" angibt, enthält ein Glas der meisten alkoholischen Getränke, allerdings verschieden konzentriert, im allgemeinen neun bis zwölf Gramm Alkohol, der sich nach Aufnahme vom Magen-Darm-Kanal gleichmäßig im Blut und in den übrigen Körperflüssigkeiten verteilt.

Daraus ergibt sich, daß der „Held" unserer Geschichte, unser feuchtfröhlicher Zahnarzt Doktor Freund, mit seinen sechs Bieren etwa sechzig Gramm Alkohol intus hatte, von denen seine Leber in einer Stunde etwa sechs bis acht Gramm „abbaute", das heißt mit Hilfe bestimmter Fermente in Essigsäure umwandelte, die der Organismus dann noch weiter verwertete. In den anderthalb Stunden, die er im Lokal verweilte, hatte er also erst ungefähr eineinhalb der sechs getrunkenen Biere entgiftet, als er an der Straßenkreuzung bei Erscheinen des grünen Lichtes rückwärts anfuhr und der Polizist ihn wegen Verdachts auf Trunkenheit am Steuer hauchen ließ.

Natürlich gestattete die damals allgemein angewandte Hauchprobe nach Ausführungen von Medizinalrat Doktor Kürzinger, dem Chefarzt des Krankenhauses der Volkspolizei Berlin, „noch keine sicheren Rückschlüsse", so daß sich der Verkehrspolizist beim Stellen eines mutmaßlichen Alkoholsünders vor eine schwerwiegende Entscheidung gestellt sah, wenn es galt, ihn zur Bestimmung des Blutalkohols in die Klinik zu bringen.

Heute nimmt das untrügliche Atem-Alkoholprüfröhrchen dem Polizisten diese Entscheidung ab. Der Trunkene oder trunken Scheinende muß über ein Mundstück in einen Kunststoffballon mit genau einem Liter Fassungsvermögen blasen.

Zwischen beiden befindet sich eine Reaktionsmasse, die sich bei Anwesenheit von Alkohol in der Ausatmungsluft von gelb nach grün verfärbt. Daraus darf der Kontrollierende auf einen Blutalkoholspiegel von mehr als 0,3 pro mille schließen, da sich in zahllosen Untersuchungen erwiesen hat, daß sich zwischen der Alkoholkonzentration in der Atemluft und jener im Blute ein bestimmtes Gleichgewicht einstellt; und zwar befindet sich in drei Liter Atemluft etwa so viel Alkohol wie in einem Milliliter Blut.

Vergeblich haben Autofahrer sich durch Einnahme chlorophyllhaltiger Bonbons oder durch Knoblauchgenuß bemüht, das Atemprüfröhrchen zu überlisten. Es hilft nichts; die Verfärbung der Reaktionsschicht tritt trotzdem ein, und der Ertappte hat sich einer eingehenden Blutalkoholbestimmung zu unterwerfen, die den genauen Pro-mille-Wert aufdeckt.

Im Falle unseres Zahnarztes Doktor Freund jedoch hatte der Polizist noch auf Grund des gewöhnlichen Anhauchens entscheiden müssen. Im Polizeikrankenhaus hatte der diensthabende Arzt ihm das zur Wertbestimmung benötigte Blut abgenommen und es im Labor nach einem 1923 vom schwedischen Biochemiker Erik Widmark entwickelten komplizierten Verfahren analysieren lassen. Auch hatte er Doktor Freund einigen klinischen Tests auf Alkoholbeeinflussung, wie beispielsweise auf Reaktionsfähigkeit, unterzogen. Heute wird zusätzlich in allen größeren Blutuntersuchungsstellen als pflichtgemäße Zweituntersuchung das Alkoholdehydrogenaseverfahren angewandt, das das Verbrennungsprinzip im Organismus nachahmt. Da Freund zum Glück keinen Verkehrsunfall verursacht hatte, kam er noch einmal mit einem befristeten Entzug der Fahrerlaubnis davon.

Aber, wie gesagt, Doktor Freund war bei aller Liebenswürdigkeit ein hochgradiger Leichtfuß und machte sich nicht viel aus der Strafe. Er trank weiterhin gelegentlich seine Bierchen, noch ohne ein ausgesprochener Trinker zu sein, und setzte sich auch weiterhin in leichtem Rausch ans Steuer. Bis ihm bei neuerlichem Ertapptwerden die Fahrerlaubnis gänzlich entzogen wurde! Freilich kratzte ihn auch dies wenig, denn Hitler hatte inzwischen den Krieg vom Zaune gebrochen und er, Doktor Freund, mußte mit „für Führer und Volk", wie die Phrase lautete, ins Feld ziehen.

Rasch diente er sich zum Sanitätsoffizier empor. Über die Schrecken des Krieges halfen ihm Schnaps und Branntwein hinweg. Nachdem die Rote Armee und ihre Verbündeten das Tausendjährige Reich endlich zerschlagen hatten und unter Not und Elend neu begonnen werden mußte, begab sich auch Doktor Freund schwungvoll daran, eine neue Praxis aufzubauen. Wiederum verhalfen ihm sein fachliches Können und seine aufmunternde Fröhlichkeit zu einer blühenden Praxis, so daß er letztlich mehrere Kollegen einstellen mußte.

Er warf mit dem Gelde um sich. Hielt seine Stammtischbrüder frei. Begnügte sich nicht mehr mit Bier, wie einst, sondern trank nun auch, wie er es beim Kommiß gelernt hatte, schärfere „Sachen". Vorerst noch immer in vertretbaren Mengen, und erst allmählich in steigenden Dosen. Dabei begannen sich sein übermäßiger Hang zur Heiterkeit, seine gesteigerte Betriebsamkeit, sein völliger Mangel an Selbstzucht und Selbstkritik als krankhafte Veranlagung zu entlarven, die ihn immer tiefer in Zügellosigkeit verstrickte.

Doktor Freund entwickelte sich zum Säufer. Unternahm regelrechte Sauftouren. Durchlief alle Stadien der Trunkenheit, lärmte auf dem Heimweg, torkelte, erbrach sich an Bäumen

und Laternen, fiel hin — kurz, war kein Mensch mehr. Anderntags peinigte ihn der „Kater", denn bekanntlich lähmt Alkohol nicht nur die Großhirnrinde, wodurch geistige und charakterliche Fehlleistungen ausgelöst werden, sondern zieht auch sämtliche Körperzellen und -gewebe stark in Mitleidenschaft, so daß der aus der Volltrunkenheit Erwachende jämmerliche Übelkeit mit brennendem Durst und Brechreiz, Gliederschmerzen, Kopf- und Augenschmerzen verspürt.
Genauso Doktor Freund. In der Sprechstunde zitterten ihm die Hände; öfter als einmal unterliefen ihm Kunstfehler; er zog Patienten falsche Zähne, grölte bei der Arbeit unflätige Lieder, erdreistete sich, Patientinnen zu küssen oder sich ihnen in unsittlicher Weise zu nähern.

„Es ist sehr schwierig, den Übergang vom Gelegenheitstrinken zum chronischen Alkoholismus zu bestimmen", erläutert uns Doktor Lembke, der Stationsarzt der Nervenklinik, in die Doktor Freund nun vom Amtsarzt zur Begutachtung eingewiesen wurde. Schließlich hatte er durch sein Verhalten die Ehre des ärztlichen Standes gröblich verletzt, und es war zu prüfen, ob man ihn nach einer Entwöhnung weiter praktizieren lassen dürfte.
„Vielleicht wäre Doktor Freund nicht so tief gesunken, wenn er in glücklicher Ehe gelebt hätte", fährt Doktor Lembke fort, „aber er hatte oft Streit mit seiner Frau gehabt, und schon aus diesem Grunde war ihm der Alkohol zum Bundesgenossen geworden. Denn verworrene Lebensumstände spielen bei der Entwicklung eines Menschen zum Alkoholiker nicht selten ebenso eine Rolle wie psychische Anomalien. Von Alkoholismus sprechen wir aber erst, wenn ein gewohnheitsmäßiger Trinker in völlige Abhängigkeit vom Alkohol geraten ist."

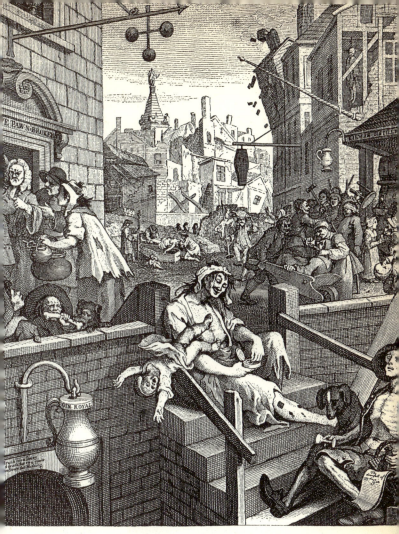

93 Karikatur auf den Alkoholismus in England um 1750

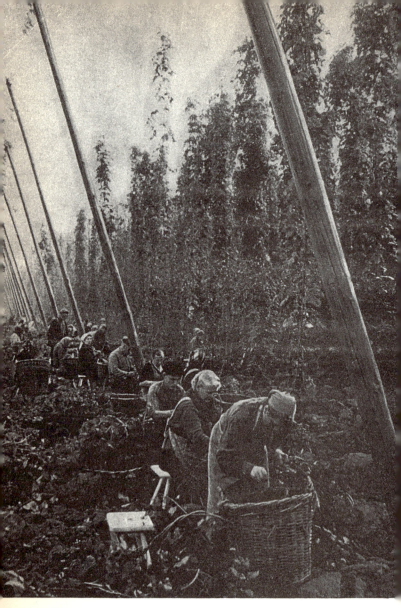

94 Hopfenernte in Thüringen

Dies war Doktor Freund bereits. Wie oft hatte er sich im Katerzustand, wenn ihm speiübel war und die Welt ihn anwiderte, geschworen, keinen Alkohol mehr anzurühren! Doch abends, nach der Sprechstunde, hatte er alle guten Vorsätze über Bord geworfen. Und wie verfallen er dem Alkohol schon war, zeigte sich bei seiner Entziehungskur in der Klinik, die nach Aussagen Doktor Lembkes zunächst einmal den Zweck verfolgt, die körperliche Bindung des Patienten an den Alkohol zu beseitigen. Es kam bei ihm, wie bei vielen in der geschlossenen Abteilung untergebrachten chronischen Alkoholikern, zu Entziehungserscheinungen wie Unruhe, Schweißausbruch, Gliederzittern, Appetitlosigkeit.
„Mit der körperlichen Loslösung vom Alkohol, die nicht etwa nach und nach vor sich gehen kann, sondern sofort absolut vollzogen werden muß, geht die psychotherapeutische Behandlung einher", berichtet Doktor Lembke. „Sie soll den Genesungswillen des Patienten wecken, soll den Boden bereiten für die Erkenntnis, daß es nur eine Möglichkeit der völligen Heilung gibt, nämlich vollständige Abstinenz für immer!"
Leider liegt die Rückfallquote nach der Entlassung sehr hoch, bei fünfzig Prozent. Erschütternde Schicksale erfahren wir: Einem hervorragend befähigten jungen Diplom-Ingenieur und Naturwissenschaftler mit zwei akademischen Graden, der dem Trunk verfiel, zerbricht die Ehe. Er verliert seinen Platz an der Hochschule, wird aus seiner Partei herausgeworfen, landet mit seinen Fähigkeiten als Nachtwächter auf einer Baustelle. Er wird zur Entziehungskur in die Klinik eingewiesen. Nach der Entlassung beginnt er erneut zu trinken und verkommt gänzlich. — Ein junger Handwerker, Sohn eines trunksüchtigen Vaters, gewöhnte sich mit neunzehn Jahren das Trin-

ken an. Trank von seinem vierzigsten Lebensjahr an täglich eine Flasche Branntwein. Wurde fünfundzwanzigmal in eine psychiatrische Klinik eingewiesen. Keine Entziehungskur nutzte. Sein Heim verfiel, weil er allen Hausrat verpfändete, um Geld für Alkohol zu erhalten, da er wegen charakterlicher und körperlicher Zerrüttung nicht mehr arbeiten konnte. Seine Frau, die er prügelte, ließ sich von ihm scheiden. Schließlich schlug er sich bettelnd durch die letzten Lebenstage.

Bei Doktor Freund hatte es jedoch den Anschein, als wäre er nach der Entziehungskur wirklich geheilt entlassen worden. Der Psychiater hatte ihm ins Gewissen geredet, ihn ernstlich darauf hingewiesen, daß er seine Approbation, seine amtliche Zulassung als Zahnarzt, nur so lange weiter erhielte, solange er nicht mehr trinken würde. Und Doktor Freund trank auch nicht, kehrte wieder zu solider Lebensweise zurück, betreute seine Patienten verantwortungsbewußt und vertrauenerweckend wie einst. — Doch leider hielt das nicht sehr lange an; schon nach verhältnismäßig kurzer Zeit ging er wieder auf Sauftour.

Er verscherzte sich nun endgültig seine soziale Stellung als Arzt. An der rotblauen Nase erkannte man ihn bereits als Säufer. Er aß kaum noch etwas, weil Alkohol ja einen hohen Nährwert besitzt und einen Teil des menschlichen Kalorienbedarfs durchaus decken kann. Doch andererseits fehlen dem Alkohol die vom Organismus benötigten Vitamine, so daß Doktor Freund körperlich zunehmend verfiel. Magen-Darm-Störungen quälten ihn; die Leber funktionierte nicht mehr richtig; zuletzt machten sich Anzeichen drohender Geistesgestörtheit bemerkbar, von der Schlaflosigkeit bis zu Angstgefühlen, die schließlich im „Delirium tremens" endeten.

Ein namhafter dänischer Pharmakologe, Professor Knud O. Møller von der Universität Kopenhagen, schildert die Entwicklung dieses grausigen, zu einem gewissen Prozentsatz tödlich verlaufenden Zustandes am Beispiel eines eigenen Erlebnisses: Während seiner Assistentenzeit am Sankt-Hans-Hospital in Roskilde war er eines Abends mit der Eisenbahn gefahren. Das altmodische Abteil, in dem er Platz genommen hatte, war ziemlich besetzt gewesen. In einiger Entfernung von ihm saß eine Krankenschwester seines Spitals. „Eben als wir wegfahren sollten", berichtet Møller selbst weiter, „kam mit viel Gepolter und Geschwätz ein großer, glühend rot aussehender und schwitzender Mann ins Coupé, aus dessen Äußerungen hervorging, daß er mit Tieren handelte und am betreffenden Tag Geschäfte und ein Trinkgelage gehabt hatte. Er war nicht ganz nüchtern, redete viel, war jovial und herrschsüchtig. Zuerst ließ er sich neben der Krankenpflegerin nieder, wurde dann aber so zärtlich, daß ich mich rasch zwischen die beiden setzen mußte. Er saß dicht neben mir, als er plötzlich zu zittern anfing, unsicher wurde, vor sich hinstierte und unverkennbar Halluzinationen bekam. Er sah das Coupé von kleinen Tieren wimmeln; seine Konzentration galt aber besonders meinem Regenmantel, worin es seiner Ansicht nach viele Flöhe hatte. Zuerst zog er sich etwas zurück, begann dann aber entrüstet die unzähligen Wesen zu fangen und war während des Restes der Reise zum ungeteilten Vergnügen der Mitreisenden eifrig darauf bedacht, mich von den imaginären Tieren zu befreien, die er mir an Armen, Körper und Beinen fing, rasch und ängstlich affektbetont, bebend und zitternd. — Ich muß noch hinzufügen, daß man in Roskilde entdeckte, er sei zu weit gefahren ... Vermutlich landete er mit Hilfe eines Bekannten im Krankenhaus."

Schnapstrinker verfallen leichter dem Delirium tremens als Biertrinker, erfahren wir von Doktor Schirmer, dem Spezialarzt für Alkoholiker in der Nervenklinik der Berliner Charité. „Da bei solchen Deliranten die Gefahr des Kreislaufversagens besteht, ist akute Behandlung nach Dringlichkeitsstufe Eins geboten: medikamentöse Behandlung, um einen Kollaps zu verhindern, Penizillinschutz, da derartige Patienten besonders anfällig für Infektionskrankheiten, wie Lungenentzündung, sind, Leberschutztherapie, da ja ihre Leberfunktion gestört ist, Beruhigungsmittel, um ihre hochgradige Erregtheit zu beseitigen, hochdosierte Vitamingaben, besonders an B-Vitaminen, und vor allem – ALKOHOL. Ja, Sie haben richtig gehört: Alkohol oder ähnlich wirkende Verbindungen müssen diese bedauernswerten alkoholvergifteten Kranken injiziert bekommen, um allzu dramatische Entziehungserscheinungen, die lebensgefährlich werden können, zu verhindern!"
Was mit Doktor Freund wurde? – Er ging am Delirium tremens zugrunde!

Eine ähnliche Form der durch fortgesetzten Alkoholmißbrauch möglichen Geisteskrankheiten ist die „Halluzinose", die mit gleichen äußerlichen Symptomen, Ängstlichkeit, Unruhe, Schlaflosigkeit, einhergeht, sich vom Delirium tremens jedoch dadurch unterscheidet, daß der unter ihr Leidende, statt Tiere zu sehen, Stimmen, zumeist gegen sich selbst gerichtete Beschimpfungen und Beleidigungen, zu hören glaubt. Dabei sind solche gehetzten Patienten nach Aussagen des Kopenhagener Pharmakologieprofessors Knud Møller „an und für sich geistig klar. Es kann vorkommen, daß die Patienten selbst bei der Polizei Schutz suchen und eine Bestrafung der vermeintlichen Verfolger fordern. Die Krankheit kann kürzere Zeit dauern, hat aber die Tendenz zu Rückfällen, kann sich aber auch über lange Perioden erstrecken".

Natürlich ist Alkoholismus als solcher nicht erblich, sondern nur gewisse Charakterzüge sind es, die bei ungünstiger Umwelt zu chronischem Alkoholismus führen können, der dann viele Gebrechen nach sich zieht, von ständigen Katarrhen und Geschwüren des Verdauungstraktes über Leberschrumpfung bis zu schweren Herzschäden und organischen Schädigungen des Rückenmarks und des Gehirns, an deren Ende Siechtum und Tod lauern.

Das Fürchterlichste am chronischen Alkoholismus ist freilich, daß sich der ihm Verfallene nicht mehr ohne ärztliche Hilfe aus seiner Knechtschaft befreien kann. „Die Alkoholiker sind Menschen", versichert uns Doktor Schirmer, unser Gesprächspartner, „die ebenso ärztlicher und staatlicher Für- und Nachsorge bedürfen wie beispielsweise Krebskranke oder Tuberkulöse. Darum müssen schon während der Entziehungskur entsprechende Maßnahmen eingeleitet werden: Sicherung des Arbeitsverhältnisses, der Wohnung, der Ehe und so weiter, da nichts so sehr ein Rückfälligwerden begünstigt wie eine unsichere soziale Situation. Desgleichen muß der Charakter gefestigt werden, weshalb der Trinker in einen Kreis von Menschen eingebettet wird, die sich nach seiner Entlassung aus der Heilanstalt um ihn kümmern, auf ihn Obacht geben, daß er die versprochene völlige Abstinenz einhält. In regelmäßigen Zeitabständen arrangiert die behandelnde Klinik Zusammenkünfte ehemaliger Patienten, bei denen sie ihrem Arzt freimütig über sich und ihr berufliches Leben und vor allem darüber, ob sie ihrem Enthaltsamkeitsversprechen treu geblieben sind, berichten."

Im Jahre 1948 nahmen zwei dänische Mediziner, Jens Hald und Valdemar Larsen, eine als Tetraäthylthiuramdisulfid bezeichnete Chemikalie ein, um deren Wert als Mittel gegen Würmer zu erproben. Anschließend begaben sie sich auf eine Party, bei der auch reichlich Alkohol genossen wurde. Den beiden Ärzten wurde elend zumute. Zum Glück für die Wissenschaft führten sie ihr Unwohlsein aber nicht auf eventuell verdorbene Speisen zurück, sondern brachten es sofort mit ihrem eingenommenen Wurmversuchspräparat in Beziehung, woraufhin sie in den folgenden Wochen und Monaten eine Reihe weiterer Experimente an mehreren tausend Patienten unternahmen, aus denen sie schließen konnten, daß die Chemikalie sich gut als Schutzmittel für Trunksüchtige eigne.
Inzwischen ist das Medikament in leicht resorbierbarer Form unter dem Namen ANTABUS – in unserer Republik als DISULFIRAM – in den Handel gebracht worden. Es besitzt die Eigenschaft, den Abbau des Alkohols im Organismus zu stören. Mit anderen Worten: Ein Alkoholiker, der es einnimmt und danach trinkt, erlebt unangenehme Vergiftungserscheinungen: seine Augen treten hervor, röten sich; sein Gesicht läuft krebsrot an; danach folgen Übelkeit, Erbrechen, Schwindel, Schwäche. Auf Grund dieser Beschwerden stellt sich dann reflektorisch ein Widerwille gegen Alkohol ein.
Allerdings hat das Mittel nur teilweise Erfolg, und außerdem darf es nur mit Einverständnis des Kranken verabfolgt werden. Doktor Schirmer, der dieses Medikament nur in seltenen Fällen anwendet, da es manche unangenehmen Nebenwirkungen besitzt, vertritt die Auffassung, daß ANTABUS allenfalls nur als eine „Krücke" betrachtet werden darf. Keineswegs aber sei es geeignet, den Gesundungswillen des Patienten zu ersetzen. „Dieser muß psychotherapeutisch gestählt werden."

Geradezu unheimlich sind die Alkoholmengen, die alljährlich durch „durstige Kehlen" rinnen! Allein in den USA wurden im Jahre 1955 insgesamt zwei Milliarden Liter harte Spirituosen, vom Whisky und Rum bis zum Gin und Wodka, ferner sechshundert Millionen Liter Wein und sechsundachtzig Millionen Faß Bier getrunken. In der Deutschen Bundesrepublik sieht es ähnlich aus: dort werden fast sechzehn Milliarden Mark jährlich für Alkohol ausgegeben; und auf über eine halbe Million wird die Zahl der Alkoholsüchtigen geschätzt. In der Deutschen Demokratischen Republik beträgt zur Zeit der jährliche Pro-Kopf-Verbrauch an Schnaps 2,1 und an Wein vier Liter, und er ist weiter im Ansteigen begriffen, wogegen der Bierverbrauch konstant geblieben ist. Wenn das so weiter geht, werden wir uns auf diesem — wenig beispielhaften — Gebiet sehr bald der Weltspitze nähern.

Medizinalrat Doktor Leonhard Waldeyer, Ärztlicher Direktor des Städtischen Krankenhauses Kaulsdorf und Chefarzt der angeschlossenen Geburtshilflich-Gynäkologischen Klinik, äußerte einmal gelegentlich einer aktuellen Umfrage die Ansicht, „daß ein nicht übertriebener Genuß von guten alkoholischen Getränken uns viele kleine Freuden und Erleichterungen in den Mußestunden eines arbeitsreichen Lebens verschafft, ohne unsere Gesundheit zu schädigen und ohne unsere Leistungsfähigkeit herabzusetzen". Dagegen wird, wie sich Professor Doktor Rudolf Neubert, der Direktor des Instituts für Sozialhygiene der Friedrich-Schiller-Universität Jena, vernehmen läßt, „jeder Gebrauch zur unrechten Zeit für die Gesellschaft zum Mißbrauch, der die Arbeitsproduktivität lähmt, Unfälle fördert und dadurch wertvolle Maschinen und Fabrikeinrichtungen vernichtet, die Arbeitsbummelei begünstigt und vor allem die Keimzelle der Gesellschaft, die Familie, zerstört". Ein Gastwirt, den man befragte, warum die Menschen oft übermäßig trinken, antwortete: „Die meisten meiner Gäste suchen hier die Abwechslung und die Geselligkeit, die sie anderswo nicht finden oder – nicht zu finden fähig sind."

„Die einfachste Methode, den Mißbrauch zu verhüten, ist der absolute Mangel an alkoholischen Getränken", sagt Professor Neubert. „Wir haben von 1945 bis 1948 erlebt, daß es so gut wie keine Alkoholkranken gab, weil nur wenig Branntwein vorhanden war."

Verschiedene Länder haben in unserem Jahrhundert staatliche Alkoholverbote erlassen, wie Norwegen im Jahre 1916 oder die Vereinigten Staaten 1920 für alle Getränke mit mehr als 0,5 Prozent Alkoholgehalt. Die Folge davon war, daß man heimlich Alkohol herstellte, ihn schmuggelte, in Kellern trank und daß die Bürger dadurch zu Gesetzesübertretern, Heuchlern und Lügnern erzogen wurden.

So also ging es nicht. Daher hoben manche Regierungen die Prohibition nach einer Reihe von Jahren lieber wieder auf. Wie aber geht es dann? Allein dadurch, daß man einmal schlechte Lebensbedingungen, wie Not, Elend, Existenzangst, beseitigt. Diese sind in unserer Republik glücklicherweise nicht vorhanden. Doch auch das Gegenteil, der zunehmende Lebensluxus, verführt, wie neuere Forschungen zeigen, zu vermehrtem Trinken; ferner Langeweile und wenig schöpferische Freizeitgestaltung, die auch bei uns noch herrschen. Diese müssen durch niveaureiches kulturelles Leben überwunden werden. Darum sind wir mit Erfolg bemüht. Einen nicht zu unterschätzenden Beitrag leistet unsere Jugendschutzverordnung vom 15. September 1955, die unsere jungen Leute von der Alkoholgewöhnung abhalten soll – allerdings von den Erwachsenen nicht immer ernst genug genommen wird.

Übrigens sagt man gern, der Alkohol wärme! Das stimmt nicht! Das beim Trinken auftretende Wärmegefühl trügt. Es täuscht über den in Wahrheit stattfindenden Wärmeverlust hinweg, der dadurch entsteht, daß die Hautgefäße erweitert werden, während die Gefäße des Körperinnern sich verengen, so daß ein Wärmetransport von innen nach außen erfolgt. Darum täten die Männer der Bergwachten besser daran, ihren zur Rettung eingeschneiter Alpinisten ausgesandten Bernhardinerhunden eine Thermosflasche heißen Kaffees mitzugeben statt des üblichen Fäßchens Kognak, der das den Eingeschneiten noch verbliebene, zur Aufrechterhaltung der wichtigsten Organfunktionen dringend benötigte bißchen Körperwärme auch noch zerstreut!

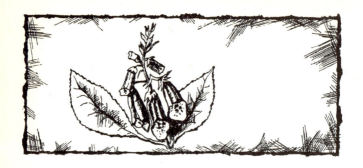

ELIXIERE DES HERZENS

Auf seiner zweiten großen Expedition durch das Gebiet des Sambesiflusses in Südafrika, an dessen Oberlauf er im Frühjahr 1859 den Schirwasee und ausgangs des Sommers den Njassasee entdeckte, wurde der schottische Missionar und Forschungsreisende David Livingstone Zeuge einer Eingeborenenjagd. Er sah, wie die Stammesangehörigen ihre Pfeile und Speere mit dem Samenextrakt einer lianenartigen Pflanze präparierten, die sein mitreisender Botaniker, Doktor John Kirk, als eine Strophanthus, eine Dreh- oder Seilblume, identifizierte. Ein Elefant, der von einem derartigen Wurfgeschoß getroffen wurde, verendete schon binnen zehn bis zwölf Stunden an Herzversagen.

Die Eingeborenen Afrikas kannten demnach also sehr gut die Giftwirkung der Strophanthusgewächse und machten von ihr reichlich Gebrauch — doch nicht nur auf der Großwildjagd, sondern auch bei kriegerischen Auseinandersetzungen. Sehr häufig bekamen gerade die Briten während ihrer kolonialen

Unterjochung des schwarzen Erdteils die vernichtende Gewalt der Strophanthuspfeile zu spüren, so im Jahre 1885 einige Angehörige der National Africa Company, nachdem sie im Bereiche der Muntschi am Katsenafluß in Nigeria mehrere Faktoreien errichtet hatten. Eines Tages war auf einer dieser Handelsniederlassungen Pulver entwendet worden, woraufhin zwei englische Beamte beim Häuptling Einspruch erhoben. Während der Unterredung wurde einer der beiden Engländer überraschend von einem Eingeborenenkrieger angeschossen. Nur mit Mühe vermochten sich die Weißen vor dem sogleich anhebenden Pfeilhagel der Muntschi in ihr Boot zu flüchten. Noch auf der Heimfahrt erlag der Verwundete dem Gifte. Seinen noch einmal davongekommenen Landsmann sowie die Bootsführer ereilte wenige Wochen danach das gleiche Los. Ihr Tod wird nicht wenig qualvoll gewesen sein, da die Muntschi dem Strophanthuspfeilgift noch den giftigen Saft einer einheimischen Wolfsmilchpflanze beimengten, der an der Einschußstelle schmerzhafte Entzündungen verursachte.

Die Strophanthusvergiftung beginnt mit Brechreiz und Übelkeit. Sodann wird das Reizleitungssystem des Herzens gestört. Dabei treten in leichteren Fällen Extrasystolen auf, indem nach jedem normalen Herzschlag eine zusätzliche Zusammenziehung erfolgt, und zwar für längere Zeit. In ernsteren Fällen kann dadurch ein totaler Herzblock mit einer Verminderung der Herzschläge um etwa die Hälfte und mehr erfolgen; doch verlieren sich diese Erscheinungen im allgemeinen nach fünf bis zehn Tagen wieder, wohingegen bei sehr schweren Fällen Tod durch Kammerflimmern eintritt. Nicht selten verbinden sich damit Gleichgewichtsstörungen, Sinnestäuschungen und Verwirrtheitszustände.

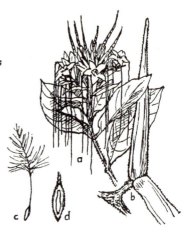

Strophanthuspflanze:
a Zweig mit Blüten und
Blütenknospen, b Frucht,
c Samen, d Längsschnitt des
Samenunterteils

Die afrikanischen Stämme, besonders die Völker Nigeriens, die, wie die Muntschi, noch heute neben moderneren Waffen mit Strophanthusextrakt vergiftete Pfeile benutzen sollen, hatten zu Livingstones Zeiten sicherlich noch nichts von der Herzwirksamkeit der Droge gewußt, sonst hätten die Expeditionsteilnehmer, in erster Linie Doktor Kirk, der außer Botaniker auch noch Mediziner war, es gewiß erfahren.

Darum beobachtete Kirk nun selbst die Wirkung der Strophanthussamen auf den tierischen und menschlichen Organismus und erkannte als erster ihren therapeutischen Wert. STROPHANTHIN, so nennt sich der Inhaltsstoff, der in die Blutbahn gespritzt werden muß, um seine Wirkung voll zu entfalten, veranlaßt bei geeigneter Dosis, wie es in der Fachsprache heißt, eine „ökonomischere Ausnutzung des Sauerstoffs durch die Herzmuskulatur und verbessert somit die Herzleistung bei unverändertem Sauerstoffverbrauch". Auf Grund dieser Erkenntnis, die in der zweiten Hälfte des neunzehnten Jahrhunderts vom Edinburgher Pharmakologieprofessor Thomas Richard Fraser vielfach experimentell bestätigt wurde, bilden Strophanthussamen seit 1886 einen begehrten Handelsartikel auf dem Weltmarkt.

Chemisch betrachtet, stellt das STROPHANTHIN, das sich neben Schleim, Harz, Eiweißstoffen und übelriechendem grünem Öl im Strophanthussamen befindet, ein Glykosid, eine Zuckerverbindung, dar. Seine Heildosis liegt bei 0,1 bis 0,5 Milligramm, indessen schwere Zwischenfälle bei einem Milligramm intravenös möglich sind.

Wenn auch die meisten bisher beobachteten Vergiftungen nur zufällig, als Folge von Überdosierungen, entstanden sind, so hat es doch ab und an auch einen Selbstmord oder gar einen Mord mit STROPHANTHIN gegeben.

Großes Aufsehen erregte im März 1929 der Mordprozeß gegen den noch nicht fünfundzwanzigjährigen Binger Arzt Doktor Peter Richter, der beschuldigt worden war, seine neunundzwanzigjährige Geliebte, Frau Käthe Mertens, durch STROPHANTHIN vergiftet zu haben. Diese ungewöhnlich schöne, leidenschaftliche und sinnliche Dame war, als der Angeklagte sie kennenlernte, mit einem Bonner Brillantenhändler verheiratet gewesen, hatte sich jedoch während ihrer Ehe von ihrem Manne vernachlässigt gefühlt und diesen daher mit dem viel jüngeren Arzte betrogen, der ihr glühende Liebesbeteuerungen machte und ihr sogar versprach, sie zu ehelichen, falls sie sich von ihrem Gemahl trennen würde. — In der Scheidungsverhandlung hatte Doktor Richter, um seine Geliebte nicht bloßzustellen, allerdings unter Eid erklärt, mit Frau Mertens keine intimen Beziehungen, sondern nur ein harmloses Freundschaftsverhältnis gehabt zu haben. Doch der hintergangene Juwelier vermochte dem Scheidungsrichter äußerst verdächtige Briefe des Nebenbuhlers an seine Frau vorzuweisen, woraufhin die Ehescheidung schließlich ausgesprochen wurde.

Jetzt plötzlich vergaß Doktor Richter seine mehrfachen Heiratszusagen an Frau Mertens, die sich von ihm nicht zurückweisen ließ und auf einer Ehe mit ihm bestand. „Ich habe dich in der Hand!" drängte sie ihn. „Ich kann und werde ihn vernichten!" äußerte sie Bekannten gegenüber, denn er habe einen Meineid geschworen.

Doktor Richter begab sich zu einer gütlichen Regelung der Angelegenheit in ihre Wohnung. Aus der Ehe könne nichts werden, sagte er ihr. Er hatte ihr Pralinen mitgebracht. Sie aß davon. Sie machte ihm aber auch eine Szene. In ihrer Erregung bat sie ihn, sie zu untersuchen. Bald danach klagte sie über Unterleibsschmerzen. „Du hast mich vergiftet!" schrie sie ihn an. Richter ließ sie mit einem Sanitätsauto ins Krankenhaus bringen, von wo aus man sie in eine Nervenklinik weiterleitete, weil man bei ihr eine hysterische Reaktion vermutete. Noch in der darauffolgenden Nacht starb sie, nachdem sie auf einem Zettel die Mitteilung gekritzelt hatte, daß sie von Richter durch Giftpralinen getötet worden sei.

„Das ist nicht wahr!" bestritt der ungetreue Liebhaber die Anschuldigung vor dem Vernehmungsrichter. Frau Mertens habe Selbstmord begangen, weil er sich geweigert habe, sie zu heiraten!

Damit fand Doktor Richter freilich um so weniger Glauben, als der diensthabende Anstaltsarzt, in dessen Obhut Frau Mertens sich bis zur Stunde ihres Ablebens befunden hatte, zu Protokoll gab, daß er Doktor Richter nur mit Mühe hatte davon abhalten können, an der Leiche eine Darmspülung vorzunehmen.

Als der daraufhin von der Staatsanwaltschaft beauftragte Gerichtsmediziner die beschlagnahmte Leiche obduzierte, fand er die Schleimhaut des Dickdarms merkwürdig blaurot verfärbt, ansonsten jedoch keinerlei Organveränderungen durch Gifteinwirkung vor. Ein Toxikologe, der hinzugezogen wurde, als verlautete, daß der Tatverdächtige im Besitze reinen STROPHANTHINS gewesen sei, wies dann wahrhaftig im Dickdarm und im Herzextrakt Spuren eines Herzgiftes nach. Aus der Tatsache, daß sich im Dickdarmpräparat noch eine größere Giftmenge nachweisen ließ, schloß der analysierende Toxikologe, daß Doktor Richter seiner einstigen Geliebten die tödliche Dosis während der Untersuchung, um die sie ihn nach dem Wortwechsel in ihrer Wohnung gebeten hatte, per anum, das heißt durch den After, beigebracht haben mußte. Als Beweisstück galt ein Röhrchen mit STROPHANTHIN, das der nunmehr vor Gericht gestellte Arzt, wie Paul Wiegler in seinem 1935 erschienenen Buch „Schicksale und Verbrechen – die großen Prozesse der letzten hundert Jahre" mitteilte, „bei der ersten polizeilichen Vernehmung in den Ofen der Wachstube geworfen haben soll". Doktor Richter wurde wegen Mordes zum Tode verurteilt, danach jedoch zu lebenslänglichem Zuchthaus begnadigt.

Glücklicherweise handelte es sich bei dem geschilderten Mordfall nur um eine vereinzelte Ausnahme von STROPHANTHIN-Mißbrauch. Dieser einen fluchwürdigen Tat stehen zahllose Lebensrettungen bei schwerer Herzschwäche gegenüber. In einem pharmakologischen Laboratorium lassen wir uns vorführen, wie man Herzglykoside auf ihre leistungssteigernde Wirkung testen kann. Der Experimentator isoliert aus mehreren Meerschweinchen die Herzen und trennt von ihnen die Vorhöfe ab, die er in eine physiologische Nährlösung legt. Unter deren Einfluß schlagen die Vorhöfe, in die beim lebenden Organismus die Hohl- beziehungsweise die Lungenvenen einmünden, noch stundenlang weiter, bis sie ermüden. Man bezeichnet diesen Zustand als „hypodynam"; es ist dies für den Experimentator der Zeitpunkt, den nicht mehr recht funktionieren wollenden Vorhöfen das zu prüfende Herzglykosid zuzusetzen. Bald läßt die Ermüdung nach; die Vorhöfe beginnen wieder schneller und kräftiger zu schlagen.

Stark beeindruckt von dem Versuch, begeben wir uns in die nächste Klinik, um uns von einem Herzspezialisten die klinische Anwendung der Herzglykoside, insbesondere des STROPHANTHINS, demonstrieren zu lassen. „Was soll ich lange reden", sagt der Arzt, „wir haben hier einen Patienten, der gerade entlassen werden soll und alles am eigenen Leibe erfahren hat. Gehen wir zu ihm; er mag erzählen!"

Wir sitzen einem etwa fünfundfünfzigjährigen Manne gegenüber, der, wie er berichtet, ein sehr schweres, arbeitsreiches Leben hinter sich hat und in der letzten Zeit zunehmend kurzatmig geworden war. „Ich hatte meine Beschwerden aber nicht sonderlich ernst genommen", fährt er fort, „hatte weitergearbeitet, bisweilen ein leichtes Stechen in der Brust verspürt und nach vorangegangenen Aufregungen eines Nachts plötzlich einen heftigen Herzanfall bekommen. Ich erwachte mit entsetzlichen Schmerzen in der linken Brustseite, vermochte mich nicht zu erheben, die Luft blieb mir weg. Meine Frau riß das Fenster auf. Da die Schmerzen nach einer halben Stunde noch immer nicht aufhörten, rief sie telefonisch den Arzt herbei, der dann auch umgehend erschien."

Der Gesichtsausdruck des Patienten hatte sich verändert; das Gesicht war blau geworden, die Atmung ins Stocken geraten, der Puls kaum mehr zu fühlen. „Ich verfügte nur noch über die Kraft, dem herbeigeeilten Arzt mitzuteilen, daß mein Herz noch weiter sehr weh täte", sagte der Patient, „daß aber aus dem bisherigen brennenden Schmerz ein regelrechter Vernichtungsschmerz erwachsen war. Danach verlor ich das Bewußtsein."

Dem Kranken helfende Mittel in Tablettenform zu geben war also nicht mehr möglich, da er sie nicht hätte schlucken können und die Wirkung auch zu langsam eingesetzt hätte. Der Arzt injizierte ihm daher schmerzlindernde und gefäßerweiternde Mittel in die Vene und zusätzlich das herzleistungssteigernde STROPHANTHIN und legte ihm auch einen intravenösen Tropf mit kreislaufwirksamen Medikamenten an. Er vermutete bei dem Kranken einen Herzinfarkt. Die Durchführung eines Elektrokardiogramms war an Ort und Stelle zwar nicht möglich; aber die Symptome waren doch sehr typisch, besonders der starke Blutdruckabfall von 170:90 auf Werte um 100:90.

Unter der Einwirkung der Medikamente, namentlich des STROPHANTHINS, zeigte sich bei ständiger Überprüfung, daß der Blutdruck allmählich wieder anstieg, der zeitweise kaum wahrnehmbare, unregelmäßige Puls sich füllte und normalisierte und der Patient auch wieder ansprechbar wurde, so daß man es wagen durfte, ihn in ein Auto zu betten und ins Krankenhaus zu schaffen.

„Ich darf noch ergänzend hinzufügen, daß dem Patienten zu Hause — neben den aufgezählten Medikamenten — auch Sauerstoff gegeben worden war, um die Sauerstoffversorgung des Gewebes zu verbessern", sagt Doktor Finck. „In der Klinik nun wurden während der nächsten Tage Elektrokardiogramme angefertigt, um die elektrischen Aktionsströme des Herzens aufzuzeichnen, und man konnte auf den Kurven die charakteristischen Zeichen eines Herzinfarktes erkennen. Auch die neuerdings durchgeführte Fermentdiagnostik sicherte die Diagnose. Durch den Untergang von Herzmuskelgewebe beim Infarkt werden große Mengen von Fermenten frei, die ins Blut gelangen und dort bereits nach vier bis zwölf Stunden nachzuweisen sind. Wir legten den Patienten über sechs Wochen streng ins Bett und verabfolgten ihm vorläufig unter anderm täglich zwei STROPHANTHIN-Injektionen, um die akute Gefahr zu bannen. Die Durchblutung verstärkte sich merklich..."

„Das ist wahr", stimmt der Patient dem Arzte zu; „die anfänglich blaßbläuliche Hautverfärbung bildete sich zurück."

„Bereits nach einer Woche etwa ersahen wir aus der Urinausscheidung, der Pulsfrequenz, der Atmung, der Leberverkleinerung nach krankheitsbedingter Vergrößerung, daß das STROPHANTHIN seinen Dienst am Herzen des Kranken zu unserer Zufriedenheit getan hatte und wir fortan den Heilprozeß ebensogut durch das wirkungsgleiche DIGITOXIN steuern könnten", fährt Doktor Finck fort. „DIGITOXIN ist das wichtigste Herzglykosid des in West- und Nordeuropa beheimateten Roten Fingerhuts und — in etwas verwandelter Form — des im warmen Südosteuropa, vorwiegend im Schwarzmeergebiet, in Rumänien und auf dem Balkan vorkommenden weißgelblich bis bräunlich blühenden Wolligen Fingerhuts. Ihre lateinischen Bezeichnungen lauten Digitalis purpurea und Digitalis lanata.

Während alle möglichen, durch Form und Farbe weniger auffälligen Pflanzen hinsichtlich ihrer Heilkraft schon im Altertum bekannt waren und medizinisch angewandt wurden, ist der bestechend schöne Rote Fingerhut bis weit ins Mittelalter hinein unerkannt und unbeachtet geblieben. Irische Mönche sollen ihn erstmalig in die Heilbehandlung eingeführt haben; allerdings verordneten sie ihn noch nicht innerlich, wie die moderne Digitalistherapie, sondern zusammen in einem Gemisch anderer Bestandteile als Einreibmittel. Über Schottland und England hat sich der Gebrauch der Droge schließlich auf dem europäischen Festland verbreitet. Aus einer überlieferten spätmittelalterlichen Rezeptsammlung geht hervor, daß die Ärzte damals Fingerhutpräparate besonders zur Heilung von Geschwüren, dann aber auch gegen Wochenbettkrämpfe, Unterleibsgeschwülste, Kopfschmerzen, Lähmungen — und Pfuscher sogar gegen den „bösen Blick" guthießen.

Die wissenschaftliche Benennung „Digitalis" für den Fingerhut stammt übrigens vom Tübinger Medizinprofessor Leonhart Fuchs, einem der „Väter der Botanik", und findet sich, nebst einer Abbildung, zum ersten Male in dessen 1543 zu Basel erschienenem „New Kreutterbuch". Leonhart Fuchs wie auch sein zeitgenössischer Kollege Hieronymus Bock, der in Hornbach praktizierte, wußten bereits über eine äußerliche und innerliche Anwendung der Droge zu berichten. Innerlich als Brech- und Abführmittel. Der Erfolg blieb zwar nicht aus; doch diese vermeintlich wohltuenden Wirkungen waren, wie man im Laufe der Zeit an zahllosen mit der Einnahme verbundenen Todesfällen erkennen mußte, in Wahrheit nichts anderes als Vergiftungsbeschwerden infolge von Überdosierung.

Dadurch geriet die Pflanze um die Wende des sechzehnten Jahrhunderts in Verruf und kam wieder außer Gebrauch. Erst ausgangs des achtzehnten Jahrhunderts wurde sie endlich zum wertvollen Besitz des Heilschatzes durch den schottischen Arzt und Botaniker William Withering, der sich ein ganzes Jahrzehnt der Erforschung der Digitalis widmete und ihre medizinische Nutzbarkeit an seinen Patienten erprobte. In einer aufsehenerregenden, noch heute interessanten Schrift teilte er 1785 der Fachwelt sowohl seine guten Erfahrungen mit der Droge als auch seine Mißerfolge, aus denen die Apotheker und Ärzte lernen sollten, mit.

Einleitend berichtet Withering auch, wie seine Aufmerksamkeit überhaupt auf den Roten Fingerhut gelenkt worden war. „Im Jahre 1775" — so schreibt er — „wurde ich nach meiner Meinung über ein Familienrezept zur Behandlung der Wassersucht befragt. Man sagte mir, daß es lange als Geheimmittel von einer alten Frau in Shropshire benutzt worden wäre, die manchmal noch Heilung erzielt hätte, wo die ärztliche Kunst nichts mehr auszurichten vermochte. Außerdem berichtete man mir, daß die Wirkung in kräftigem Brechen und Abführen bestanden hätte." Obwohl dieses Medikament aus mindestens zwanzig Kräutern zusammengesetzt gewesen wäre, fährt Withering fort, sei es für ihn als einen in diesen Dingen Erfahrenen nicht sehr schwierig gewesen, „sogleich einzusehen, daß unter der ganzen Mischung keine andere Pflanze als nur der Fingerhut obgedachte Wirkungen habe verursachen können".

William Witherings Verdienst besteht nun darin, den Roten Fingerhut als harntreibendes oder wasserentbindendes Mittel bei nicht mehr richtig funktionierendem Kreislauf mit Stauungserscheinungen und nachfolgender Wassersucht erkannt und angewandt zu haben. Überdies hat er ergründet, daß am heilkräftigsten die Blätter der Pflanze sind und daher nur sie zur Arzneibereitung benutzt werden sollten. Er hat sogar ausfindig gemacht, daß die Wirksamkeit des Fingerhuts jahreszeitlichen Schwankungen unterliegt, und hat auf Grund geduldiger Beobachtungen und langjähriger Erfahrungen die für die jeweiligen Behandlungszwecke geeignetsten Dosen angegeben. Und er hat auch nicht verabsäumt, auf die Gefahren der Droge und ihre unerwünschten Nebenwirkungen hinzuweisen. Mit Recht rühmt die Wissenschaft ihn deshalb als den Schöpfer der Digitalistherapie, wenn auch schon einige Jahre vor ihm ein anderer bedeutender Kollege, der Engländer Erasmus Darwin, der Großvater Charles Darwins, auf den Heilwert der Digitalis bei Herzwassersucht aufmerksam gemacht hatte.

Jedoch noch einmal sollte dem Fingerhut das Schicksal des Verkannt- und Gehaßtwerdens beschieden sein, als nämlich die englischen, französischen, deutschen und amerikanischen Ärzte seinen bestimmten Anwendungsbereich ungeachtet der Witheringschen Grundsätze und Warnungen auszuweiten, den Fingerhut sozusagen als Allheilmittel zu kreieren versuchten und dabei natürlich ernste Mißerfolge davontrugen. Statt nun zu den Witheringschen Anordnungen zurückzukehren, schütteten sie das Kind mit dem Bade aus und verbannten die wertvolle Droge aus der Therapie.

Es mußte erst ein zweiter Withering kommen, der die Digitalis nächst ihrer pharmazeutischen Wirkung nun auch exakt auf ihre physiologische untersuchte. Dieser Mann, der dadurch zum Begründer der modernen Digitalisbehandlung werden sollte, fand sich Mitte des neunzehnten Jahrhunderts in dem Berliner Internisten und Pathologen Professor Ludwig Traube, der sich bereits durch die Einführung des Tierexperiments in die Pathologie einen Namen gemacht hatte. In Hunderten von Versuchen stellte er bei geringen Dosen einen herzleistungssteigernden und erst bei größeren Gaben einen lähmenden Effekt der Droge fest. Nach diesen höchstwichtigen Forschungsergebnissen konnte er 1875 getrost die gezielte Digitalistherapie an der II. Medizinischen Klinik der Berliner Charité aufnehmen.

Eine besondere Schwierigkeit bildete freilich immer noch die Reindarstellung der wirksamen Digitalisglykoside, „weil", wie Horst Wirth in seiner ausgezeichneten Monographie über den Roten Fingerhut einleuchtend schildert, „die leicht zu Umsetzungen neigenden Substanzen sich gegenseitig in ihrer Löslichkeit beeinflussen und sich bei der Reindarstellung die Beimengungen nur schwer ausschalten lassen". Aber es erwies sich als sehr notwendig, die Inhaltsstoffe der Fingerhutblätter zu isolieren, um die bei der Behandlung mit Gesamtextrakten, Pulvern, Tinkturen, Aufgüssen entstehenden, mitunter verhängnisvollen Dosierungsunsicherheiten zu beseitigen. Fast ein Jahrhundert hat die von vielen Forschern verschiedener Nationalitäten versuchte Strukturaufklärung, Charakterisierung, Isolierung und Kristallisierung der komplizierten herzwirksamen Digitalisbestandteile in Anspruch genommen. Als die drei hauptsächlichsten sind das DIGITOXIN, das GITOXIN und das GITALIN erkannt worden, und von ihnen wiederum als das für die Herzwirksamkeit entscheidende das bereits 1876 vom deutschen Pharmakologen Oswald Schmiedeberg gefundene und 1920 vom Zürcher Professor Cloetta kristallin dargestellte DIGITOXIN.

Obwohl manche Ärzte noch heute gern sogenannte galenische Digitalispräparate, wie Extrakte oder Tinkturen, in ihrer Praxis anwenden, ist dies bei den viel genaueren Dosierungsmöglichkeiten der Reinglykoside doch nicht mehr gerechtfertigt. Gleich dem einleitend abgehandelten STROPHANTHIN greift auch das DIGITOXIN direkt am Herzen an, indem es die Zusammenziehung des Herzmuskels sowie den dadurch erfolgenden Blutausstoß steigert, das Herz ausgiebiger erschlaffen läßt, wodurch eine bessere Blutfüllung erzielt wird, und schließlich die Reizleitung hemmt und somit den Herzschlag verlangsamt. Damit arbeitet das Herz jetzt bedeutend ökonomischer. Während STROPHANTHIN, wie uns der eingangs geschilderte Fall lehrte, in die Blutbahn injiziert wird, weil es über den Verdauungstrakt so gut wie gar nicht wirkt, wird DIGITOXIN durch den Mund, in Tablettenform, verabreicht. Da es nur langsam, zu sieben Prozent täglich, den Organismus wieder verläßt, braucht der Arzt jeweils nur wenig nachzugeben. DIGITOXIN eignet sich daher besonders zur Behandlung chronischer Fälle.

In die Poliklinik kommt Frau Sperling. Sie klagt darüber, daß ihre Beine seit Monaten immer dicker werden, die Schuhe nicht mehr passen, daß ihr das Laufen und Stehen schwerfalle und sie nur beim Liegen mit hochgelagerten Beinen Linderung verspüre.

Der Arzt drückt ihr auf die Knöchel und bemerkt zurückbleibende Kuten als Zeichen krankhaft vermehrten Gewebswassers. Er horcht ihr Herz ab und diagnostiziert einen Herzklappenfehler, durch den der Blutkreislauf gestört worden war, was schließlich zur Wassersucht geführt hatte.

Dieser Patientin also verordnet der Arzt nach weiteren Untersuchungen, die seine Anfangsdiagnose bestätigten, vorerst einige höhere Gaben DIGITOXIN, bis die volle Wirkung sichtbar wird — man bezeichnet diese Menge als Sättigungsdosis —, braucht dann aber nur noch die täglich zur Ausscheidung gelangende geringe Menge von sieben Prozent nachzugeben, bis sich der Kreislauf der Patientin normalisiert hat und das in die Gewebe eingelagerte Wasser verschwunden, das heißt durch die Niere ausgeschieden ist.

„Bei welchen Herzkrankheiten ganz allgemein nun wird die Digitalistherapie angewandt?" fragen wir Doktor Finck, mit dem wir noch immer bei dem vom Herzinfarkt genesenen Patienten zusammensitzen, der uns seine Krankengeschichte anvertraute.

„Das ergibt eine lange Liste", erwidert unser Gesprächspartner, „vor allem jedoch gibt man Digitalispräparate, insbesondere DIGITOXIN, bei schweren Herzklappenfehlern, wie beim soeben besprochenen Fall der Frau Sperling, ferner bei Herzmuskelerkrankungen mit Blutstauerscheinungen, bei Vorhofflattern und Vorhofflimmern mit hoher Pulsfrequenz, bei drohendem Vasomotorenkollaps, einem Versagen der Kreislaufregulation, sowie bei schweren Infektionskrankheiten, wie Lungenentzündung oder Diphtherie, um eine gefährliche Kreislaufschwäche abzuwenden."

„Könnte man diese Krankheiten auch mit STROPHANTHIN angehen?"

„Im Prinzip ja!" meint Doktor Finck. „Dennoch wendet man STROPHANTHIN nur bei akuten, schnell und heftig verlaufenden Fällen an, denn es wäre für den Patienten zu belastend, auf längere Dauer zweimal täglich mit der Injektionsnadel gestochen zu werden, was nach einiger Zeit auch noch Venenentzündungen hervorrufen würde. Dies war ja auch der Grund dafür gewesen, daß wir unserem uns nun verlassenden Herzinfarkt-Patienten, nachdem das STROPHANTHIN die akute Gefahr überwunden hatte, das wirkungsgleiche DIGITOXIN gaben, das er auch nach seiner Entlassung wird weiter nehmen müssen!"

„Aber besteht dabei nicht wegen der geringfügigen täglichen Ausscheidung von nur sieben Prozent die Möglichkeit einer zu Vergiftungsbeschwerden führenden Überdosierung?"

„Das stimmt", räumt Doktor Finck ein. „Daraus ergibt sich für den Arzt die Notwendigkeit, den aus der Klinik entlassenen Patienten, der daheim das Medikament nach ärztlicher Anweisung weiternimmt, alle vier Wochen auf eventuelle Überdosierungssymptome zu kontrollieren."

„Zudem wird jeder Genesene, bevor er wieder nach Hause geht, eindringlich über unerwünschte Digitalis-Nebenwirkungen unterrichtet", bemerkt unser Herzinfarkt-Patient. Er sei auch schon darüber belehrt worden.

„Wie werden Sie sich demnach verhalten?" fragen wir ihn.

„Oh", antwortet er, „nehmen wir an, ich würde nach geraumer Zeit durch die DIGITOXIN-Einnahme appetitlos werden, Brechreiz, Schwindel, Durchfall oder einen sehr langsamen Puls bekommen, dann würde ich mich unverzüglich zu meinem Hausarzt begeben."

„Richtig!" sagt Doktor Finck. Und zu uns gewandt: „Der Arzt wird dann die Dosis für einige Tage herabmindern, bis der normale Sättigungsgrad wieder erreicht ist. Eigenmächtig darf der Patient das Medikament jedenfalls nicht absetzen, da bei nicht wenigen Herzkranken DIGITOXIN zeitlebens verabfolgt werden muß, weil die Nekrose, der örtliche Tod, womöglich eine breite Fläche des Herzmuskels befallen hat, so daß das Herz ohne DIGITOXIN wahrscheinlich nicht mehr imstande wäre, den Körper ausreichend mit Blut zu versorgen. Doch auch zur Beruhigung darf gesagt werden, daß die beim DIGITOXIN auftretenden Nebenwirkungen, wenn sie sogleich unterbunden werden, nur vorübergehender Natur sind und den Organismus nicht für immer schädigen."

In schweren Vergiftungsfällen würde es freilich, wie wir Horst Wirths Fingerhut-Monographie entnehmen, „zu einer völlig unregelmäßigen Tätigkeit der einzelnen Herzkammern und Vorhöfe kommen, so daß der normale Blutstrom nicht mehr gewährleistet ist und der Blutdruck erheblich absinkt. Im Kollapsstadium tritt dann unter schwerster Zyanose (Blausucht) plötzlicher Herzstillstand ein."

Um DIGITOXIN ausreichend zur Verfügung zu haben, unterhält die pharmazeutische Industrie der Deutschen Demokratischen Republik systematische Fingerhut-Anpflanzungen. Eine hervorragende Stellung in der Digitalisgewinnung und Herzmedikamentenforschung nehmen der VEB Ysat, Wernigerode, sowie das volkseigene Arzneimittelwerk Dresden-Radebeul ein, das für den Heilpflanzenanbau Gewächshäuser von sechstausend Quadratmeter Fläche sowie zwanzig Hektar Freiland besitzt und soviel an Digitalispräparaten produziert, daß es sogar beträchtliche Mengen exportieren kann.

Zwar wird auch STROPHANTHIN in unserer Republik hergestellt; aber der Rohstoff, Strophanthussamen, muß aus der tropischen Heimat gegen kostspielige Devisen bezogen werden. Darum haben sich zwei Forscher des Pharmakologischen Instituts der Medizinischen Akademie Magdeburg, Oberarzt Doktor Förster und Doktor Sziegoleit, bemüht, in zahlreichen Tierexperimenten ein dem STROPHANTHIN ebenbürtiges Herzglykosid ausfindig zu machen. Sie ermittelten es in dem Maiglöckchengift CONVALLATOXOL.

Nun gilt es noch, dessen Wirkungsgleichheit mit dem STROPHANTHIN klinisch zu erproben. Zu diesem Zweck stellten Förster und Sziegoleit einen aufschlußreichen doppelten Blindversuch an. Sie ließen bei einer Arzneimittelfirma Ampullen mit CONVALLATOXOL und STROPHANTHIN abfüllen und nach gewissen Nummern verschlüsseln. Diese Ampullen übergaben sie dem klinischen Versuchsleiter der Medizinischen Akademie Erfurt, Professor Doktor Sundermann, der sie mit seinen Mitarbeitern, ohne ihren jeweiligen Inhalt zu kennen, insgesamt vierundfünfzig Patienten verabfolgte. Durch festgelegte Maßstäbe: gute, sehr gute oder schlechte Wirkung, sollten Professor Sundermann und seine Assistenten die entsprechenden Behandlungsergebnisse bewerten.

Die Untersuchungen ergaben eine völlige klinische Übereinstimmung zwischen STROPHANTHIN und CONVALLATOXOL. Gleiche Prüfungen wurden an den Medizinischen Kliniken Berlin, Dresden, Halle, Magdeburg und Rostock mit ähnlich guten Resultaten durchgeführt, so daß unsere Ärzte seitdem durchweg die Möglichkeit haben, beide Medikamente wahlweise anzuwenden, das heißt, an STROPHANTHIN, das natürlich weiter bei uns im Handel ist, zu sparen und damit unsere Wirtschaft vom Import unabhängig zu machen.

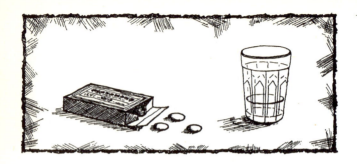

DÄMPFE, STÄUBE, GASE

Ins Zürcher Krankenhaus wurde, wie der international bekannte Mediziner und Toxikologe Professor Sven Moeschlin in seinem in mehrere Sprachen übersetzten Buch „Klinik und Therapie der Vergiftungen" berichtet, im Jahre 1937 eine vierunddreißigjährige Krankenschwester eingeliefert, die in selbstmörderischer Absicht eine Handvoll Quecksilberoxyzyanat-Pastillen zu je einem halben Gramm geschluckt hatte. Bereits nach einer Viertelstunde war es bei ihr durch die ätzende Wirkung des früher vielfach zur Desinfektion im Operationssaal benutzten Mittels zu häufigem, kaum stillbarem Erbrechen mit starken Blutbeimengungen gekommen.

Vor dem sie untersuchenden Arzte nun klagte die Lebensmüde über heftigste Schmerzen im Oberbauch, ein unangenehmes Brennen im Munde und in der Speiseröhre, ferner über sehr schmerzhafte Wadenkrämpfe, eine Folge der Kochsalzverarmung des Körpers.

Der Arzt fühlte den Puls: er schlug bald doppelt so schnell

als normal. Der Blutdruck ließ sich nicht mehr messen. Die bald über den ganzen Bauch sich ausdehnenden Koliken führten zu blutigen Durchfällen; die Harnproduktion versagte wegen des durch die Nieren ausgeschiedenen Quecksilbers. Ein höchst bedrohlicher Zustand also! Der Arzt vermochte nicht mehr zu helfen. Die Krankenschwester verstarb fünfundzwanzig Stunden nach dem Selbstmordanschlag unter dem Bilde eines vollständigen Kreislaufzusammenbruchs.
Im selben Jahr hatte Professor Moeschlin in der Zürcher Klinik noch eine zweite akute, das heißt plötzlich auftretende, dramatisch verlaufende Quecksilbervergiftung zu Gesicht bekommen. Diesmal hatte es sich nicht um einen Selbstmord, sondern um eine fatale Verwechslung gehandelt. Der Patient, ein fünfzigjähriger schwer asthmatischer Radiotechniker, hatte bei einem Anfall, um seine neben ihm schlafende Frau nicht durch Lichtanzünden zu wecken, im Dunkeln seine ärztlich verordneten krampflösenden Ephetonintabletten einnehmen wollen, statt dessen aber irrtümlich das neben dem Mittel liegende Röhrchen mit Sublimatpastillen gegriffen, die er beruflich zum Ätzen beim Löten benötigte, und hatte davon drei Stück zu je 0,25 Gramm geschluckt. Auch er erlitt die gleichen Beschwerden wie die Krankenschwester: Durchfall, Erbrechen, Speichelfluß, Mundentzündung, Nierenversagen und so weiter, bis nach einer Woche der Tod eintrat.

Das Quecksilber, griechisch: „Hydrargyrum" — daher das chemische Symbol Hg —, das unsere beiden Opfer so qualvoll aus dem Leben beförderte, bildet in reiner Form ein intensiv silberglänzendes flüssiges Metall. Es kommt gediegen jedoch nur selten, höchstens tröpfchenweise in seinem Herkunftsgestein, dem scharlachroten bis braunschwarzen Zinnober oder

Quecksilbersulfid, vor, das sich hauptsächlich in Spanien bei Almadén, in Jugoslawien bei Idrija, in der italienischen Landschaft Toskana, in Kalifornien, Mexiko und der Sowjetunion, besonders im Donezbecken, findet. Um daraus Quecksilber zu gewinnen, wird das Mineral unter Luftzutritt verbrannt und der ausgetriebene Dampf in einem Rohrsystem kondensiert und schließlich destilliert.

Schon die alten Ägypter hatten anderthalb Jahrtausende vor unserer Zeitrechnung das Quecksilber gekannt. Erst neunhundert Jahre später scheint die Kenntnis des Metalls nach Griechenland gelangt zu sein; jedenfalls hatte der griechische Naturphilosoph Theophrastos von Lesbos, der bedeutendste Schüler des Universalgenies Aristoteles, um 300 vor unserer Zeitrechnung das „flüssige Silber", wie er sich ausdrückte, in seinem Buch „Über die Gesteine" erstmalig erwähnt.

Im Mittelalter avancierte das Quecksilber zum Lieblingskind der Alchimisten, die es, in Anlehnung an die griechische Naturphilosophie, bei ihren vergeblichen Bemühungen, unedle Metalle in Gold umzuwandeln, als zauberkräftigen „Stein des Weisen", auch „Prima materia" oder „Quintessenz" genannt, benutzten. Bereits im fünften Jahrhundert unserer Zeitrechnung stellten chinesische Alchimisten es aus Zinnober her. Wegen seiner Eigenschaft, bei jeder Temperatur, selbst bei Kälte, zu verdunsten, belegten die Alchimisten es nach dem geflügelten römischen Götterboten Mercurius mit der Bezeichnung „Merkur".

Während das Ausgangsgestein, das Zinnober, ungiftig ist, stellen fast sämtliche anderen Quecksilberverbindungen, als wichtigste das Oxid, Sublimat, Nitrat und Zyanid, außerdem die je nach ihrem Quecksilbergehalt flüssigen, breiigen, pla-

stischen oder festen Legierungen oder Amalgame sowie das reine Quecksilber eine Gefahr für die mit ihnen in Berührung kommenden Personen dar.
Die Giftaufnahme geschieht vorwiegend in Dampfform auf dem Atemwege.
Akute Vergiftungen, wie wir sie am eingangs geschilderten Selbstmordfall und an dem tragischen Medikamentenunfall kennengelernt haben, ereignen sich im Berufe selten. Auch würden derartig Betroffene heutzutage nicht mehr unbedingt sterben müssen, wie noch vor rund dreißig Jahren unsere Krankenpflegerin und der Radiotechniker. Ganz sicher wird der Stationsarzt alles getan haben, um die beiden zu retten, wird an ihnen eine Magenspülung unter Zusatz von Aktivkohle vorgenommen haben, die noch nicht resorbiertes Quecksilber fest an sich bindet, so daß es unwirksam wird. Doch das bereits in den Kreislauf gelangte Quecksilber vermochte man damals noch nicht unschädlich zu machen.
Dies gelang erst, nachdem englische Chemiker das BAL, das British-Anti-Lewisit, entwickelt hatten, das sich, ursprünglich als ein Gegengift gegen den von einem amerikanischen Chemiker namens Lewis geschaffenen arsenhaltigen, hautschädigenden Kampfstoff „Lewisit" gedacht, bei späteren Tierexperimenten auch als ein ausgezeichnetes Antidot gegen zahlreiche Metallvergiftungen erwies.
Das englische Forschungsteam hatte für seine eklatanten Experimente weiße Mäuse benutzt. Einen Modellversuch bekommen wir in einem pharmakologisch-toxikologischen Seminar zu sehen. Der Versuchsleiter setzt in zwei runde Glasbehälter je zehn der possierlichen Tiere, nachdem er die eine Gruppe mit physiologischer Kochsalzlösung vorbehandelt und der anderen BAL injiziert hat.

„Nun werde ich beiden Gruppen eine tödliche Sublimatdosis verabfolgen", sagt er zu den interessiert zuschauenden Studenten. Diese zeigen sich nicht weniger als wir beeindruckt von dem Versuchsergebnis: Während nämlich von den Mäusen der BAL-Gruppe achtzig Prozent die Prozedur überstehen, gehen die Tiere der Kochsalzgruppe allesamt am injizierten Gifte zugrunde.

Die lebensrettende Kraft des BAL erklärt der Versuchsleiter folgendermaßen: „Das Quecksilber besitzt zwar eine starke Bindungsfreudigkeit an schwefelhaltige Gruppen von Fermenten im Organismus, die sogenannten SH-Gruppen, wodurch deren Funktionsfähigkeit eingeschränkt oder sogar völlig aufgehoben und damit der Stoffwechsel gestört wird; aber das BAL, ein Abkömmling des Glyzerins mit *zwei* derartigen SH-Gruppen, kettet das Quecksilber noch stärker an sich, so daß die Fermente verschont bleiben, das Gift also praktisch nicht mehr zur Auswirkung gelangen kann!"

Doch wenn auch, wie gesagt, akute Quecksilbervergiftungen im Beruf glücklicherweise selten sind, so lauert doch an allen Arbeitsplätzen, wo mit gediegenem Quecksilber oder mit Quecksilberverbindungen umgegangen wird, die Gefahr chronischer Vergiftung. Am bedrohtesten sind, den Ausführungen eines Bereichsarztes chemischer Betriebe, Doktor Folesky, zufolge, dem wir im Sanitätsgebäude des volkseigenen Betriebes „Berlin-Chemie" gegenübersitzen, Arbeiter in der Herstellung quecksilbergefüllter Meßgeräte und Apparaturen, in der Vakuumindustrie, in der Fabrikation von Quecksilberdampflampen und Gleichrichtern, bei der Verarbeitung von Quecksilberverbindungen als Beiz-, Farb- und Zündstoffzusatz sowie zu pharmazeutischen Präparaten und endlich bei der Ver-

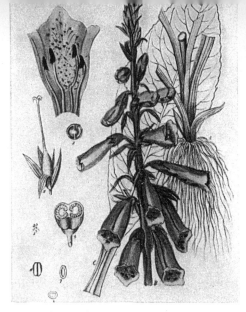

95 Roter Fingerhut, enthält als Hauptglykosid Digitoxin

96 Operation eines Wassersüchtigen durch Bauchstich im sechzehnten Jahrhundert

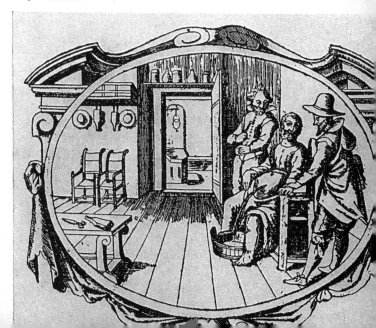

AN ACCOUNT OF THE FOXGLOVE,

AND

Some of its Medical Ufes:

WITH

PRACTICAL REMARKS ON DROPSY,

AND OTHER DISEASES.

BY

WILLIAM WITHERING, M. D.

Phyfician to the General Hofpital at Birmingham.

―― *nonumque prematur in annum.*

HORACE.

BIRMINGHAM: PRINTED BY M. SWINNEY;
FOR
G. G. J. AND J. ROBINSON, PATERNOSTER-ROW, LONDON.
M,DCC,LXXXV.

97 William Witherings „Bericht über den Fingerhut" in der englischen Erstausgabe

Bericht

über den

FINGERHUT

und

seine medizinische Anwendung

mit

praktischen Bemerkungen über Wassersucht

und andere Krankheiten

von

William Withering, M. D.
Arzt am Allgemeinen Krankenhaus
zu Birmingham

*

Nach der englischen Ausgabe von 1785
ins Deutsche übertragen

C. F. Boehringer & Soehne G. m. b. H., Mannheim

98 Innentitel des Witheringschen Buches „Bericht über den Fingerhut" in der deutschen Ausgabe vom Jahre 1925

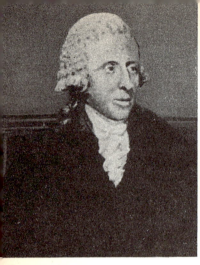

99 William Withering, der „Vater der Digitalistherapie"

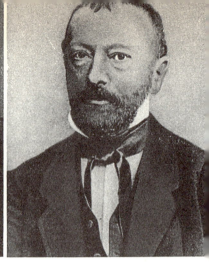

100 Ludwig Traube, der Schöpfer der modernen Digitalisbehandlung

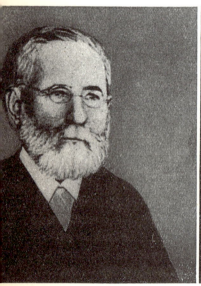

101 Oswald Schmiedeberg erkannte im Digitoxin das für die Herzwirksamkeit entscheidende Digitalisglykosid

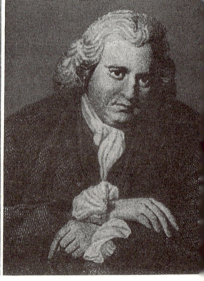

102 Erasmus Darwin machte erstmalig auf den Heilwert der Digitalis bei Herzwassersucht aufmerksam

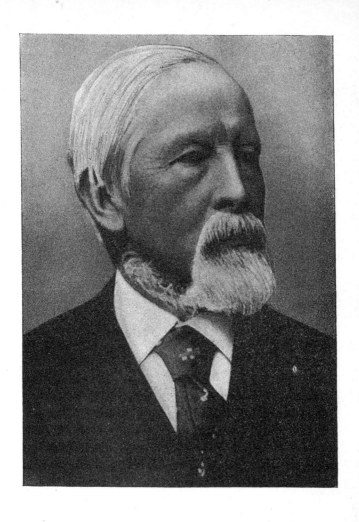

103 Adolf Kußmaul erkannte den nach ihm benannten Lackrachen als ein Symptom bei Quecksilbervergiftung

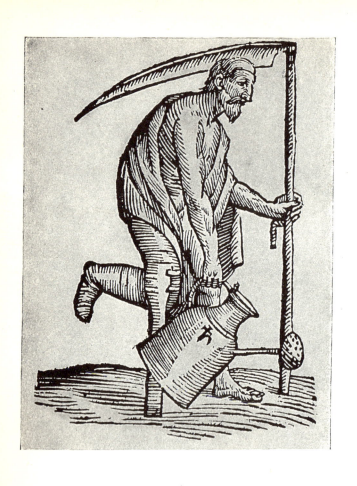

104 Sinnbild des Bleies aus dem siebzehnten Jahrhundert

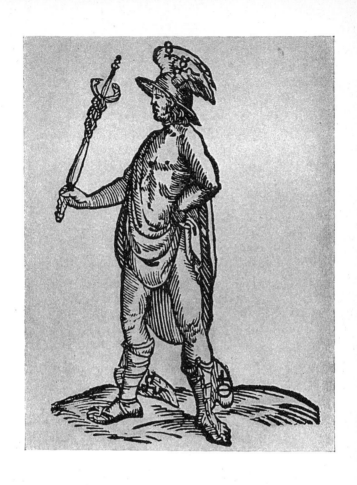

105 Sinnbild des Quecksilbers aus dem siebzehnten Jahrhundert

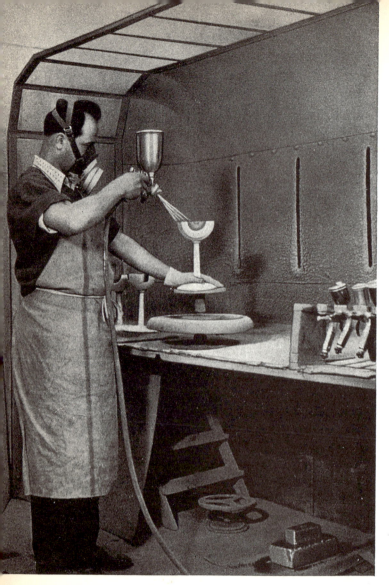

106 Nitrospritzer mit Schutzmaske in der Spritzkabine

wendung von Amalgamen in der Chlorelektrolyse, der Gold- und Silbergewinnung und für Zahnfüllungen. Zur Beruhigung der Zahnpatienten jedoch sei hinzugefügt, daß die Amalgamplomben selbst wegen ihrer nur kurzfristig sich absondernden, geringfügigen Quecksilbermenge unschädlich sind.

„Bei der chronischen Quecksilbervergiftung bleiben die für die akute Vergiftung charakteristischen heftigen Merkmale wie Harnverhaltung und Durchfälle aus", erklärt Doktor Folesky; „dafür stehen bei ihr Schädigungen des Nervensystems im Vordergrund." Er macht uns auf einen typischen Fall aufmerksam, der auch einmal im Zürcher Krankenhaus vom bereits erwähnten Professor Moeschlin, jetzigem Chefarzt der Medizinischen Klinik des Bürgerspitals Solothurn in der Schweiz, behandelt worden war. Es hatte sich bei jenem Patienten um einen dreiunddreißigjährigen Hilfsarbeiter eines Schlammrührwerks gehandelt, der wochenlang Quecksilberdämpfen ausgesetzt gewesen und eines Tages bei einer Explosion noch mit quecksilberhaltigem „Hydrolschlamm" überschüttet worden war.

Der Verunglückte hatte nach Moeschlins Krankenbericht anfänglich ein Brennen im Halse und einen unangenehm vermehrten Speichelfluß verspürt. Dieser für Quecksilbervergiftung bezeichnende Speichelfluß übrigens hatte in früheren Jahrhunderten die Ärzte veranlaßt, ihre von Syphilis befallenen Patienten auf Teufel-komm-heraus mit Quecksilberpräparaten zu kurieren, in der irrigen Annahme, daß mit dem Speichel auch das „heimliche Leiden" ausgetrieben würde. Dies nur als Kuriosum! Freilich soll damit nicht gesagt sein, daß das Quecksilber keine antisyphilitische Wirkung gehabt habe. Um wieder zu unserem erkrankten Hilfsarbeiter zurückzukehren, so klagte er weiterhin über Kopfschmerzen,

Appetitlosigkeit, Brechreiz, ein seltsames Schweregefühl in den Armen und Beinen; er fühlte sich kraftlos und müde, ohne schlafen zu können; er schwitzte nachts und erwies sich bei jeder Kleinigkeit als auffallend reizbar.

Der Diagnostiker, mit einem Spatel die Mundhöhle abtastend, stellt bei längerer Quecksilbereinwirkung überdies an der Mundschleimhaut geschwürig zerfallende Entzündungen fest, bei denen der Patient das Gefühl verbreiteter Zahnlockerung hat. Allmählich kommt es tatsächlich zu Zahnlockerung und Zahnausfall. Am Zahnfleisch bemerkt der Arzt einen schieferfarbigen bis braunschwarzen Quecksilbersaum, der seinen Vergiftungsverdacht bestätigt. Der hintere Gaumen kann eine lackrote Verfärbung zeigen. Diese Entdeckung hatte einst der Heidelberger Internist Adolf Kussmaul gemacht, weshalb das Symptom noch heute als „Kussmaulscher Lackrachen" bezeichnet wird.

Heißt der untersuchende Arzt den Patienten einige Sätze zu schreiben, so bringt dieser nur verzitterte, zum Teil unleserlich verkritzelte oder verkleckste Schriftzüge zu Papier. Ebensowenig bringt er den sogenannten Zeigefinger-Nasen-Versuch ordentlich zustande. Statt bei geschlossenen Augen mit dem Zeigefinger die Nasenspitze zu treffen, gerät der mit Gliederzittern behaftete chronisch Quecksilbervergiftete günstigstenfalls in die Wangengegend.

Das Blutbild schließlich weist einen leicht verminderten Blutfarbstoffgehalt und eine Verringerung der roten Blutkörperchen auf.

„Das krankhaft veränderte Blutbild hat die chronische Quecksilbervergiftung, neben einigen weiteren Symptomen, mit der chronischen Bleivergiftung gemeinsam", betont Doktor Folesky, „ein Beweis dafür, wie schwierig es für den Arzt oft ist, namentlich in den Vergiftungsanfängen, da zunächst nur mehr oder weniger uncharakteristische Beschwerden auftreten, eine sichere Diagnose zu stellen."

Blei, dessen chemisches Zeichen nach dem lateinischen „Plumbum": Pb lautet, stellt nach Meyers Neuem Lexikon „ein an frischen Schnittstellen bläulichweiß glänzendes Schwermetall" dar, „das an der Luft schnell mattgrau anläuft". Unter allen technischen Metallen ist es das weichste, so daß es sich leicht schmelzen und leicht verarbeiten läßt. Jedoch entstehen beim einfachen Schmelzen noch keine giftigen Dämpfe, sondern erst bei fortgesetztem Erhitzen und höheren Temperaturen. Außer Bleidämpfen bilden Bleistaub sowie alle Bleiverbindungen, vornehmlich die vielfach als Rostschutzfarbe dienende Mennige, das besonders gern zu Außenanstrichen verwendete Bleiweiß, die in der chemischen Industrie als Oxidationsmittel benutzte Bleiglätte sowie das als Antiklopfmittel den Motortreibstoffen beigemengte Bleitetraäthyl, ernste Gefahrenquellen. Demnach zählen zum gefährdeten Personenkreis in erster Linie alle Arbeiter, die mit der Gewinnung und Verhüttung von Bleierzen, mit der Produktion von Bleifarben, mit der Bearbeitung von Bleimetall durch Feilen, Sägen, Fräsen oder Schleifen, mit dem Auftragen von Bleifarben im Spritzverfahren, mit dem Entfernen bleihaltiger Anstriche durch Stahlbürsten, und selbstverständlich auch diejenigen, die mit der Verarbeitung von Bleipulver oder dem Mischen von Bleibenzin zu tun haben.

„Wie die akute Quecksilbervergiftung, so spielt auch die akute Bleivergiftung in der Arbeitsmedizin kaum eine Rolle", meint Doktor Folesky, „da sie, wie jene, meist ebenfalls nur durch Verwechslung oder durch kriminellen Gebrauch erfolgt."

Ist sie aber durch einen verhängnisvollen Umstand einmal eingetreten, dann machen sich schwere Magen-Darm-Störungen mit Erbrechen, Krämpfen, blutigen Durchfällen und Kollapserscheinungen bemerkbar. Dann muß der Arzt zuallererst dafür sorgen, daß der Körper das aufgenommene Blei mit Hilfe von Magenspülungen und Zusatz bleibindender Stoffe schleunigst wieder los wird. Darüber hinaus verordnet er dem Patienten Zitrat, das das bereits ins Blut übergegangene Blei, damit es keinen weiteren Schaden anrichten kann, fest an sich bindet. Außerdem kann der Arzt das Blei durch Phosphatgaben in den Knochen ablagern, wo es auch ungefährlich ist. Durch säurereiche und kalziumarme Kost kann es dann in anfallsfreien Perioden wieder mobilisiert und ausgeschieden werden. Natürlich erhält der Patient zur Linderung seiner äußerst schmerzhaften Koliken noch krampflösende Substanzen und zur Bekämpfung der Nervenschäden Vitamin B_1 und B_{12}.

Den Gang chronischer Bleivergiftung schildert uns Doktor Folesky am Falle eines Rohrlegers, der tagaus, tagein damit beschäftigt war, zur Versorgung der Industrie und der Bevölkerung mit Wasser, Gas und so weiter neue Rohrleitungen zu installieren und alte instand zu setzen. „Das Bleirohr an sich ist ungefährlich", erläutert er, „genauso wie das Hantieren mit Bleilettern in der Schriftsetzerei. Nur der schweb- und flugfähige Staub des Metalls birgt hier die Vergiftungsgefahr."
Solange also unser Rohrleger Bleirohre nur grob bearbeitete, sie hämmerte oder bog, konnte ihm nichts geschehen. Erst. wenn er die schadhaften Rohrteile aus den Leitungen schnitt und in seiner Werkstatt Ersatzstücke glättete und sägte, so daß Stäubchen und Späne umherflogen, die er einatmete,

entstand für ihn — auf die Dauer gesehen natürlich — die Gefahr.
Eines Tages waren dann auch die Beschwerden aufgetreten. Für Doktor Folesky war die Diagnose zunächst nicht einfach, weil der Patient ihm seit längerer Zeit als Magenleidender bekannt war und demzufolge stets über allgemeine Symptome klagte. Aber die eigentümliche fahle Gesichtsfarbe, das sogenannte Bleikolorit, die gelblich gefärbten Augenbindehäute und der „Bleisaum", eine sowohl für Quecksilber und Wismut als auch für Blei charakteristische schiefergraue Ablagerung unlöslicher Schwefelverbindungen am Zahnfleischrand, gaben ihm zu denken. Häufig treten bei chronischer Bleivergiftung auch Darmkoliken auf, mit denen, da gleichzeitig eine gewisse Darmträgheit einsetzt, Stuhlverstopfungen einhergehen.
Für die Bestätigung einer Bleivergiftung ist das Blutbild noch wichtiger als bei der Quecksilbervergiftung. Es ergab bei dem Rohrleger, wie bei einem chronisch Quecksilbervergifteten, eine Anämie und als zweites untrügliches Zeichen eine ringförmige Blautüpfelung zahlreicher roter Blutzellen. Einen weiteren Beweis lieferte die mikroanalytisch festgestellte vermehrte Ausscheidung von Blei im Urin.
An bemerkenswerten Komplikationen im späteren Stadium chronischer Bleivergiftung, die bei unserem Rohrleger zum Glück noch nicht aufgetreten waren, sind noch zu nennen: die in Form der „Fallhand" sich ausdrückende Bleilähmung, schwere Gelenkbeschwerden und endlich Krämpfe von Hirngefäßen, die eine mangelhafte Versorgung des Gehirns zur Folge haben, so daß es bei den Opfern zu Kopfschmerzen, Verwirrtheitszuständen, Bewußtlosigkeit und anderen zentralnervösen Ausfallserscheinungen auch mit tödlichem Ausgang kommen kann.

„Neben Dämpfen und Staub bilden eine dritte Vergiftungsquelle, die in der Arbeitsmedizin eine hervorragende Rolle spielt, die Gase", belehrt uns Doktor Folesky, „in erster Linie das Kohlenoxid mit der chemischen Bezeichnung CO." Es entsteht überall dort, wo kohlenstoffhaltiges Material unvollständig, das heißt unter ungenügendem Sauerstoffzutritt verbrennt. Da es beim Einatmen keinerlei Reizerscheinungen bewirkt, nimmt der damit in Berührung Kommende es auch nicht wahr; er verspürt bei akuter Vergiftung plötzlich starke Kopfschmerzen und gerät in eine Art Rauschzustand, dem bald die Bewußtlosigkeit folgt, die beim Ausbleiben ärztlicher Hilfe in einen stundenlangen tiefen schlafähnlichen Zustand übergeht oder bei höherer Gaskonzentration auch rasch tödlich enden kann.

Der Direktor des gerichtsmedizinischen Instituts der Humboldt-Universität zu Berlin, Nationalpreisträger Professor Doktor Prokop, weiß über einen Selbstmord durch Kohlenoxid zu berichten, bei dem der Täter mit unheimlicher Akkuratesse die einzelnen Vergiftungsstadien bis zum Eintritt der Bewußtlosigkeit aufzeichnete. Der Selbstmörder versichert, daß er durch seine Schilderung weder besonders mutig noch gleichgültig erscheinen wollte, sondern lediglich interessehalber das Gefühl der Erstickung haargenau beschrieb. Seine alle fünf bis zehn Minuten zu Papier gebrachten und über einen Zeitraum von zwei Stunden sich erstreckenden Notizen beginnen mit dem Vermerk: „Alles ist bereit. Puls pro Minute etwa sechzig Schläge."

Um festzustellen, was unter dem Einfluß des Kohlendunstes schneller verlöschen würde, hatte unser „Held" eine Öllampe sowie ein Talglicht angezündet. Mit zunehmender Rauchentwicklung im Zimmer, wobei der Rauch ihm auf die Kehle

drückte, wie er notiert, hoben Kopfschmerzen an, während der Puls auf fünfundsechzig Schläge anstieg. Wörtlich fährt der Selbstmörder dann in Abständen fort:
„Ich beginne zu leiden ...
Die beiden Lichter verlieren an Glanz ...
Ein Zittern in allen Gliedern macht sich bemerkbar ...
Kopfschmerzen heftiger; ich habe Lust zu schlafen ...
Mir klingen die Ohren ...
Die Kerze ist fast verlöscht, die Lampe brennt noch; ich habe Brechreiz; ich möchte Wasser haben ...
Ich leide am ganzen Körper ...
Die Kerze ist verloschen, die Lampe brennt noch immer ...
81 Pulsschläge; mein Kopf ist sehr schwer; ich kann fast nicht mehr schreiben ...
Die Kräfte verlassen mich; wenn ich Wasser hätte, würde ich es nehmen; die Lampe brennt immer noch; der Kopfschmerz nimmt zu; die Beklemmung wird stärker ...
Ich mache eine letzte Anstrengung: ich hole Wasser; gehe nicht mehr gerade; leide schrecklich; die Lampe brennt immer noch ...
Ich komme vom Trinken, gehe etwas besser; die Lampe wird schwächer; der Wahnsinn ergreift von mir Besitz ...
Der ..." Damit enden die Aufzeichnungen.

Weniger „wissensdurstige" Selbstmörder freilich pflegen Schlaftabletten einzunehmen, um sich der mit der Kohlenoxidvergiftung verbundenen Qualen zu entheben. Außer im Kohlendunst findet sich Kohlenoxid im Leuchtgas, in Auspuffgasen, Sprenggasen und so weiter. Überall lauern akute, nicht selten tödliche Gefahren, auch außerhalb selbstmörderischer Absicht. Ein Fernfahrer läßt in einer rauhen Novembernacht, um sich gegen die Kälte zu schützen, bei geschlossenem Führerhaus den Motor laufen. Man findet ihn am nächsten Morgen auf der Landstraße bewußtlos auf. Künstliche Beatmung rettete ihm noch einmal das Leben.

Eine Wiener Büglerin plättet in ihrem engen Arbeitsraum bei geschlossenem Fenster Wäsche mit einem holzkohlenbeheizten Eisen. Nach einigen Stunden verspürt sie heftiges Pochen in den Schläfen; bald danach wird ihr schwindlig. Sie taumelt zur Tür, bricht dort bewußtlos zusammen. Als der Rettungswagen vorfährt, ist sie bereits tot. Bei der Obduktion wurde, wie der Wiener Gerichtsmediziner Professor Fritz Reuter berichtet, „eine typische spontane Gehirnblutung in der linken Hemisphäre festgestellt, wobei das Zentrum des Blutgerinnsels eine auffallend hellrote Farbe zeigte".

„Für die Feststellung, ob es sich bei der hellroten Blutfarbe tatsächlich um eine durch CO bedingte Verfärbung handelt, gibt es mehrere Nachweismethoden", sagt Doktor Folesky, unser Gesprächspartner. „Als sehr zuverlässig gilt die sogenannte TANNIN-Probe. Bei ihr wird etwas Blut mit TANNIN, einer Gerbsäure, vermischt. Sofern sich nach sechs bis zwölf Stunden ein rötlicher Niederschlag bildet, ist dies ein Zeichen für das Vorhandensein des Giftes, wogegen sich bei Nichtvorhandensein von CO ein grauer Niederschlag entwickelt."

Sehr verhängnisvoll können sich (namentlich in den Wintermonaten durch Frost eintretende) unterirdische Gasrohrbrüche auf das Leben der Anwohner auswirken. Das ausströmende Leuchtgas dringt allmählich in die umliegenden Häuser und Wohnungen ein, ohne bemerkt zu werden, weil es beim Durchsickern des filtrierenden Erdreichs seinen penetranten Geruch verliert. Auch hierfür schildert Professor Doktor Reuter in seiner fesselnden gerichtsmedizinischen Studie „Giftmord und Giftmordversuch" einen tragischen Vorfall, der sich am 22. Januar 1938 in einer Wiener Vorstadt ereignete.

Er wurde entdeckt, als eine Frau um die Mittagszeit eine befreundete Familie besuchen wollte, die einen Erdgeschoßraum bewohnte. Es wurde ihr trotz mehrmaligen Läutens nicht geöffnet. Dennoch mußte jemand zu Hause sein, da sie ein Stöhnen vernahm. Sie verständigte die Polizei. Nachdem die Beamten sich gewaltsam Zutritt verschafft hatten, fanden sie den Ehemann völlig benommen, seine Frau und das fünfjährige Kind tief bewußtlos vor. Auf dem Erdboden erblickten sie Erbrochenes. Wiederbelebungsversuche bei Mutter und Kind blieben erfolglos, indessen der Mann im Krankenhaus rasch wieder zu sich kam. Doch als die Polizisten ihn vernahmen, bezeigte er eine auffallende Merkschwäche, die er durch erfundene Geschichten zu verbergen trachtete.

Wären die Ordnungshüter zugleich auch medizinische Sachverständige gewesen, hätten sie seine verworrenen Angaben gewiß als den „Korsakowschen Symptomenkomplex" gedeutet, den ausgangs des neunzehnten Jahrhunderts der Moskauer Professor der Psychiatrie Sergej Sergejewitsch Korsakow erstmalig als Folge toxischer Hirnschädigung durch Kohlenoxid entdeckte und beschrieb. Allein der Umstand, daß sich am Vorabend des Unglücks nahe der Wohnung ein Gasrohrbruch ereignet hatte, veranlaßte die Behörden, die Zimmerluft auf CO-Gehalt untersuchen zu lassen. Bedauerlicherweise konnte trotz Einsatzes eines besonders empfindlichen Spürgeräts kein Sickergas mehr festgestellt werden, da es sich offenbar bereits verflüchtigt hatte. So wurde der Mann des Mordversuchs mit einem narkotischen Gift an seiner Familie verdächtigt und in Polizeigewahrsam genommen, bis die befundlose Obduktion der Leichen von Mutter und Kind sowie das negative Ergebnis der Organanalyse ihn vom Giftmordverdacht befreite.

Die chronische CO-Vergiftung hat mit der akuten, neben ihren charakteristischen Blutveränderungen, hauptsächlich die „nervösen" Veränderungen gemein. Abgesehen davon, daß die in nicht vorschriftsmäßig abgesicherten Gaswerken, Kokereien und Schwelereien betroffenen Arbeiter ständig über Kopfschmerzen und Arbeitsunlust klagen, leiden sie unter Seh- und Gehörstörungen, an Übelkeit, Konzentrationsschwäche, leichter Erregbarkeit, die nicht selten zu Familienstreitigkeiten führt, an Herzschmerzen, obwohl das Organ vollkommen gesund ist, an Magenbeschwerden, obwohl keine organische Magenkrankheit vorliegt, und, als weiteres Merkmal, am Nachlassen kultureller Interessen, so daß sie nicht einmal mehr ihren sonst leidenschaftlich ausgeübten Hobbys nachgehen. Überdies kann es bei ihnen zum „Parkinsonismus" kommen mit typischem Maskengesicht, Gliederzittern, Antriebsschwäche, Muskelstarre, andererseits aber auch mit vermehrtem Bewegungsdrang, der jedoch nur unkontrollierte und daher ungeschickte Bewegungen auslöst.
Die beste Chance, von Arbeitsvergiftungen möglichst verschont zu bleiben, bietet, wie Doktor Folesky mit Nachdruck betont, der vorbeugende Gesundheitsschutz. Deshalb verpflichten die Arbeitsschutzbestimmungen in unserer Republik alle Betriebsärzte, den Gesundheitszustand sämtlicher giftgefährdeter Arbeiter in regelmäßigen Reihenuntersuchungen zu überwachen. Sache der Arbeiter hingegen ist es, sich den Pflichtuntersuchungen bereitwillig zu unterziehen.
„Damit hat es manchmal seine liebe Not", sagt Doktor Folesky. Er findet es nicht richtig, wenn einige Hartnäckige ener-

gisch auf ihrer täglichen Flasche Milch bestehen, als wenn von ihr alles Wohlbefinden abhinge, aber sich gern vor der viel notwendigeren Reihenuntersuchung drücken möchten, die sich bei CO-Gefährdeten beispielsweise auf die Feststellung von Blutveränderungen und nervösen Schäden erstreckt. Und sollte eine chronische Vergiftung bereits eingetreten sein, dann wird der Betriebsarzt den Patienten zunächst aus der „Exposition", wie es in der Fachsprache heißt, entfernen und anschließend die aufgetretenen Krankheitserscheinungen medikamentös und mit physikalischen Mitteln, wie Sauerstoffzufuhr, Bädern, Massagen, Elektrobehandlungen, Freiluftkuren und so weiter, bekämpfen.

Wir haben in diesem Kapitel aus Raumgründen nur drei Arbeitsgifte abhandeln können. In Wirklichkeit zählt das zur Zeit gültige Giftgesetz außer Quecksilber, Blei und Kohlenoxid eine Unmenge weiterer toxischer Substanzen auf, vor denen sehr viele Arbeiter sich in acht zu nehmen haben. Sie können nicht oft und eindringlich genug gemahnt werden, die jeweils vorgeschriebenen Arbeitsschutzbestimmungen zu befolgen: in Abfüllstationen beispielsweise Gummihandschuhe und Brille zu benutzen; überall, wo giftige Dämpfe aufsteigen und Stäube schweben, die Gasmaske aufzusetzen, wo Verätzungen durch Säuren und Laugen möglich sind, den dafür vorgesehenen undurchlässigen Schutzanzug anzulegen und, sehr wichtig, nicht aus Laborgefäßen zu trinken, wobei schon oft durch Verwechslungen oder andere widrige Zufälligkeiten schwere akute Vergiftungen eingetreten sind.

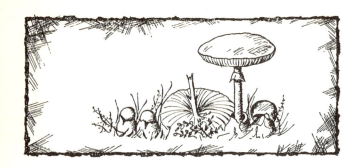

DIE VERHÄNGNISVOLLE MAHLZEIT

In einer belgischen Landgemeinde im Hennegau hatten sich im Jahre 1895 auf einer Familienfeier etwa dreißig Personen an zwei in Pökellösung eingelegten Schweineschinken gütlich getan. Während einem Teil der Schmausenden die Mahlzeit gut bekam, erkrankten die anderen an schweren Vergiftungserscheinungen. Sie litten anfangs nur an leichter Übelkeit und an Brechreiz, einige auch an Durchfall, aber nach vierundzwanzig Stunden traten bei allen ausgeprägte nervöse Störungen, wie Doppelsehen durch Lähmung von Augenmuskeln, Schluck- und Sprachbeschwerden sowie quälende Mundtrockenheit wegen völligen Aufhörens der Speichelsekretion nach vorher sehr starkem Speichelfluß, auf. Drei der Betroffenen starben schließlich an Atemlähmung.

Dieses Unglück erregte begreiflicherweise großes Aufsehen nicht nur unter den Ortsbewohnern, sondern im ganzen Lande und darüber hinaus in den Nachbarstaaten. Der namhafte holländische Bakteriologe van Ermengem meinte, daß diese ominösen Erkrankungen und Todesfälle durch Mikroben verursacht sein könnten, und übernahm es, diese Frage zu klären. Beim Überprüfen des ganzen Sachverhalts erfuhr er, daß die beiden Schinken übereinander in einer Pökeltonne gelegen hatten.

„Allerdings muß ich gestehen, daß der obere Schinken beträchtlich aus dem Salzwasser herausragte und auch gar nicht mehr so schön aussah wie der untere, der vollständig von der Lake bedeckt war", sagte die Hausfrau. „Wir wollten ihn aber nicht fortwerfen; es wäre doch Sünde, dachten wir!"

„Es muß ja nicht unbedingt der unschöne Schinken die Katastrophe verursacht haben", tröstete van Ermengem die Bäuerin. — In der Tat ermittelte er durch Befragen der Erkrankten sehr schnell, daß gerade sie von dem scheinbar verdorbenen Schinken nicht gegessen hatten, sondern von dem verlockend ausschauenden!

Daraufhin untersuchte Ermengem die Reste beider Schinken eingehend unter dem Mikroskop, zuerst die des weniger ansprechenden, nach dessen Genuß man gesund geblieben war. Sosehr er die Präparate auch hin und her bewegte, um einen Feind zu erspähen — er bemerkte nichts. Dagegen konnte er im Bindegewebe zwischen der Muskulatur der vermeintlich einwandfreien Schinkenreste lauter winzige, fünf bis zehn Tausendstel Millimeter lange Stäbchen feststellen, die nur unter Sauerstoffabschluß gedeihen, was ja auch beim völlig von der Lake bedeckten verseuchten Schinken der Fall gewesen war. Da van Ermengem vermutete, daß der neuaufgefundene Bazillus seine vergiftende Tätigkeit hauptsächlich auf Fleisch und Wurst ausüben würde, belegte er ihn nach dem lateinischen Wort „botulus" für Wurst mit der Bezeichnung „Bazillus Botulinus".

Freilich allzubald sollte sich herausstellen, daß die entlarvte Mikrobe auch andere Lebensmittel vergiftet: Fisch- und Käsekonserven, eingewecktes Obst und Gemüse, vornehmlich grüne Bohnen. So erkrankte in der Schweiz anfangs der vierziger Jahre eine fünfköpfige Familie vierundzwanzig Stunden nach Genuß eingemachten Bohnensalats. Beim Öffnen des Weckglases hatte die Hausfrau nicht das geringste Anzeichen des Verderbs wahrgenommen. Leider weisen verdorbene Konserven nicht immer einen unangenehmen Geruch auf, der als Warnung dienen könnte! Unsere Hausfrau hatte diese Erfahrung auch schon öfters gemacht und sich angewöhnt, vor dem Zubereiten jeder Konserve eine Geschmacksprobe zu nehmen. Da diese bei den Bohnen nichts Verräterisches ergab, hatte sie sie unaufgekocht auf den Tisch gebracht.

Dies aber war der folgenschwere Fehler gewesen. Botulinusgift ist nämlich sehr hitzeempfindlich und wird durch fünfzehnminütiges Aufkochen meistens zerstört. Unaufgekocht jedoch bleibt es hochwirksam. Alle Familienmitglieder bis auf die Mutter, die bei der Mahlzeit nur sehr wenig vom Salat zu sich genommen hatte, starben im Verlauf einer Woche unter entsetzlichen Vergiftungssymptomen, obwohl sich die Ärzte in der Klinik mit allen Mitteln um ihre Rettung bemühten. Wie die Krankengeschichte ausweist, traten bei den Patienten zunächst Sehstörungen in Form des Doppelsehens auf. Daneben bestand ein Berauschtheitsgefühl. Nachts wurden einige der Betroffenen zusätzlich noch durch böse Träume gequält. Zwei Tage nach der Giftaufnahme kam es dann zu schweren Schluckbeschwerden mit Stimmlosigkeit. Nach drei Tagen ließ die Kraft der Arm- und Beinmuskeln nach, und es setzte ein unerträglicher Speichelfluß ein, der den Vergifteten das Gefühl des Erstickens gab.

Um sie davon zu befreien, saugte der behandelnde Arzt ihnen mit einem an eine Wasserstrahlpumpe angeschlossenen Mundstück, wie es der Zahnarzt in seiner Praxis gebraucht, den Speichel ab. Der bereits siebenundsechzigjährige Vater verstarb allerdings schon am vierten Krankheitstage an Atemlähmung. Bei den übrigen Patienten, dem fünfundvierzigjährigen Sohn und zwei Töchtern im Alter von zwanzig bis vierundzwanzig Jahren, vermochte der Arzt die drohende Atemlähmung durch hohe Gaben Coramins, eines zentralen Weckmittels, nur vorübergehend zu beeinflussen. Auch sie kamen in den darauffolgenden drei Tagen durch Herzversagen als Folge der Lähmung des das Herz, den Magen, den Darm sowie andere Eingeweide versorgenden Vagus- oder Zehnten Hirnnervs zu Tode.

Das Botulinusgift, das erstmals von der Forschungsgemeinschaft des amerikanischen Chemikers McElroy Lamanna 1946 kristallin dargestellt worden ist, zählt zu den stärksten aller Bakteriengifte. Es ist ein Eiweißkörper mit einem Molekulargewicht von etwa einer Million und wird wahrscheinlich durch Selbstauflösung aus den Botulinusbazillen freigesetzt.
Wie gefährlich es ist, zeigt die Tatsache, daß ein Milligramm dieses Eiweißgiftes zehntausend Mäuse tötet. Die tödliche Dosis für den Menschen liegt bei einhundertstel Milligramm; und da es durch die Salzsäure des Magens praktisch nicht zerstört wird, entfaltet es seine grauenvolle Wirkung auch bei Aufnahme mit der Nahrung. Die enorme Wirksamkeit des Giftes zog deshalb bald auch das Interesse der Militärs auf sich. Obwohl es im Zweiten Weltkrieg nicht zur Anwendung kam, lagerte es doch schon in den Arsenalen einiger Staaten. Durch die großen Fortschritte der Peptidchemie wird es in

naher Zukunft sogar möglich sein, dieses Gift künstlich herzustellen.

Es kann bei der Gefährlichkeit des Botulinustoxins die Hausfrau nicht genügend davor gewarnt werden, säuerlich riechende, schmierig gewordene oder gärende Konserven auf den Tisch zu bringen. Eine vorhandene Gasentwicklung erkennt man schon äußerlich am bombierten, das heißt aufgetriebenen Deckel und Boden der Konservenbüchsen. Also fort mit ihnen, denn falsche Sparsamkeit rächt sich hier bitter! Und da, wie schon erwähnt, botulinusbefallene Nahrungsmittel weder schlecht riechen noch schmecken müssen, sollte auch keine Hausfrau mehr selbsthergestellte Fleisch-, Wurst- und Gemüsekonserven roh servieren.

Gerhard Venzmer, der bekannte Chronist der Bakteriologie, berichtet in seinem Buch „Wissenschaft besiegt Mikroben" von neun Personen eines pommerschen Bauernhaushalts, die in den dreißiger Jahren von einer nicht ganz einwandfreien eingeweckten Leberwurst gegessen hatten. Sieben von ihnen waren so vorsichtig gewesen, die Wurst vor dem Genuß aufzubraten. Ihnen geschah nichts, indessen die beiden übrigen, die die Wurst roh verzehrt hatten, lebensgefährlich an Botulismus erkrankten.

Wie wir von einem Arzt erfahren, stellt, neben der bereits geschilderten Speichelabsaugung, um Lungenkomplikationen zu verhindern, eine kräftige Darmentleerung eine vordringliche therapeutische Maßnahme bei derartigen Vergiftungen dar, damit eventuell noch im Verdauungstrakt befindliches Gift schnellstens ausgeschieden wird. Wichtig ist auch die Entfernung des bereits im Blut zirkulierenden Giftes durch teilweisen Austausch des Blutes. Weiterhin ist es notwendig, durch geeignete Medikamente Atmung und Kreislauf des Pa-

tienten anzuregen und im Falle einer Atemlähmung eine künstliche Beatmung, wenn erforderlich durch die Eiserne Lunge oder mittels Luftröhrenschnittes vorzunehmen.
Als lebensrettend hat sich in jüngster Zeit das sogenannte Botulismus-Serum, ein im Blutwasser von Pferden oder Rindern nach Überimpfung des Giftstoffes gebildetes Gegengift, erwiesen, das allerdings möglichst früh in die Vene und notfalls auch in die Rückenmarkflüssigkeit injiziert werden muß. Schließlich werden auch Reizmittel für den Vagus- oder „Lebens"nerv angewandt.

Der Botulinusbazillus ist aber beileibe nicht die einzige Mikrobe, die Lebensmittel gesundheitsgefährlich verdirbt. Wenige Jahre vor der eingangs geschilderten Massenvergiftung durch eingepökelten Schinken, im Mai 1888, hatte im thüringischen Landstädtchen Frankenhausen eine an Darmkatarrh erkrankte Kuh notgeschlachtet werden müssen. Achtundfünfzig Personen, die von dem zum Verkauf gelangten Fleisch aßen, erlitten bald darauf ebenfalls heftige Magen-Darm-Störungen. Besonders schwer wurden jene davon ergriffen, die das Fleisch roh, als Geschabtes, genossen hatten. In einigen dieser Fälle führte die Erkrankung sogar zum Tode.
Man stand vor einem Rätsel; denn wie oft wurde notgeschlachtetes Vieh ohne Gesundheitsstörung genossen, nachdem eine ordnungsgemäße Fleischbeschau erfolgt war! Was nur mochte die Ursache für die Vergiftung gewesen sein? — Mit der Aufklärung der Katastrophe wurde der Jenaer Hygieniker Professor Doktor August Gärtner beauftragt. Als Schüler und einstiger Gehilfe Robert Kochs im Berliner Reichsgesundheitsamt war er mit der „Mikrobenjagd" bestens vertraut. Wenn man auch keine bestimmten Anhaltspunkte hatte, so hielt

man dennoch eine bakterielle Infektion für sehr wahrscheinlich.
Tatsächlich gelang es dem damals gerade vierzig Jahre alt gewordenen Forscher, aus der Milz einer der verstorbenen Personen sowie aus dem Fleisch der notgeschlachteten Kuh ein und dasselbe Bakterium zu züchten, das er versuchsweise Mäusen und Meerschweinchen injizierte, die dann nach einer gewissen Inkubationszeit die gleichen Vergiftungssymptome wie die Frankenhäuser Opfer aufwiesen. August Gärtner nannte den Erreger nach der griechischen Bezeichnung „Enteritis" für Darmentzündung „Bacterium enteritis". Fachkollegen bezeichneten ihn zu Ehren des Entdeckers als „Gärtner-Bazillus". Er gehört zusammen mit den Erregern des Typhus und des Paratyphus der gegenwärtig vierhundert Arten zählenden Salmonellagruppe — benannt nach dem amerikanischen Bakteriologen Daniel Elmer Salmon, der als erster eine von ihnen entdeckte — an.

Im Gegensatz zum Botulinusgift werden die giftigen Stoffwechselprodukte jener sogenannten bakteriellen Lebensmittelvergiftung beim Erhitzen wenig zerstört. Selbst wenn die Bakterien durch Hitze getötet werden, können immer noch ihre Toxine ein Vergiftungsbild erzeugen. Diese von Bakterien erzeugte Vergiftung tritt meist als Massenerkrankung auf. Überwiegend erfolgt dabei die Übertragung durch Fleisch von Rind, Kalb, Hammel und Pferd. Besonders gefährlich ist in der heißen Jahreszeit das Hackfleisch.
Dann lassen Enteritisvergiftungen oder -infektionen nicht lange, vielfach nur wenige Stunden, auf sich warten. Explosive Durchfälle beherrschen das klinische Bild. Infolge des starken Flüssigkeitsverlustes kann es bei schweren Intoxika-

tionen neben anderen Erscheinungen zu Bewußtseinstrübung, Nierenstörungen und auch zum Tod durch Kreislaufversagen kommen.
Während den Patienten in leichteren Fällen Sulfonamidstöße verabfolgt werden, erhalten diese bei ernsten Bildern auch Antibiotika. Beide Medikamentengruppen wirken wachstumshemmend oder abtötend auf die Bakterien. Zuallererst muß natürlich, wie bei jeder anderen Lebensmittelvergiftung, kräftig abgeführt und bei großem Flüssigkeitsverlust physiologische Kochsalzlösung infundiert werden. Auch Kreislaufmittel sind gelegentlich vonnöten. —
Einer der berühmtesten deutschen Kliniker in der ersten Hälfte des neunzehnten Jahrhunderts, der Hallenser Medizinprofessor Peter Krukenberg, soll, einer Anekdote zufolge, sehr drastisch in der Schilderung von Krankheitsbildern gewesen sein. So soll er einmal seinen Studenten die Ruhr folgendermaßen charakterisiert haben: „Meine Herren, die Ruhr, das ist so: Hosen runter, Hosen ruff! Hosen runter, Hosen ruff! Hosen runter, Hosen ruff! — und nischt, nur ein Eßlöffel voll Blut. Dat is de Ruhr!"
Die Geschichte dieser Seuche ist uralt. Schon der Vater der griechischen Medizin, Hippokrates, hatte sie, wenn er auch ihre Ursache noch nicht erkannte, ziemlich deutlich als eine „Dysenterie", eine „Verstimmung der Gedärme", gekennzeichnet. Seit jeher wurden die Menschen in Friedens- und Kriegszeiten von ihr heimgesucht, besonders stark in Kriegsnöten, bei langen Belagerungen. Schwerstens litt das Heer des Perserkönigs Xerxes unter der Ruhr; nicht ausgeschlossen, daß die Krankheit erheblich zum Scheitern des Rachefeldzuges gegen die Griechen im Jahre 480 v. u. Z. beigetragen hat.

Auch das deutsche Volk ist in früheren Jahrhunderten hart von Ruhrepidemien betroffen worden: während des Dreißigjährigen Krieges, in dem das Land von verschiedenen Seuchen weithin entvölkert wurde, während des Siebenjährigen Krieges, da allein fünftausend friderizianische Söldner der Seuche erlagen, und während des Deutsch-Französischen Krieges 1870/71, in dem mindestens ebensoviele Soldaten der Epidemie wie der Artillerie zum Opfer fielen. Ähnlich wütete die Krankheit in anderen europäischen Ländern und besonders schlimm in den Vereinigten Staaten von Amerika. Hier sollen während des Unabhängigkeitskrieges 1775/83 nahezu zweihunderttausend und während des Bürgerkrieges 1861/65 sogar über siebenhunderttausend Menschen mehr oder weniger heftig infiziert worden sein.

Damals wußte man allerdings noch nicht, daß es sich bei der Ruhr um eine Infektionskrankheit handelt. Dies wissen wir erst seit der Jahrhundertwende, da der Japaner Kiyoshi Shiga und der Deutsche Walter Kruse unabhängig voneinander deren plumpe, unbewegliche, sporenlose, stäbchenförmige Erreger unter dem Mikroskop ausfindig machten. Zwar wurden von anderen Forschern noch weitere Typen von Ruhrbakterien entdeckt; aber wegen ihrer Giftarmut interessieren diese uns hier nicht. Dagegen zeichnen sich die Shiga-Kruse-Bakterien durch starke Giftbildung und demzufolge toxische Erscheinungen aus, wie besagter Professor Krukenberg sie mit seiner deftigen Erklärung „Hosen runter! Hosen ruff!" (und so weiter) so treffend veranschaulichte.

Ein Lebensmittelhygieniker sagt uns: „Die Verbreitung der Ruhr-Erreger erfolgt hauptsächlich in den Sommermonaten durch Berührung mit bakterienhaltigen Stuhlentleerungen. Als Überträger fungieren schmutzige Hände, infiziertes Wasser und vor allem Fliegen, die die Keime auf unsere Nahrungsmittel bringen."

Die Inkubationszeit der bakteriellen Ruhr kann zwei bis sieben Tage betragen. Peinlichste Sauberkeit in der Nahrungsmittelindustrie, den Lebensmittelverkaufsstellen und den Haushalten bietet, wie unser Gesprächspartner von der staatlichen Gesundheitsbehörde betont, hier den sichersten Schutz vor der Erkrankung.

„Eine besonders ernst zu nehmende Gefahr bilden in Wasserwerken, Lebensmittelbetrieben, Gaststätten und Großküchen die sogenannten Dauerausscheider", fährt unser Gesprächspartner fort. Dutzende von Fällen weiß er aufzuzählen, in denen einzelne unerkannt in der Nahrungsmittelbranche beschäftigte Bazillenträger wahre Epidemien verschuldeten. Zum größten Teil unbewußt, nicht selten aber auch leichtfertig.
Die älteren von uns erinnern sich vielleicht noch des vor dem ersten Weltkrieg vieldiskutierten, erregenden Falles der amerikanischen Köchin Mary Mallon. Sie hatte einen schweren Unterleibstyphus durchgemacht, aber auch nach ihrer Genesung noch bis zum Lebensende Krankheitserreger ausgeschieden. Kein Gesundheitsamt hatte sich um sie gekümmert, so daß sie in mehreren New Yorker Familien, in denen sie angestellt war, durch Verunreinigung von Speisen mit ungenügend gesäuberten Händen nach der Notdurft insgesamt sechsundzwanzig Personen ernstlich infizierte. Überdies soll sie im Jahre 1903 eine Trinkwasserepidemie und im Jahre 1915 eine Krankenhausepidemie mit zusammen etwa anderthalbtausend Erkrankungen verursacht haben. Die serienweisen Infektionen fanden erst ihr Ende, als die New Yorker Regierung ihr, der „Typhus-Mary", wie sie von der Öffentlichkeit bereits bitter-

ironisch genannt wurde, ein abgelegenes Landhäuschen und eine regelmäßige Geldzuwendung zum Bestreiten ihres Lebensunterhalts gewährte, so daß sie nicht mehr zu arbeiten brauchte und damit niemand mehr gefährdete.

In einem andersgearteten Fall leichtfertiger Gefährdung hatte eine Küchenmamsell abends in einer Fabrikkantine ungeachtet ihrer eitrigen Fingerentzündung Kartoffelsalat für die nächste Mittagsmahlzeit der Betriebsangehörigen zubereitet. Dabei war ihr einmal der Verband abgerutscht und in den Salat gefallen. Während der vielen noch verbleibenden Stunden bis zum Verzehr hatten die ins Essen gelangten Eiterbakterien, Staphylokokken, also hinlänglich Zeit gehabt, sich massenhaft zu vermehren und den Salat zu vergiften. Denn auch die Staphylokokken bilden ein Toxin, das sogar recht hitzebeständig ist und selbst nach dreißigminütigem Kochen noch Vergiftungserscheinungen hervorrufen kann. Deshalb erlitten auch vier Fünftel der an dreihundert Köpfe starken Belegschaft wenige Stunden nach dem Genuß heftige Durchfälle und Erbrechen. Bei einigen Arbeitern führte die Vergiftung sogar zu Kollapserscheinungen.

Aber wir erfahren von unserem Gesprächspartner auch einen Fall, der uns darüber aufklärt, daß nicht immer nur ein direkter Kontakt vorliegen muß, um eine Lebensmittelvergiftung zu verursachen: Auf einem Bauernhof wurde ein Schwein geschlachtet. Wie üblich, machte man auch frische Wurst. Einige für die nächsten Mahlzeiten bestimmten Ringe legte die Hausfrau wegen der in der Küche herrschenden räumlichen Enge in der Stube auf dem Wickeltisch ihres an Furunkulose leidenden Säuglings ab. Allein dies genügte, um die Wurst mit Eiterbakterien zu infizieren! Die ganze Familie erkrankte mit Vergiftungserscheinungen.

Wer wollte wohl nun noch bezweifeln, daß überall, wo Lebensmittel hergestellt, verteilt oder zubereitet werden, Hygiene das oberste Gesetz zu sein hat? Darum werden auch alle einschlägigen Unternehmungen von den Gesundheitsbehörden ständig auf Sauberkeit und Einhaltung der Hygienevorschriften überwacht. Ähnliches gilt auch für alle Mitarbeiter; deshalb werden in bestimmten Zeitabständen regelmäßig diese Personen untersucht, wobei besonderes Augenmerk auf eventuell vorliegende Infektionen oder bakterielle Ausscheidungen gelegt wird. Und Aufgabe der staatlichen Hygienebehörden ist es schließlich, die zum Verkauf gelangenden Waren auf ihre einwandfreie Beschaffenheit, auf Freisein von Bakterien, Giften, Verfälschungen und unerlaubten Zusätzen, zu überprüfen.

„Was sind ‚unerlaubte Zusätze' in Lebensmitteln, Herr Doktor?"

Unser Gesprächspartner nennt nur einige: Buttergelb, Kupfersalze, Natriumsulfit und Natriumnitrit. Sie alle sind chemische Produkte und sollen zumeist gewissen Nahrungsmitteln eine ansehnliche Farbe verleihen.

„Unterziehen wir sie einzeln der Kritik", sagt er. „Das sogenannte Buttergelb: zahlreiche Tierversuche haben ergeben, daß diese chemische Verbindung mit der Bezeichnung DIMETHYLAMINO-AZOBENZOL kanzerogene, das heißt krebserregende Wirkung besitzt. An Ratten konnte man mit dieser Substanz Leberkrebs erzeugen. Wenn beim Menschen bisher zwar noch nicht dergleichen festgestellt wurde – wir wissen ja, daß sich Ergebnisse aus Tierversuchen nicht ohne weiteres auf den menschlichen Organismus übertragen lassen – so ist es doch richtig, daraufhin den Gebrauch von Buttergelb in der Lebensmittelindustrie zu verbieten. Sowohl in unserer Republik wie auch in Westdeutschland ist dies bereits 1948 geschehen. Um jede Gefährdung des Menschen auszuschließen wurde deshalb auch auf internationalen Konferenzen in Rom, 1956, und Askona, 1957, eine sogenannte ‚positive Liste' aufgestellt, in der alle Farbstoffe verzeichnet sind, die man bedenkenlos verwenden darf; alle anderen müssen als krebsgefährdend angesehen werden."

„Wenn ich als kleiner Bub bei meiner Großmutter zu Besuch weilte, habe ich des öfteren beobachten können, wie sie beim Spinatkochen immer eine Kupfermünze in den Topf warf. Hat dies wohl etwas mit künstlicher Grünung zu tun gehabt?"

„Ganz recht", antwortet unser Hygienearzt. „Aus demselben Grunde hatten die Hausfrauen früher auch kupferne Kochtöpfe benutzt. Später ging man dazu über, Kupfersalz in alles Grüngemüse zu tun. Inzwischen hat man jedoch in Laborversuchen herausgefunden, daß Kupfer das lebensnotwendige Vitamin C zerstört. Darum untersagt unser Lebensmittelgesetz auch die künstliche Grünung."

Der Gebrauch von Natriumsulfit oder Präservesalz als Zusatz besonders zum Schabe- und Hackfleisch, um es schön rot und scheinbar frisch zu erhalten, war den Fleischern schon im Rahmen des 1902 erlassenen Fleischbeschaugesetzes verboten worden. Doch da das Verbot namentlich in den notvollen Jahren nach dem zweiten Weltkrieg immer wieder einmal übertreten wurde, ist es in unserer Republik durch eine besondere Verordnung vom 23. April 1954 streng erneuert worden.

„Ein ernsteres Kapitel bildet das Natriumnitrit oder salpetrigsaure Natrium, das in den Pökelsalzen enthalten ist und die charakteristische Rötung des Pökelfleisches bewirkt", sagt unser Gesprächspartner. „Nicht daß es in seiner gesetzlich

zugelassenen minimalen Anwendung von etwa einhalb Prozent im Salzgemisch schon gesundheitsschädlich wäre! Aber da es in Geschmack und Aussehen fast völlig dem Kochsalz gleicht, kommt es mitunter zu unheilvoller Verwechslung und manchmal zu schändlichem Mißbrauch!"
Nitrite sind giftig und greifen hauptsächlich die Gefäßmuskulatur an, so daß der Blutdruck erheblich absinkt. Außerdem reagieren diese Substanzen mit dem Blutfarbstoff und wandeln ihn in eine funktionsunfähige Form um. Das Blut sieht dann schokoladenbraun aus, und es kommt beim Menschen durch die mangelnde Sauerstoffversorgung zur Zyanose und in schweren Fällen zum Tod. So war am 18. September 1946 in einer Leipziger Fleischerei (statt mit Kochsalz) versehentlich mit Natriumnitrit gesalzene Fleischbrühe verkauft worden. Einundsiebzig Personen erkrankten, von denen sieben starben. Ähnlich kam es in Nürnberg beim Verkauf einer irrtümlich mit Natriumnitrit gesalzenen Wurstbrühe zu einer Gruppenvergiftung mit über fünfzig und in Trier mit einhundertvierzig Erkrankten. Dies nur einige Beispiele!
Wenn in Leipzig die Anzahl der Todesopfer auf sieben beschränkt werden konnte, so durch rasche ärztliche Hilfe. Den Patienten wurde sofort der Magen gespült; sie wurden zwecks besserer Hirndurchblutung mit dem Kopf nach unten gelagert, erhielten Kreislauf- sowie den Blutfarbstoff wieder normalisierende Mittel; und in bedrohlichen Fällen wurde Aderlaß mit gleichzeitiger Bluttransfusion vorgenommen und dadurch wieder funktionsfähiges Hämoglobin zugeführt.

Eine besondere Art der Nahrungsmittelvergiftungen bilden die Pilzvergiftungen, die durchaus nicht nur nach dem Genuß von ausgesprochenen Giftpilzen auftreten müssen. Im

Gegenteil, auch wertvolle Speisepilze können dem Pilzfreund leicht zum Verhängnis werden, da Pilze, wie Wurst und Fleisch, infolge ihres hohen Eiweißgehaltes einen vorzüglichen Nährboden für Bakterien abgeben. So hatten einmal zwei Sommerfrischler, beide ausgezeichnete Pilzkenner, ein Gericht selbstgesammelter Steinpilze an drei Tagen genossen. Beide, sowohl die junge Ehefrau wie auch ihr wenige Jahre älterer Mann, erkrankten nach dem Verzehr der zum zweiten Mal aufgewärmten Mahlzeit: *er* bereits binnen wenigen Stunden an Erbrechen und Durchfall, *sie* erst einen Tag später mit Gelbsuchtserscheinungen. Während sich bei ihm die Beschwerden noch am selben Tage wieder legten, hatte sie noch ziemlich einen Monat an der Vergiftung zu leiden.

Darum sollten sich alle Pilzesser zum Prinzip machen, Speisepilze innerhalb von vierundzwanzig Stunden zuzubereiten und zu genießen, Reste von Pilzgerichten aber nicht aufzubewahren, auch nicht im Kühlschrank, sondern sie fortzuschütten! Wichtig zu wissen ist überdies, daß bald nach einem Pilzgenuß anhebende Vergiftungen verhältnismäßig gutartig verlaufen, während erst nach sechs Stunden oder noch später sich bemerkbar machende eine ernste Erkrankung darstellen und einer energischen klinischen Behandlung bedürfen. –

Was die echten Giftpilze anlangt, so werden dem Pilzesser vornehmlich jene Arten gefährlich, die dem Aussehen nach leicht mit Speisepilzen zu verwechseln sind. Besonders nach dem letzten Kriege, da Pilze auf Grund der allgemeinen Lebensmittelknappheit vermehrt auch von Nichtkennern gesammelt wurden, standen Pilzvergiftungen an hervorragender Stelle aller Lebensmittelvergiftungen. Die Ausgehungerten täuschten sich über die Gefahr mit allerlei im Volksmund verbreiteten irrigen Auffassungen hinweg: daß man Giftpilzen durch Zusatz von Essigwasser oder durch Abgießen des Kochwassers ihre Giftigkeit nehmen könnte oder daß Giftpilze durch Trocknen ungiftig würden. Vieles davon ist Trug; ganz sicher schützt nur eine genaue Unterscheidung der Pilzarten vor Vergiftungen.

In den Monaten April, Mai bietet die unter Laubbäumen, Büschen und auf Brandstellen wachsende eßbare Morchel aus der Gattung der Schlauchpilze mit ihrem hellgelbbraunen bis grauen, gekröseartig gewundenen Hut auch dem versiertesten Pilzsammler Anlaß zur Verwechslung mit der ähnlichen Frühjahrslorchel. Die Lorchel aber enthält als einen der wichtigsten Giftstoffe die den roten Blutfarbstoff auflösende Helvellasäure. Schon bald nach dem Genuß kommt es zu schweren Brechdurchfällen, während sich erst am übernächsten Tage Leberschwellung und Gelbfärbung hinzugesellen. Der Tod kann dann als Folge der schweren Leberschädigung oder des Kreislaufversagens eintreten, wobei letzteres durch den großen Flüssigkeitsverlust bedingt ist. Ob dafür freilich allein die Helvellasäure verantwortlich ist, vermag man noch nicht mit Sicherheit zu sagen.

Da die Helvellasäure die Eigenschaft besitzt, sich in heißem Wasser zu lösen, haben sich verwegene Pilzfreunde angewöhnt, die Lorchel nach Abbrühen und Beseitigen des Brühwassers zu verspeisen. Häufig unbeschadet. Doch in vielen Fällen wäre es besser gewesen, wenn man sich nach dem leider auch allzu wahren Spruch gerichtet hätte:

> Die Lorchel mit dem „L" wie Luder
> ist ein gefährlich Bruder.
> Die Morchel mit dem „M" wie Magen
> kannst du auf jeden Fall vertragen.

Ein weiterer, wohl der gefährlichste Giftpilz, der Knollenblätterpilz, der in diesem Zusammenhang allein noch behandelt werden soll, sieht den Champignonpilzen zum Verwechseln ähnlich. In ihm unterscheidet man heute fünf Gifte, die alle kompliziert miteinander verknüpfte Aminosäuren darstellen. Einige Wissenschaftler vermuten, daß unter diesen das Alpha- und Betaamanitin das Hauptgift darstellt, von dem an der Maus schon ein hunderttausendstel Gramm tödlich wirkt. Sämtliche Gifte des Knollenblätterpilzes rufen schwere Schädigungen der Leber, des Herzens oder des Kreislaufzentrums hervor, an deren Folgen die Patienten trotz umfassender klinischer Behandlung in über achtzig Prozent sterben müssen.

Sehr zu beachten ist übrigens, daß alle mitgefährdeten Personen, selbst wenn sie zum Glück keine Vergiftungssymptome aufweisen, einer vorbeugenden Behandlung unterzogen werden müssen.

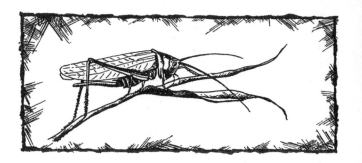

WIRD DER FRÜHLING STUMM SEIN?

Jahr für Jahr hatte der Geistliche der Stadt Bern mit seiner Gemeinde Bittprozessionen gegen die entsetzlichen Maikäfer unternommen, die nebst anderem schädlichem Getier, wie Mäusen, Heuschrecken, Raupen und so weiter, die Felder und Bäume verheerten. Aber weder Weihwasser, noch Gebete, noch Verwünschungen hatten die Tiere von ihrem alljährlichen Vernichtungswerk abhalten können. Im Gegenteil: Anno Domini 1497 waren sie in unheimlichen, zur Verzweiflung treibenden Massen erschienen und hatten alles unter ihre Freßwerkzeuge genommen!
"Wenn ihrer Plage nicht raschestens Einhalt geboten wird, werden die braven Schäflein der Gemeinde und auch der weiteren Umgegend im nächsten Winter einer großen Hungersnot ausgesetzt sein", hatte der Seelenhirte an den Bischof von Lausanne, Benoît de Montferrand, geschrieben, und dadurch von ihm umgehend die Erlaubnis erwirkt, einen kanonischen Prozeß gegen die vermaledeiten Insekten zu führen.

Unter feierlichem Glockengeläut verlas der in einen langen golddurchwirkten Vespermantel gehüllte und von zwei Chorknaben assistierte Priester beschwörend das oberhirtliche Ausweisungsdekret an die Damen und Herren Maikäfer. „Im Namen meines gnädigen Herrn und Bischofs in Lausanne", so hieß es darin, „kraft der hochlöblichen Dreieinigkeit, durch das Verdienst des Heilands Jesu Christi und auf Grund des Gehorsams, den ihr der heiligen Kirche schuldet, bitte ich euch, Maikäfer, allesamt und jeden einzelnen, im besondern von allen Orten zu weichen, an denen Nahrung für Menschen und Vieh wächst und keimt!"
Sechs Tage lang gab die bischöfliche Anordnung den Maikäfern Zeit, sich mit Engerlingen freiwillig davonzumachen ... — widrigenfalls sie sich vor dem Richterstuhl des hochwürdigsten Herrn in Lausanne zu verantworten hätten. Zur Verlesung gelangendes Schreiben, indessen die Gläubigen kniend drei „Vater unser" und drei „Gegrüßet seist du, Maria" beteten, sei von den Käfern gleichzeitig als Vorladung für den Fall der Gehorsamsverweigerung zu betrachten!
Wie nicht anders zu erwarten, hatten die Maikäfer von Bern und Umgegend weder ihre Befallsgebiete bis zum anberaumten Termin, zum sechsten Tage, ein Uhr, verlassen, noch waren sie vor dem geistlichen Gericht in Lausanne erschienen. So wurde über sie in Abwesenheit verhandelt. Es sollte sogar ein Anwalt für sie gestellt werden; doch es hatte sich unter den Lebenden keiner für dieses makabre Schauspiel finden lassen, so daß der Bischof den Schatten eines wenige Jahre zuvor verstorbenen übelbeleumundeten Advokaten namens Perrodet aus der Hölle als Rechtsbeistand der Maikäfer heraufzubeschwören versuchte.
Da schließlich auch diese „Liebesmüh" vergeblich blieb, sah

sich das geistliche Gericht genötigt, den Prozeß ohne einen sogenannten Advocatus diaboli, einen „Teufelsadvokaten", durchzuführen, der ja nur zum Scheine die „Belange" der schädlichen Insekten vertreten sollte.
Die Verhandlung begann, wie auch bei Menschenprozessen, mit dem Verlesen der Anklageschrift. Darauf traten Zeugen vor das Tribunal, die ihre Beobachtungen über das gemeingefährliche Treiben der Maikäfer zu Protokoll gaben; und endlich erfolgte, da kein Verteidiger der Tiere das Wort ergriff, aus des Bischofs Munde der Bannfluch: „Im Namen der göttlichen Dreifaltigkeit, des Vaters, des Sohnes und des Heiligen Geistes, verdamme ich, Bischof Benoît, euch, verruchte Untiere, welche Maikäfer genannt und nicht einmal zu den Tieren gerechnet werden können!"
Nach allen Seiten hin segnend, verließ dann der Bischof die Gerichtsversammlung. Er hatte sein mögliches getan. Freilich hinderte dies die Insekten nicht im geringsten daran, ihrem Futtertrieb nachzukommen.

Solche grotesken Tierprozesse wurden nicht nur von geistlichen, sondern in vielen Ländern auch von weltlichen Gerichten inszeniert; sie offenbarten die ganze Ohnmacht und Ratlosigkeit der Alten gegenüber den Pflanzenschädlingen, die in besonders fortpflanzungsreichen Jahren mit der Gewalt von Naturkatastrophen über Kontinente und Völker hereinbrachen. Erschütterndste Beispiele dafür bieten die Heuschreckenplagen, die Millionen und aber Millionen Menschen dem Elend und Hunger preisgaben, und auch heute noch, trotz gutentwickelter Warndienste und wirksamster chemischer Bekämpfungsmittel, in riesigen, nicht selten über hundert Kilometer langen, mehrere Kilometer breiten Schwärmen

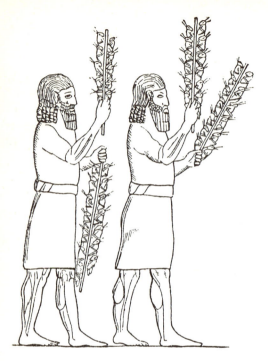

Speisenträger mit Heuschrecken, Zeichnung Martinis nach einer altassyrischen Skulptur in Sanheribs Palast zu Ninive

tausend und zweitausend Kilometer weite Landgebiete der wärmeren Regionen durchwandern, um mit ungeheurem Appetit alles, auch das unscheinbarste Fleckchen Grün, kahlzufressen.

Schon das Alte Testament, das Geschichtsbuch der Juden, liefert einen erregenden Bericht über einen Heuschreckenzug, den Jehova als Strafgericht über die Ägypter gesandt hatte. „Die Heuschreckenschwärme", so lesen wir, „kamen mit dem

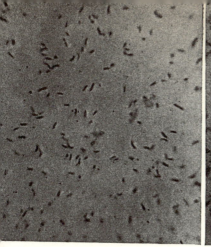
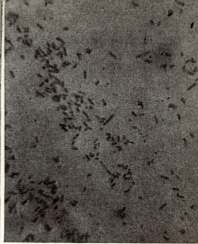

107 Bakterien der Salmonellagruppe in faulendem Fleisch in 1200facher Vergrößerung

108 Erreger des Bauchtyphus in 1200facher Vergrößerung

109 Ruhramöben mit zahlreichen roten Blutkörperchen auf der menschlichen Darmschleimhaut in etwa 400facher Vergrößerung

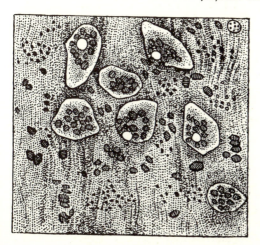

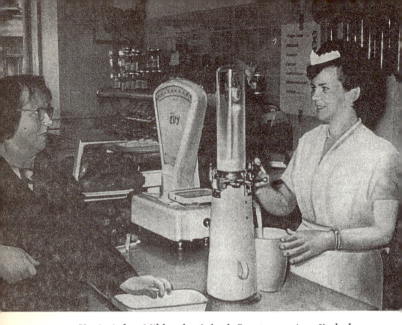

110 Hygienischer Milchverkauf durch Benutzung einer Kaskade

111 Unhygienischer Verkauf von Fleischabfällen in einem Berliner Fleischerladen um 1892

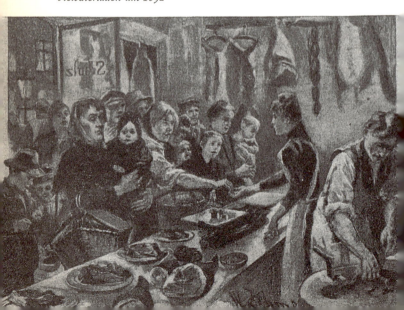

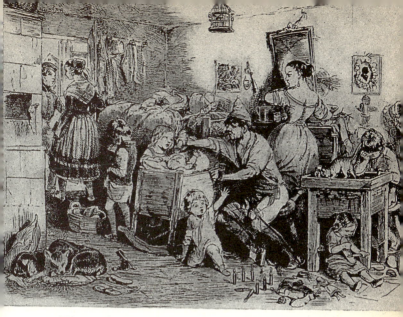

112 Ein unsauberer Haushalt ist die Keimzelle von Lebensmittelverderbnis und Lebensmittelvergiftung

113 Kriegslazarett zur Zeit der Schlesischen Kriege Friedrichs II. von Preußen. Hier starben viele Soldaten an Ruhr

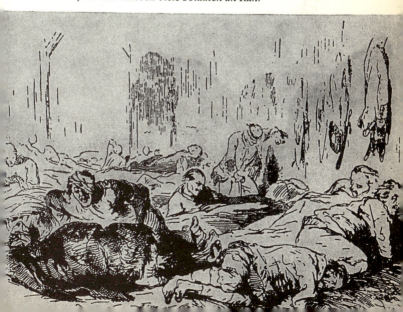

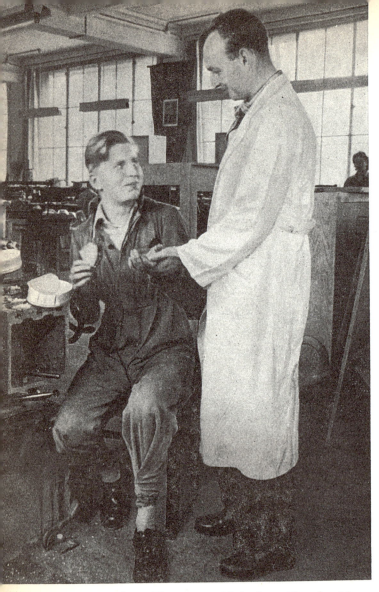

114 Hygienische Aufklärung am Arbeitsplatz: Mit schmutzigen Händen an der Maschine frühstücken ist ungesund

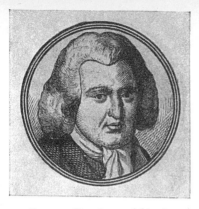

115 Erasmus Darwin empfahl schon im achtzehnten Jahrhundert, Möglichkeiten der biologischen Schädlingsbekämpfung ausfindig zu machen

116 Der Bischof von Lausanne belegt im Jahre 1497 Maikäfer mit dem Kirchenbann

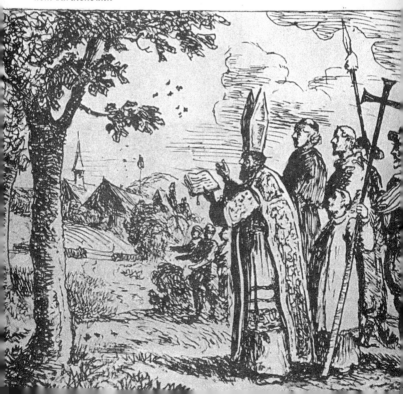

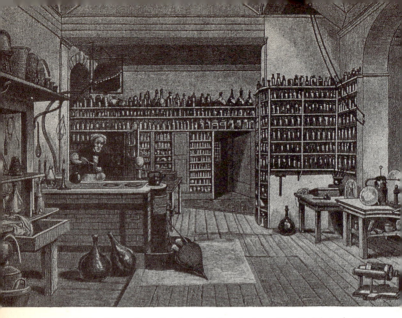

117 Michael Faradays Londoner Laboratorium. Der Gelehrte hatte 1825 erstmalig das HCC oder HCH dargestellt

118 Wartung einer Stiftsmühle im VEB „Berlin-Chemie". Der Vermahlungsgrad ist ein Qualitätsmerkmal für ein Stäubemittel zur Schädlingsbekämpfung

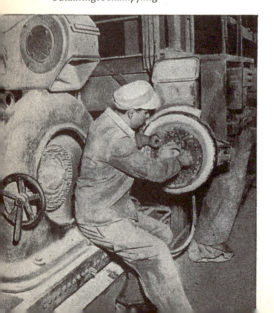

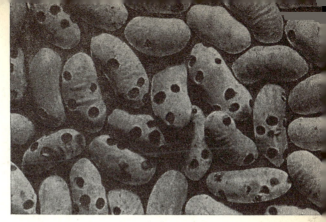

119 Von Bohnenkäferlarven beschädigte Bohnen

120 RS 09 — Geräteträger mit Sprührahmen bei der Schädlingsbekämpfung in einer Obstplantage

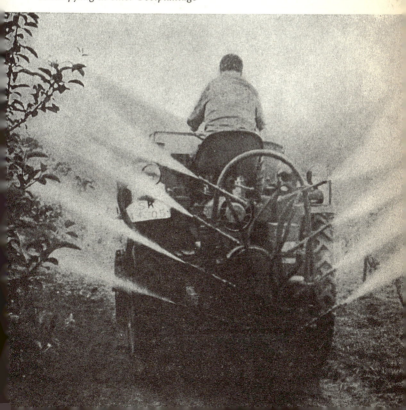

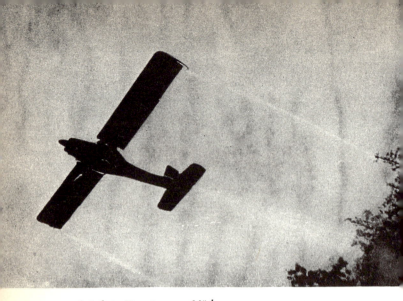

121 L 60 beim Einsatz gegen Mücken

122 Nobelpreisträger Dr. Paul Müller entdeckte die insektizide Wirkung des DDT

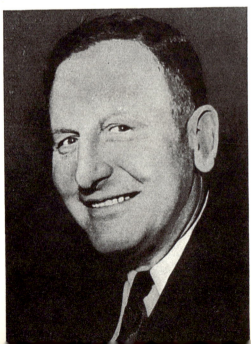

Ostwind über ganz Ägypten und ließen sich an allen Orten nieder. Nie gab es vorher so viele Heuschrecken, noch wird es später so viele geben. Sie bedeckten des Landes Oberfläche, so daß der Boden nicht mehr zu sehen war. Sie fraßen alles Kraut und alle Früchte und ließen nichts Grünes mehr an den Bäumen und auf den Feldern des Ägypterlandes."

Wie wenig der biblische Erzähler übertrieben hat, erkennen wir an zahlreichen Augenzeugenberichten aus unserem Jahrhundert. So schildert ein Bewohner Ostafrikas eine an der Küste Tanganjikas miterlebte Heuschreckenkatastrophe einem europäischen Reisenden: „Besonders im Dezember kamen ganze Schwärme, so daß der Himmel durch sie wie durch schwarze Wolken verdeckt wurde. Die Heuschrecken haben alles, was auf dem Lande wächst, abgefressen, vor allem Linsen, Erbsen und Bananen. Es gehören Jahre dazu, um den Schaden, den sie angerichtet haben, wieder gut zu machen..."

Ein zweiter Augenzeuge des Heuschreckenzuges betont: „Ich sage Ihnen, wir konnten, als der Schwarm kam, kaum die Sonne sehen! Die Heuschrecken sind entsetzlich gefräßig. Sie machen sich keinen Begriff davon. Ein Pflanzer hatte auf seinem Hof in Pangani Wolle und Kaffee zum Trocknen an die Sonne gelegt. Als er nach einiger Zeit nachschaute, hatten die Heuschrecken alles weggefressen, Wolle, Kaffee und sogar die Decken, auf denen das Rohmaterial ausgebreitet war. Wir wundern uns nur, daß wir noch unseren Turban behielten, daß nicht auch der noch in die Mägen des Viehzeugs wanderte!"

Solange die Menschen die Lebensgewohnheiten der Heuschrecken nicht kannten, konnten sie nur versuchen, die Gefräßigen durch fortdauernden Lärm, beispielsweise durch Zusammenschlagen von Holz und Blech, einigermaßen fernzu-

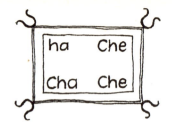

Yantra zum Schutz des Gemüsegartens in Ceylon. Wer seinen Gemüsegarten gegen Tierfraß schützen will, malt das abgebildete Zeichen auf einen Palmblattstreifen und hängt diesen im Garten auf oder vergräbt ihn (nach Wirz, 1941)

halten. Während eines großen Heuschreckeneinfalls in Rumänien im Jahre 1788 hatten die türkischen Machthaber mehrere Soldatenregimenter eingesetzt, um die Plagegeister mit Feuer und Kanonen zu vernichten.

Außer Lärm und Feuer wandten unsere Vorfahren frühzeitig aber auch bereits Chemikalien gegen die zahllosen Pflanzenschädlinge, Mitschuldige am Hunger in der Welt, an: die Chinesen schon vor mehr als drei Jahrtausenden Beizmittel zur Saatgutbehandlung, wogegen die Israeliten noch zu Zeiten ihres weisen Königs Salomo, zweihundert Jahre später, im Tempel zu Jerusalem Gebete zur Abwehr von Pflanzenkrankheiten und Insektenbefall verrichteten. Während der altgriechische Naturphilosoph Aristoteles im vierten Jahrhundert v. u. Z. Räucherstoffe, wie etwa Schwefel, zur Schädlingsbekämpfung empfahl, riet im dritten bis zweiten Jahrhundert v. u. Z. der berühmte römische Censor und Todfeind Karthagos, Marcus Portius Cato, Ölspritzungen zum Schutze gegen den Kornkäfer sowie ein Rauchgemisch aus Ölasche, Schwefel und Pech gegen den Traubenwickler an. Um die gleiche Zeit findet in China erstmalig das giftige Arsen als Insektizid Anwendung, das sich in verschiedenen Verbindungen bis in unsere Tage als wirksames Schädlingsbekämpfungsmittel erhalten hat.

Diese mannigfaltigen Arsenpräparate gehören — wie auch die ebenfalls als Insektizide angewandten Blei- und Kupferpräparate — nach der Art ihrer Aufnahme in den Organismus zu den sogenannten Fraßgiften. Sie werden auf Feldern, in Gärten und Wäldern versprüht oder verstäubt und werden von Pflanzenschädlingen, namentlich Kornkäfern, Raupen und Obstmaden, mit der Nahrung einverleibt, woraufhin dann der Tod erfolgt.

Neben diesen Fraßgiften spielen als zweite Insektizidform die Atemgifte eine wichtige Rolle. Zu ihnen zählen unter anderm Blausäure, Äthylenoxid sowie Schwefelwasserstoff und Schwefelkohlenstoff freisetzende Präparate. Mit solchen Substanzen werden, abgesehen vom vielerlei Hausungeziefer, sehr wirksam Getreideschädlinge in Silos sowie Puppen und Vollinsekten, die nach der Ernte das Erdreich bevölkern, vergast. Interessant ist noch die Anwendung solcher Atemgifte an Textilien. Während des Krieges gelang es, sogenannte Xanthogene auf Kleidungsstücke aufzuziehen. Durch die Feuchtigkeit des Körpers entstand dann daraus ständig eine Gasschicht von Schwefelkohlenstoff und Schwefelwasserstoff. Derartig imprägnierte Kleidungsstücke vertrieben drei Wochen lang alle Insekten; allerdings waren sie wegen ihres aufdringlichen Geruchs bei ihren Besitzern nicht sehr beliebt.

Unerschöpflich ist die chemische Industrie im Hervorbringen immer neuer Schädlingsbekämpfungsmittel. Allein in den Vereinigten Staaten von Amerika ist die Produktion an Insektiziden von rund sechsundfünfzigtausend Tonnen im Jahre 1947 auf zweihunderttausend Tonnen im Jahre 1960 angestiegen. In Europa werden nach Schätzungen des Wiener Professors Doktor Beran etwa fünf viertel Millionen Tonnen

Insektengift ausgelegt und verspritzt. Diese Unmengen werden sich künftig weiter erhöhen — was ja auch dringend notwendig erscheint, wenn man berechnet, daß die Legionen auf der Erde existierenden Pflanzenschädlinge alljährlich etwa ein Fünftel der Welternte vernichten. Davon könnten einige Hundert Millionen Menschen gesättigt werden, die heute nur kümmerlich dahinleben. Beispielsweise werden nach einer Mitteilung der UNO alljährlich allein ungefähr dreiunddreißig Millionen Tonnen Brotgetreide und Reis durch Schadinsekten vernichtet, eine Menge, von der sich einhundertfünfzig Millionen Menschen ein Jahr lang ernähren könnten!

Überdies erfordert das stürmische Anwachsen der Erdbevölkerung um durchschnittlich siebzig Millionen Menschen jährlich, so daß sich unsere gegenwärtige Bevölkerungszahl, soweit sich dies überhaupt vorauskalkulieren läßt, bis zur Jahrtausendwende verdoppeln wird, eine stets intensivere Schädlingsbekämpfung. Sechs Milliarden Männer, Frauen, Kinder werden im Jahre 2000 nach Brot rufen!

Auch in Deutschland ist eine organisierte Schädlingsbekämpfung die unerläßliche Voraussetzung, die „conditio sine qua non", für die Besserung unserer Ernährungsgrundlage, wie Professor Wolfdietrich Eichler von der Karl-Marx-Universität Leipzig, einer unserer namhaftesten Sachkenner, sich ausdrückt. Immerhin zählen wir in Deutschland weit über siebentausend Schädlingsarten. Davon sind 1671 als Feinde für Obstbäume, 704 für Gemüse und 988 für Futter- und Getreidepflanzen festgestellt worden, so daß schon etwas Wahres an der alten, pessimistisch klingenden, Bauernweisheit ist: „Der Mensch erntet, was ihm die Schädlinge übriglassen!"

Allerdings nur, wenn wir ihnen ihr Handwerk nicht legen! — Die Regierung unserer Republik bietet der Landwirtschaft je-

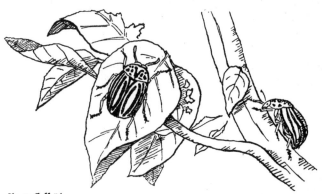

Kartoffelkäfer

denfalls alle Hilfe in ihrer Ausrottungsschlacht gegen die unerwünschten Insekten und Nager, indem sie der Landwirtschaft moderne Schädlingsbekämpfungsgeräte zur Verfügung stellt. Unsere leistungsfähigen chemischen Betriebe, mit an der Spitze der volkseigene Betrieb „Berlin-Chemie", bringen hochentwickelte Mittel auf den Markt, um den Insektizidekrieg allüberall gewinnen zu helfen.

Eine neue Etappe in der Geschichte des Abwehrkampfes gegen das in seiner Vielfalt schier unübersehbare Heer der Schadinsekten begann im Jahre 1939, da dem Schweizer Chemiker Doktor Paul Müller die Entdeckung gelang, daß die bereits im Jahre 1874 erstmalig von einem deutschen Chemiker namens Zeidler synthetisch hergestellte, aber bald wieder in Vergessenheit geratene chemische Verbindung Dichlor-Diphenyl-Trichloräthan, kurz DDT, insektenabtötende Eigenschaften besonderer Art habe.

Müller hatte bei seinen Forschungen über wasserunlösliche

insektizide Stoffe vom Kartoffelkäfer befallene Kartoffelpflanzen versuchsweise mit einer DDT-haltigen Lösung besprüht, in der Hoffnung, mit diesem Mittel ein für den Warmblüter weniger gefährliches Fraßgift als die bekannten Arsen-, Blei- und Kupferpräparate zu erhalten. Wie groß aber war sein Erstaunen, als er beobachtete, daß verpuppungsreife Kartoffelkäferlarven, welche also nicht mehr fressen, plötzlich allesamt von den Kartoffelpflanzen abfielen! Er nahm sich einen Spaten voll Erde mit ins Laboratorium, um dort die Larven weiter zu beobachten. Aber er fand sie schon am nächsten Tage tot vor. Ohne Zweifel mußten die Tiere am DDT verendet sein! Da sie das Gift nicht gefressen hatten, lag der Schluß nahe, daß sie durch bloße Berührung mit ihm umgekommen sein mußten.

Weitere Versuche ergaben in der Tat, daß Doktor Müller mit dem DDT ein ausgezeichnetes Kontaktgift zur Schädlingsbekämpfung gefunden hatte. In Öl gelöst, dringt es leicht durch den Chitinpanzer der Insekten in deren Blut- und Lymphbahnen ein, wonach die Tiere zunächst in einen starken Erregungszustand und anschließend in eine allgemeine Lähmung geraten. Bereits der zehntausendste Teil eines millionstel Gramms pro Milliliter der zerstäubten Flüssigkeit genügt nach Expertenberichten, um Fliegen abzutöten. Sehr empfindlich gegen das DDT sind ferner Läuse, Flöhe, Mücken, Käfer sowie Schmetterlingsraupen.

Daraus ergab sich bald nach seiner Bekanntgabe als fast universales Kontaktgift seine mehrfache Bedeutung, sowohl als Mittel zum Pflanzenschutz wie auch zur Bekämpfung des Körperungeziefers bei Mensch und Tier und nicht zuletzt zur Vernichtung der unheimlichen Malariamücken und Schlafkrankheitsfliegen.

Allein an der Malaria, jenem furchtbaren Wechselfieber, das mit Leber- und Milzschwellung einhergeht und häufig tödlich endet, leiden noch heute schätzungsweise rund fünfhundert Millionen Menschen. Zwar hat die Medizin wirkungsvolle Heilmittel gegen die Krankheit entwickelt; auch hatte man schon mit einigem Erfolg die Malariamücke durch Beseitigung ihrer Brutplätze in der Nähe menschlicher Behausungen, wie Sümpfe, Tümpel und andere Standgewässer, auszurotten versucht; der Erfolg war jedoch immer nur vorübergehend gewesen.
Erst durch das Verspritzen des langwirkenden DDT ist es möglich geworden, die Moskitos auszumerzen und damit die Entwicklung der Malariaerreger in ihrem Wirtsorganismus zu unterbrechen, so daß die Krankheit verschwindet. Auf diese Weise gelang es der Weltgesundheitsorganisation bis zum Jahre 1962, fast über zweihundert Millionen Menschen in fast vierzig Ländern vor der Gefahr der Malariaerkrankung zu schützen.
Seine erste segensreiche Anwendung hatte das DDT bereits in den Kriegs- und Nachkriegsjahren gefunden; damals hatte es zahllosen Soldaten, Gefangenen und Flüchtlingen geholfen, sich von den überaus lästigen Läusen zu befreien. Für die so weitreichenden medizinischen und hygienischen Folgen seiner Entdeckung erhielt der Chemiker Paul Müller im Jahre 1948 mit Recht den Nobelpreis für Medizin und Physiologie.

Chemisch betrachtet, gehört das DDT den chlorierten Kohlenwasserstoffen an — wie auch die zweite, erst während des letzten Krieges fast gleichzeitig in England und Frankreich neuaufgefundene chemische Verbindung Hexa-Chlor-Cyclo-Hexan. Diese, kurz HCC oder HCH genannt, war erstmalig im Jahre 1825 vom berühmten englischen Physiker und Chemiker Michael Faraday dargestellt worden. Sie wirkt sowohl als Kontakt- wie auch als Fraß- und Atemgift, im Vergleich zum DDT schneller, stärker und durchdringender als dieses, dafür aber weniger anhaltend. HCC wird daher vorwiegend gegen Bodenschädlinge, wie Drahtwürmer, Engerlinge und Wiesenschnakenlarven, sowie gegen die verborgen im Innern von Pflanzen lebenden Insektenlarven angewandt.

Natürlich birgt der Umgang mit Schädlingsbekämpfungsmitteln auch gewisse Gefahren für den Menschen, sei es, daß er sich bei längerem Versprühen oder Verstäuben namentlich öliger Lösungen, die von der Haut gut aufgenommen werden, oder durch versehentliche Einvernahme eine Vergiftung zuziehen kann. Als tödliche Dosis öliger oder organischer DDT-Lösungen werden in der Fachliteratur für den Menschen fünfzehn bis fünfundsiebzig Milligramm je Kilogramm Körpergewicht angegeben, während die tödliche Dosis ungelösten DDT bei etwa zwanzig bis dreißig Gramm vermutet wird.

Der amerikanische Wissenschaftler N. J. Smith berichtete im Jahre 1948 im Journal der Amerikanischen Medizinischen Gesellschaft über den akuten Vergiftungsfall eines achtundfünfzigjährigen Arbeiters, der irrtümlich aus einer unbeschrifteten Flasche ungefähr hundertzwanzig Milliliter einer fünfprozentigen DDT-Lösung getrunken hatte und nach siebentägigem qualvollem Leiden starb. Schon innerhalb einer Stunde traten bei ihm starke Magenschmerzen und -koliken sowie über anderthalb Tage sich erstreckendes halb- bis einstündiges Erbrechen kaffeezusatzähnlicher Massen auf, das eine schwere Chlorverarmung des Körpers zur Folge hatte. Daneben zeigte sich die Vergiftung in nervöser Übererregbarkeit mit allmählich vom Gesicht über den ganzen Körper sich

ausbreitendem Zittern, das letztlich in tetanusartige Krämpfe überging.
Wenn Unglücksfälle wie der eben geschilderte auch häufig zum Tode durch Atemlähmung oder durch Kammerflimmern des Herzens führen, so verlaufen doch die meisten Insektizidvergiftungen beim Menschen gutartig, das heißt, die Krämpfe verlieren sich wieder nach etwa vierundzwanzig Stunden und die Muskelzuckungen nach einigen Tagen. Dennoch sollte man beim Verspritzen öliger DDT- und HCC-Lösungen nicht leichtfertig sein und stets geeignete Schutzkleidung tragen!
Wie der menschliche Organismus sich an Medikamente oder an Gifte gewöhnen kann, so daß er ihnen gegenüber widerstandsfähig wird, so sind inzwischen bereits eine Anzahl Schadinsekten gegen das DDT und HCC resistent geworden. Daher suchten die Chemiker nach neuen Mitteln. Schon 1944 gelang es einem Deutschen, Gerhard Schrader, die organische Phosphorverbindung E 605, mit bisher ungekannter Insektizidwirkung, zu entwickeln. Sie kam zuerst in den USA unter der Bezeichnung PARATHION in den Handel.
Rasch spricht sich in der Welt herum, daß E 605 gegen dreihundert Schädlingsarten, auch größere und stärker gepanzerte, wie Heuschrecken, Kartoffelkäfer, Maikäfer, ferner gegen DDT, HCC und andere Stoffe resistent gewordene Insekten, wie beispielsweise Fliegen, die nach Beobachtungen und Aussagen des dänischen Insektenforschers Doktor Briejer „in DDT so munter und unbekümmert herumkrabbelten, wie primitive Stammeszauberer auf rotglühenden Kohlen tanzen", und selbst gegen tief sich eingrabende Schädlinge, denen mit den vorhandenen Insektiziden nicht recht beizukommen gewesen war, mit bestem Erfolg einzusetzen sei.
Andererseits wurde rasch bekannt, daß E 605, wie alle der

zweiten Hauptgruppe, den organischen Phosphaten, angehörenden Insektizide, auch für den Menschen und Warmblüter von außerordentlicher Giftigkeit ist. Um zu ergründen, welche Dosis beim Menschen bereits eine akute Vergiftung hervorrufe, nahm ein Chemiker etwa 0,1194 Gramm ein. „Die Lähmung erfolgte so schnell", berichtet die nordamerikanische Biologin Rachel Louise Carson in ihrem Buch „Der stumme Frühling" (1962), „daß er nicht mehr zu den Gegenmitteln greifen konnte, die er bereitgestellt hatte, und er mußte sterben."

Die organischen Phosphor-Insektizide sind, was ihre Wirkung anlangt, starke Nervengifte. Sie verursachen zunehmenden Speichelfluß, Übelkeit, Erbrechen, verlangsamte Herzreaktion, Darmspasmen sowie zentrale Krämpfe, denen schließlich der Tod durch Lähmung des Hirnatemzentrums folgen kann.

Von chronischen Vergiftungen, die schleichend verlaufen, sind insbesondere Arbeiter bedroht, die in Herstellerbetrieben oder in der Landwirtschaft und im Gartenbau ständig mit den Substanzen in Berührung kommen oder sie einatmen. Darum erneut die dringende Mahnung zur Vorbeugung durch Schutzanzug, Gummihandschuhe und Gasmaske! Bei geringsten Vergiftungsanzeichen muß natürlich der Betroffene sofort aus dem Gefahrengebiet entfernt und einer intensiven Gegengifttherapie unterzogen werden.

Als das im vorigen Abschnitt erwähnte Buch „Der stumme Frühling" von Rachel Louise Carson erschien, erregte es nicht nur allergrößtes Aufsehen in der Welt, sondern löste auch heftigste Meinungsstreite aus. Denn die Autorin entwirft darin das düstere Zukunftsbild einer an Insektiziden sterbenden Welt. Pflanzen, Tiere, Menschen — alle Lebewesen würden untergehen, wenn es nicht gelänge, den heute angeblich schon hemmungslosen Insektizidekrieg in normale Bahnen zu lenken.

Frau Carson ist um eklatante Beispiele für eine bereits im Flusse befindliche Naturvernichtung und damit Selbstausrottung des Menschen nicht verlegen. Sie berichtet von einem großen Fisch- und Vogelsterben am kalifornischen See „Clear Lake", hundertfünfzig Kilometer nördlich von San Franzisko, nachdem man dort mehrmals rigorose Mückenbekämpfungsaktionen mit DDT durchgeführt hatte. Sie berichtet von massenhaft vergifteten Nutzinsekten und Regenwürmern, nachdem man in den Vereinigten Staaten 1954 den Ulmensplintkäfer als Urheber des sogenannten Ulmensterbens mit einem wahren Platzregen von DDT-Lösung bekämpft hatte; im darauffolgenden Frühjahr habe ein Massentod von Wanderdrosseln eingesetzt, die an ihrer Hauptnahrung, an Regenwürmern, verendet seien, die mit DDT angereichert gewesen wären.

Sie berichtet von einem 1957 in neun Südstaaten der USA aus Profitsucht veranstalteten gewaltigen Insektizidefeldzug gegen die Feuerameise, die angeblich Feldfrüchte zerstören, ja Vieh und Menschen angreifen sollte, was gar nicht stimmt. Aber die Erzeuger von Schädlingsbekämpfungsmitteln behaupteten es fest und steif und vermochten, das amerikanische Landwirtschaftsministerium zu einer wilden Propagandakampagne gegen das Tier und zur Aufstellung eines grandiosen Schlachtprogramms zu bewegen, das ein Jahr später anlief und sich als eine „Goldgrube für den Absatz von Insektiziden" erwies, wie eine amerikanische Handelszeitung ihren Lesern mitteilte.

Rachel Louise Carson malt schließlich das Schreckgespenst

einer bedrohlichen Anreicherung von Insektizidgiften im menschlichen Organismus durch Rückstände in der Nahrung aus, die ihrer Meinung nach sogar zu Keimschädigungen führen könne. „Wenn der Farmer beim Gebrauch solcher Chemikalien die Anweisung auf den Schildern gewissenhaft befolgt, werden die Rückstände nicht größer sein, als es die Nahrungs- und Arzneimittelprüfstellen gestatten", schreibt sie. „Aber die Farmer überschreiten häufig die vorgeschriebene Dosierung, verwenden die chemischen Stoffe zu kurz vor der Erntezeit, gebrauchen mehrere Insektiziden, wo eines genügen würde!"

Es ist begreiflich, daß vor allem die an hohen Gewinnen interessierten kapitalistischen Insektizideproduzenten Frau Carsons leidenschaftliche Ausführungen als maßlose Vereinfachungen, Übertreibungen und Verzerrungen ablehnen. Ihnen entgegen stehen in aller Welt namhafte Mahner, die mit der amerikanischen Biologin betont auf mögliche Gefahren eines bedenkenlosen Ausbringens giftiger Pflanzenschutzmittel für die Menschheit aufmerksam machen. Immerhin haben bereits vor einigen Jahren in Kiel einmal Kleinkinder Vergiftungserscheinungen gezeigt, nachdem sie mit Möhren gefüttert worden waren, die nachweislich Rückstände von Pflanzenschutzgiften enthielten. Honigbienen beispielsweise — das haben Laboratoriumsversuche ergeben — werden „wild erregt und kriegslustig", wenn sie mit PARATHON in Berührung kommen; „sie putzen sich mit rasend schnellen Bewegungen und sind binnen einer halben Stunde dem Tode nahe."
Ähnlich wie diesen für den Menschen und die Pflanzenwelt höchst nützlichen Insekten ergeht es zahlreichen weiteren unter dem Einfluß von E-Wirkstoffen. Professor Wolfdietrich

Eichler von der Karl-Marx-Universität Leipzig bestätigt: „Die Erfahrungen lehren, daß chemische Insektengifte nicht immer die besten Mittel sind. Selbstverständlich können wir nicht etwa von heute auf morgen ganz auf sie verzichten; dazu bestünde auch gar keine Veranlassung. Wohl aber wird es in Zukunft nötig sein, die Giftigkeit der chemischen Schädlingsbekämpfungsmittel sorgfältiger zu prüfen. Vor allem sollte man künftig mehr auf den Rat der Biologen hören. Die Biologie hat nämlich in den letzten Jahren andere Wege der Insektenbekämpfung erforscht."
Sie folgte damit einer Anregung des englischen Arztes und Naturforschers Erasmus Darwin, Großvaters des berühmten Begründers der modernen Abstammungslehre Charles Darwin, Möglichkeiten einer biologischen Bekämpfung der Pflanzenschädlinge ausfindig zu machen. Daß solche durchaus existieren, hatte schon im sechsten Jahrhundert v. u. Z. der chinesische Philosoph Lao-tse gewußt, der in seinem kanonischen Buch „Taoteking" die Köderwirkung von Duftstoffen auf Ameisen erwähnte. In Cochinchina, dem heutigen Nam-bo im Süden Südvietnams, wurden vor anderthalb Jahrtausenden Ameisen in Strohsäcken gesammelt und auf dem Markte verkauft, um in den Mandarinenbäumen zur Schädlingsbekämpfung ausgesetzt zu werden. Im Jahre 1787 wandte der französische Abbé Claude Roberjot, eines der Opfer des zwei Jahre später erfolgten berüchtigten Rastatter Gesandtenmordes, Fanglaternen gegen den Traubenwickler an.

Die biologische Bekämpfung der Pflanzenschädlinge, zu der Erasmus Darwin um 1800 riet und die lange vor ihm, wie wir soeben an einigen Beispielen gesehen haben, hier und da vereinzelt, ohne wissenschaftliche Erkenntnis und Systematik, angewandt wurde, beruht also auf einer natürlichen Ausrottung oder Fernhaltung von Schadinsekten. Dies kann nach neuesten Forschungen auf mannigfache Weise geschehen. Einmal dadurch, daß man die Schädlinge durch ihre natürlichen Feinde vernichten läßt. So können viele von ihnen wirksam durch Schlupfwespen, Spinnen, rote Waldameisen und nicht zuletzt Vögel bekämpft werden, die man in großen Mengen in Befallsgebieten ansiedelt. Ähnliche Erfolge lassen sich durch Fortnahme der Daseinsbedingungen für manche Schadinsekten, wie etwa durch eine Veränderung der Pflanzenwelt, erzielen.

Wertvolle Dienste bei der biologischen Schädlingsbekämpfung vermögen dem Menschen gewisse Bakterien, Erreger von Tierseuchen, zu leisten. Nachdem der Greifswalder Hygieneprofessor Friedrich Löffler, ein ehemaliger Mitarbeiter Robert Kochs und berühmter Entdecker des Diphtherie-„Bazillus", im Jahre 1891 den „Bazillus" des Mäusetyphus entdeckt hatte, gelang es ihm bald danach, mit Hilfe von Reinkulturen eine in Thessalien aufgetretene Feldmausplage zu beseitigen und damit Griechenland vor einer Hungersnot zu bewahren. In jüngster Zeit hat man bakterielle Insektizide erfolgreich in kalifornischen Gemüseplantagen erprobt. Auch hat man dort bereits begonnen, todbringende Viren gegen einen der gefräßigsten amerikanischen Schädlinge, die Raupe des Alfalfa-Falters, einzusetzen.

Wie wir wissen, orientieren sich die Insekten bei der Nahrungssuche, der Auffindung von Eiablageplätzen oder des Geschlechtspartners nach vielerlei Reizen, wie Licht, Farbe, Düften, Tönen und so weiter. Diese Erkenntnis läßt sich ebenfalls zur biologischen Schädlingsbekämpfung ausnutzen. Man braucht beispielsweise nur den Lockton männlicher Moskitos mit Schallplatten auszustrahlen, um die Stechmückenweibchen herbeizuziehen und sie dann massenhaft, in einem elektrisch geladenen Gitternetz etwa, zu vernichten.

Zwei amerikanischen Professoren, Frings und Rudnick, ist es 1948 in Laboratoriumsversuchen gelungen, Insekten durch Ultraschall zu töten; 1954 setzte Frings gemeinsam mit seiner Frau Tonbandaufnahmen mit dem Notschrei eines Stares ein und beobachtete, wie die Stare des Versuchsgebiets sich dadurch aufscheuchen ließen und aufgeregt auseinanderflogen. Sowjetische Biologen haben, wie Professor Wolfdietrich Eichler berichtet, eine starke Anziehungskraft von Methangas auf Mücken festgestellt, woraufhin man eine Mückenmassenvernichtung durch künstliche Methanquellen in Sibirien plant.

Eine überragende Bedeutung im Insektenleben besitzen bestimmte auf den Geschlechtspartner anziehend wirkende Gerüche von Drüsenabsonderungen. Die Verfechter der biologischen Schädlingsbekämpfung waren sich sofort klar darüber, daß man mit der künstlichen Entwicklung solcher Duftstoffe ausgezeichnete „Insektizide" gewinnen würde. Man unternahm auch in dieser Richtung Laborversuche, und in der Tat ist es den Chemikern als erstes gelungen, die Locksubstanz des Schwammspinnerweibchens zu isolieren und bald danach aus einem Bestandteil des Rizinusöls künstlich herzustellen. Mit ihr tränkte man Holzsplitter, welche die daraufffliegenden Schwammspinnermännchen so begehrenswert fanden, daß sie sich mit ihnen „begatteten".

Freilich befinden sich die aufgezählten hochinteressanten Beispiele noch meistens im Versuchsstadium. Aber weisen sie nicht doch schon gangbare Wege, um uns allmählich weitgehend von chemischen Insektiziden freizumachen? Gesetzt den Fall, daß es auch in der freien Natur gelingt, den Paarungsinstinkt der Schwammspinnermännchen und anderer Schadinsekten rechtzeitig auf Duftköder abzulenken, so werden dadurch alljährlich zahllose Weibchen unbefruchtet bleiben. Oder wenn man derartige Duftköder noch mit Giften kombiniert, so daß unsere Nutzpflanzen sehr viel sparsamer mit chemischen Mitteln besprüht werden können! In Anbetracht solcher Aussichten hat man auch 1963 in der Sowjetunion beschlossen, die biologische Forschung stärker als bisher zur Lösung des Schädlingsbekämpfungsproblems heranzuziehen.

Eine zu außerordentlichen Hoffnungen berechtigende Möglichkeit biologischer Schädlingsbekämpfung hat die Wissenschaft in der Massensterilisation der Männchen entdeckt. Theoretisch wußte man bereits seit einem halben Jahrhundert, daß dies durch Röntgenstrahlen erzielt werden könnte. In den fünfziger Jahren nun wurden in Florida die ersten Röntgensterilisationen an Tausenden eigens zu diesem Zweck gezüchteter Schraubenwurmfliegen vorgenommen, die man dann von Flugzeugen aus über einem Befallsgebiet abwarf. Schon nach zwei Monaten fand man fast nur noch unbefruchtete Eier vor. Auf Grund dieser Erfolge suchen die Wissenschaftler nun nach billigeren chemischen Mitteln zu Massensterilisationen von Schadinsekten.

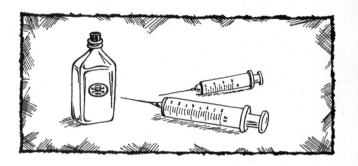

VERSCHWÖRUNG GEGEN DIE VÖLKER

Man muß schon sagen, eine seltsame, doppelzüngige Auffassung hatte der niederländische Humanist Hugo Grotius, einer der bedeutendsten Rechtsgelehrten des siebzehnten Jahrhunderts, in seinem in der Pariser Emigration verfaßten Hauptwerk „De jure belli ac pacis", „Über das Recht des Krieges und des Friedens", zu Papier gebracht, nachdem er noch einmal ernstlich das Für und Wider der bereits bei den Völkern des Altertums geübten Kriegführung mit chemischen Mitteln erwogen. Immerhin hatten die Alten — außer vergifteten Pfeilen und Trinkwasservergiftung — das Ausräuchern feindlicher Stellungen unter anderm mit Pech und Schwefel gekannt!

Schon damals hatte es Stimmen gegen derartige hinterhältige Kampfmethoden gegeben; Hugo Grotius hatte sie eingehend studiert; aber dann hatte er sich doch zu der recht fragwürdigen These hinreißen lassen: Wenn man jemand töten dürfe, so sei es nach dem *Naturrecht* gleich, ob man dies durch das Schwert oder durch Gift bewirke. Zwar wäre es edelmütiger,

den Gegner offen zu bekämpfen, so daß er sich wehren könne; doch wäre man dies niemandem schuldig, der den Tod verdient hätte. Allerdings das *Völkerrecht*, wenigstens das der zivilisierten Völker, verbiete die Giftanwendung zum Töten des Feindes ...
Es befremdet, daß ein Humanist in einer solch wichtigen Frage einen Unterschied zwischen Völkerrecht und Naturrecht machen konnte. Entweder sind Gifte und andere chemische Kampfstoffe grundsätzlich verdammenswert, oder sie sind es nicht! — Die verbindliche Antwort müssen wir daher bei anderen suchen: etwa bei einem Zeitgenossen Hugo Grotius', einem General-Feldzeugmacher-Leutnant namens Siemienowicz, der gesagt hat: „Im Krieg stirbt man nicht nur auf eine, sondern auf dreifache Art: durch Eisen oder Blei, durch Feuer und durch Gift." Und er fügte sogleich hinzu: Gift aber würden nur die schandbarsten Menschen für Kriegszwecke benutzen. — Ähnliches hatte sogar der preußische Massen- und Offensivstratege Moltke mit seinem Ausspruch gemeint: die größte Wohltat im Kriege sei eine schnelle Beendigung; dafür sollten jedoch nur nichtverwerfliche Mittel eingesetzt werden.

Im Bestreben, Gifte und Giftgase bei der Kriegführung auszuschalten, fanden im neunzehnten Jahrhundert, mit beginnendem Aufschwung der Chemie, des öfteren internationale Staatenkonferenzen statt, in denen sich die Mächte versprachen, die „Gesetze der Menschlichkeit" im Kriege zu wahren. Dies geschah erstmals 1868 in Petersburg, dann 1874 in Brüssel und endlich 1899 in Den Haag, wo die Vertragspartner sich besonders nachdrücklich verpflichteten, keine „Geschosse zu verwenden, deren *einziger* Zweck es wäre, erstickende oder tödlich wirkende Gase zu verbreiten".

Die Völker erkannten freilich alsbald den hinter dem Wortgeklingel sich verbergenden Pferdefuß. Unter das Verbot würde ja demnach die für Geschoßsprengladungen verwandte giftige Pikrinsäure, obwohl auch sie erstickende Gase liefert, nicht fallen! Denn bei solchen Geschossen war ja die in der Haager Deklaration mit eingeflochtene Einschränkung bestens erfüllt: daß nämlich „die Splitterwirkung immer die Giftwirkung übertreffen müsse".

Kritische Beurteiler brachten ihre Enttäuschung unverhohlen in der Presse zum Ausdruck. — Es blieb den Unterzeichnerstaaten, darunter auch Deutschland, Frankreich und England, nichts übrig, als in einer nochmaligen Erklärung, 1907, feierlich auf die Anwendung chemischer Kampfstoffe Verzicht zu leisten.

Scheinheilige! Heuchler!

Die Tinte der Dokumente war noch nicht trocken, da begann der deutsche Imperialismus, in seine schon seit langem betriebenen fieberhaften Kriegsvorbereitungen für eine koloniale Neuaufteilung der Welt auch die Möglichkeit des Gasangriffs einzubeziehen. Die IG-Farben drängten dazu; schließlich hatten ihre Wissenschaftler schon vorzügliche — profitversprechende — Laboratoriumsarbeit in dieser Richtung geleistet. Sie hatten bereits in den achtziger Jahren die blasenbildende Wirkung des Senfgases untersucht sowie die tränenerregende mancher Augenreizstoffe festgestellt — beides Eigenschaften, um die Kampfkraft des Gegners zu schwächen, wenn nicht gar lahmzulegen.

Mit dem Verbrennen von feuchtem Stroh zur Ausräucherung des Feindes hatte der chemische Krieg im Altertum begonnen, durch den Einsatz echter Gase und flüssiger Gifte mit hohem Dampfdruck sollte er im ersten Weltkrieg seine satanische

Vervollkommnung finden. Am 22. April 1915 ließ der deutsche Generalstab, um den verzweifelten Grabenkrieg an der Westfront zu überwinden, bei Ypern zum erstenmal aus Stahlflaschen Chlorgas gegen die englischen Stellungen abblasen. Die Briten erlitten erhebliche Verluste, jedoch nicht nur sie, sondern auch die deutschen Soldaten selbst, da wechselnde Winde die gelbgrünen Nebel in die eigenen Linien zurücktrieben.

Schon 2,5 Milligramm Chlor pro Liter Luft wirken sofort, ein Gehalt von 0,15 Milligramm nach ein bis zwei Stunden tödlich. Die betroffenen englischen und deutschen Soldaten starben nach heftigen Reizungen und Schwellungen des Stimmapparats sowie schweren Lungenblutungen an Atemstillstand. Rund sechstausend Tote und über zehntausend Schwervergiftete bildeten die Ernte dieses ersten verbrecherischen Gasangriffs der Kriegsgeschichte. Damit die Gefährdung der eigenen Reihen nicht noch einmal geschehen konnte, hatten die Militärs das Blasverfahren rasch durch Gasgeschosse ersetzt.

Bald nach dem empörenden Einsatz von Chlorgas durch die kaiserlich deutsche Armee bei Ypern zeigte es sich, daß aber auch die französischen und britischen Imperialisten, ungeachtet der Haager Erklärungen, spätestens bei Kriegsausbruch, 1914, eiligst zum Giftgaseinsatz gerüstet hatten. So begann die französische Artillerie am 21. Februar 1916 bei Verdun, die deutsche Front mit Gasgranaten zu beschießen, die, einem Augenzeugenbericht zufolge, „ohne Rücksicht auf die Windrichtung geschossen werden konnten und, in den feindlichen Linien zerplatzend, ihre tödlichen Schwaden ausspien." Die Engländer hielten auch nicht mehr zurück und versuchten wenige Monate später, in der gewaltigen Materialschlacht an der Somme, mit einer Unmenge von Gasgeschossen, neben Flugzeugen und Artillerie, die deutschen Stellungen zu durchbrechen.

Die Deutschen hinwieder hatten sich, wie Willi Kling in seiner „Kleinen Geschichte der IG-Farben" mit berechtigter Grimmigkeit schreibt, „inzwischen das ‚Buntschießen' ausgedacht. Blau-, Grün- und Gelbkreuz wurde durcheinander oder nacheinander geschossen. Jeder, über den diese IG-Hölle kam, riß sich in Todesangst die Gasmaske vom Gesicht, um nur desto sicherer zu ersticken oder mit rettungslos verbrannten Lungen nach wochenlanger Qual zugrunde zu gehen."

Blau-, Grün-, Gelb-, Rot- und Weißkreuz nannten sich die jeweils mit bestimmten chemischen Kampfstoffen gefüllten Granaten nach ihrer unterschiedlichen farbigen Markierung. Heute unterscheidet man die chemischen Kampfstoffe, zumal ihre Einteilung nach chemischen Gesichtspunkten sehr schwierig ist, nach den Vergiftungserscheinungen, die sie bei Mensch und Tier hervorrufen, und zwar in Augenreizstoffe (Weißkreuz), Nasen- und Rachenreizstoffe (Blaukreuz), Lungengifte (Grünkreuz), Haut- und Schleimhautgifte (Gelbkreuz), Nesselstoffe (Rotkreuz) sowie die jüngstentwickelten Blut- und Nervengifte.

Bereits im Jahre 1887 hatte der berühmte deutsche Farbenchemiker Adolf von Baeyer, Nachfolger Liebigs an der Münchener Universität, Vorlesungen über den militärischen Wert der Augenreizstoffe gehalten. Die mannigfaltigen zu dieser Gruppe gehörenden, sehr reaktionsfähigen Substanzen, wie Bromazeton, Bromessigester, Chloracetophenon oder Brombenzylcyanid, greifen die Empfindungsnerven der Augenschleimhäute an und rufen schon in geringfügigster Konzentration von etwa 1,8 millionstel Gramm auf einen Liter Luft beim nicht durch Gasmaske geschützten Menschen sofort fast unerträgliche Beschwerden hervor. Sie beginnen mit schmerzhaftem Druckgefühl im Auge, das laut Fachliteratur reflektorisch krampfhaftes Augenzwinkern, immer stärker werdenden Tränenfluß und schließlich Lidkrampf auslöst. Bei höherer Substanzanreicherung kann es nebenher auch zu Schleimhautreizungen in den oberen Atemwegen mit unstillbarem Husten kommen.

Wir können uns also vorstellen, wie entsetzlich die Soldaten des ersten Weltkriegs darunter litten und heute beispielsweise die amerikanischen Neger zu leiden haben, die bei ihren friedlichen Demonstrationen für staatsbürgerliche Gleichberechtigung von Nationalgardisten und berittenen Polizisten mit elektrischen Schlagstöcken und Tränengasbomben überfallen werden. Und wieviel mehr noch, wenn die Reizstoffe außer den aufgezählten Symptomen bei heißem Wetter noch unangenehme Entzündungen auf der schweißnassen Haut erzeugen!

So verheerend die im ersten Weltkrieg anfänglich eingesetzten — verhältnismäßig noch wenig giftigen — Augenreizstoffe schon wirkten, es genügte den Militärs nicht. Darum brachten sie im weiteren Verlauf der Schlachten die lungen- sowie hautschädigenden Kampfstoffe vom Grün- und Gelbkreuztyp zum Einsatz.

Das Hauptgift der Grünkreuzgruppe bildet das Phosgen, das ein Jahrhundert zuvor vom englischen Chemiker Sir Humphry Davy erstmals durch Vereinigung von Chlor und Kohlenmonoxid unter Einfluß des Sonnenlichts dargestellt worden war. Phosgen hat die heimtückische Eigenschaft, in giftiger

Konzentration fast geruchlos zu sein, also kaum wahrgenommen zu werden und keine akute örtliche Reizwirkung auszuüben, die als Warnung dienen könnte. Erst nach einem mehrere Stunden dauernden symptomlosen Intervall, je nach Gasdichte drei bis acht Stunden, zeigen sich die gefürchteten Vergiftungserscheinungen.

Welcher Art sie sind, veranschaulicht eine Krankengeschichte, die sich im Jahre 1928 im Zusammenhang mit der unvergessenen Hamburger Grünkreuz-Katastrophe ereignete. Das Unglück, bei dem es einige hundert Vergiftete, darunter zehn Todesopfer gab, war am 28. Mai, einem sonnigen Frühlingssonntag, entstanden, nachdem sich im Stadtteil Veddel auf dem Gelände einer chemischen Fabrik der Dom eines mit Phosgen gefüllten Tanks gelöst hatte. Von leichtem Nordostwind getrieben, hatte sich das aus Beständen des ersten Weltkriegs stammende Gas in Gestalt einer verheerenden Wolke den Veddelkanal entlang, und dann südwärts weiter, gegen die zehn Kilometer entfernte, dichtbevölkerte Industriearbeitersiedlung Wilhelmsburg bewegt. Besser: die Todeswolke war, da Phosgen schwerer als Luft ist, am Erdboden fortgekrochen. Überall, wo sie Menschen berührte, in Häusern, Gärten, auf der Straße, dem Fußballplatz, dem Wasser, verwandelte sie sie, die sich soeben noch vergnügt hatten, binnen kurzem in Gestalten des Jammers und des Schreckens.

Professor Hegler hatte im Sankt-Georgs-Krankenhaus alle Hände voll zu tun, um den ununterbrochen mit Rettungswagen eingelieferten Patienten zu helfen. In der „Deutschen Medizinischen Wochenschrift" teilte er einige erschütternde Fälle mit, gegen die ärztliche Kunst machtlos blieb — wie beim neunzehnjährigen Peter M. und seinem sechs Jahre jüngeren Bruder Hans Nikolaus. Beide waren im Kanal Kahn gefahren, als gegen ein halb fünf nachmittags der Giftschwaden auf sie zukam.

„Sie versuchten", wie Professor Hegler berichtet, „sich durch schnelles Wegrudern zu retten, verspürten Hustenreiz und Brustbeklemmung, gingen aber zu Fuß zum Arzt, der zunächst bei ihnen nichts Besonderes feststellen konnte und ihnen riet, sich in die frische Luft zu begeben. Gegen sieben Uhr abends trat Kurzluftigkeit auf, die rasch zunahm. Peter M. wird abends 8.30 Uhr sterbend im Zustand schwersten Lungenödems aufgenommen. Aus Mund und Nase fließen große Mengen zwetschgenbrühähnlichen Schaumes. Hochgradige Zyanose. Herztätigkeit zunächst noch ziemlich ordentlich; während der Patient vorsichtig im Bett ausgekleidet wird, tritt viereinhalb Stunden nach Einatmung des Giftes der Tod ein. Adrenalineinspritzung ins Herz bleibt wirkungslos."
Dem eine Dreiviertelstunde später ins Krankenhaus aufgenommenen Bruder Hans Nikolaus erging es ähnlich. Trotz Cardiazol und Kampfer starb der Patient bereits zehn Minuten nach der Einlieferung während eines Aderlasses.
Die Schwere des Todeskampfes Phosgenvergifteter schildert Professor Muntsch, ein namhafter Kenner der Kampfstofferkrankungen, mit den Worten: „Die Kranken ringen ächzend und stöhnend nach Luft." Sie bieten· ihrer Umgebung „ein schaudervolles Bild des Jammers". Der Miterlebende „sieht förmlich, wie der Kranke in der eigenen Flüssigkeit ertrinkt, die sich in die Lungen ergossen hat ... Man hat seit dem Weltkrieg manches Wort über die Humanität des Gaskrieges gehört: Wer jemals einen Gaskranken in dem beschriebenen Stadium des Höhepunktes des Lungenödems gesehen hat, der muß, wenn er noch einen Funken von Menschlichkeit besitzt, verstummen!"

Nahezu achtzig Prozent aller im ersten Weltkrieg durch chemische Kampfstoffe getöteten Soldaten waren nach Angaben des Diplomchemikers Professor Karlheinz Lohs Opfer des Phosgens geworden. Wenn auch dieses furchtbare Giftgas mit seiner Fähigkeit, in der Lunge und im gesamten Organismus zerstörend zu wirken und damit lebenswichtige Stoffwechselvorgänge völlig zu blockieren, heutzutage wegen der Vielzahl neuentwickelter Substanzen nur noch eine untergeordnete militärchemische Rolle spielt, so bildet es dennoch auch in unseren Tagen in der chemischen Industrie eine Gefahrenquelle, wo es zur Herstellung verschiedener Farbstoffe benötigt wird.

Darum ist es wichtig, die Maßnahmen der Ersten Hilfe bei Phosgenvergiftungen zu kennen, die sich zunächst auf die Beseitigung der unmittelbaren Lebensgefahr beschränken: absolute Ruhigstellung des Körpers und Transport in bequemem Liegen. Die therapeutische Behandlung im Krankenhaus erstreckt sich sodann auf Wärme- sowie Sauerstoffzufuhr (ohne Kohlendioxid), Aderlaß, Herz- und Kreislaufunterstützung. Als Antidot oder Gegengift wird dem Patienten während der Latenzperiode HEXAMETHYLENTETRAMIN (HEXAMIN), ein Kondensationsprodukt aus Formaldehyd und Ammoniak, verabfolgt, während hohe Antibiotikadosen zur Vermeidung infektiöser Komplikationen gegeben werden.

Die infernalische Anwendung chemischer Kampfstoffe im Weltkrieg 1914/18 hatte bei allen beteiligten Staaten zur Einführung von Schutzmasken geführt. Anfänglich noch behelfsmäßig ausgestattet, waren diese bald so vervollkommnet worden, daß sie den Soldaten eine gewisse Sicherung gegen Weiß- und Grünkreuz-, also auch Phosgen-Angriffe boten.

Wiederum den mit den IG-Farben gemeinsame Sache machenden deutschen Militärs sollte es vorbehalten bleiben, im Jahre 1917 erstmals eine neue Art von Kampfgiften, sogenannte Sternutatoren oder Nasen-Rachen-Reizstoffe, gegen die französischen Stellungen einzusetzen. Es waren dies organische Arsenverbindungen, wie das 1880 von La Coste und Michaelis entdeckte DIPHENYLARSINCHLORID (Clark I), das einige Jahre später von den Chemikern Sturniolo und Bellinzoni dargestellte DIPHENYLARSINCYANID (Clark II) und das 1915 von Heinrich Wieland gefundene PHENARSAZINCHLORID, nach seinem späteren amerikanischen Neuentdecker Adams auch „Adamsit" genannt.

Das Teuflische an diesen Blaukreuz-Kampfstoffen bestand darin, daß sie den Gegner zum Ablegen der Schutzmasken — daher die grimmige Bezeichnung „Maskenbrecher" für sie — zwangen, da sie, in Form von Schwebestoffen angewandt, die damals noch nicht mit Schwebstoffeinsätzen versehenen Maskenfilter durchschlugen. Die Betroffenen wußten sich, wie Karlheinz Lohs die bereits binnen wenigen Sekunden anhebenden hochgradigen Beschwerden schauerlich beschreibt, „vor Hustenreiz, Stirnhöhlenschmerz, bis zur vorübergehenden Blindheit gesteigertem Tränenfluß, quälenden Schmerzen am Brustbein und Atemnot, verbunden mit einer Angstpsychose, nicht mehr zu helfen". Sogar in leichten Fällen erzeugte Blaukreuz vorerst äußerst besorgniserregende Krankheitserscheinungen.

Als erste Hilfsmaßnahmen bewährten sich unter anderm Chlordampfinhalationen, allerdings nur in „geringster Konzentration", wie Karlheinz Lohs betont, ferner warme Milch oder etwas Kognak — jedoch keine Zigarette! Jede weitere Behandlung obliegt allein dem Fachmann, der schnell herbeigerufen werden muß, da ein Transport des Verletzten nicht anzuraten ist.

Als sehr verhängnisvoll für die Soldaten des ersten Weltkriegs erwiesen sich auch die nach damaligem Sprachgebrauch der Gelbkreuzgruppe zugehörigen Haut-Schleimhaut-Gifte. Ihr Hauptvertreter ist das 1822 vom Franzosen Despretz bei Versuchen über den Einfluß von Schwefelchlorid auf Äthylen entdeckte und 1854 von Riche dargestellte DICHLORID-ÄTHYLSULFID. Bereits 1860 hatte der englische Chemiker Frederik Guthrie auf dessen hautzerstörende Eigenschaften hingewiesen. Zwei deutschen Chemikern, Lommel und Steinkopf, die sich während des gewaltigen Völkermordens 1914/18 eingehend mit der Wirkung und Herstellung dieses hochsiedenden flüssigen Giftgases befaßt hatten, verdankt es deutscherseits die Bezeichnung LOST. Seine heutige, allgemeingültige Bezeichnung lautet YPERIT.
Die große Haftfähigkeit von Gelbkreuz nutzten die deutschen Militärs — auch die Alliierten sollen schon 1915 seinen Einsatz im Kriege erwogen, doch dann wieder verworfen haben — seit dem Sommer 1917 zur Verseuchung von Geländestreifen aus. Sobald sich die Truppen des Gegners darüberhinbewegten, durchdrang das Gift die Stiefelsohlen und ging so in die Haut ein. Natürlich gelangte es bei Beschuß auch gemeinhin in den Organismus. Da es sich bei ihm um ein ausgesprochenes Protoplasmagift handelt, schädigt es vornehmlich die jungen, in Teilung befindlichen Zellen des Hautgrundes, die Schleimhäute des Atemtraktes, des Darms und auch der Keimdrüsen sowie die Zellen der blutbildenden Systeme.
Als erste Vergiftungssymptome treten nach einer gewissen Latenzzeit an den Berührungsstellen Hautentzündungen auf.

Später kann es je nach Dosis und Konzentration des Gases zu Verbrennungen ersten bis dritten Grades kommen. Alle diese Hautschädigungen heilen nur sehr schlecht. Äußerst empfindlich gegen Yperite oder Loste sind die Augen, die bereits bei geringen Mengen von 0,1 Milligramm pro Liter Luft Bindehautentzündungen und sogar Hornhautgeschwüre, gegebenenfalls auch Hornhauttrübung davontragen. Yperitspritzer vermögen den gesamten Augapfel zu zerstören, während eingeatmetes Gas am gesamten Atmungstrakt Gewebszerfall hervorruft.
Daher haben die Weltkriegsstrategen das Gelbkreuz zynisch als den „König der Kampfstoffe" bezeichnet.
Eine spezifische Therapie der Gelbkreuzvergiftung gibt es nicht. Gelbkreuzopfer müssen wegen der penetranten Beständigkeit des Giftes vor allem von ihren verseuchten Kleidern befreit werden, und falls größere Hautpartien befallen sind, bewährt sich am Anfang ein Vollbad in fünfprozentiger Kaliumpermanganatlösung. Zu diesem Zwecke verfügten die Alliierten und später auch die deutschen Truppen über fahrbare Bade-Entgiftungsabteilungen. — Obwohl es noch eine ganze Reihe von Behandlungsvorschlägen gibt, ist doch der einzig wirksame technische Schutz eine die gesamte Körperoberfläche bedeckende Bekleidung aus Gummi mit eingearbeiteter Schutzmaske.
Mehr als tausend Tonnen betrug die deutsche Gelbkreuzproduktion im Jahre 1918 monatlich.

Anderthalb Jahrzehnte später brüllt Hitler, der braune Diktator, sein fanatisches Gesicht zu schauerlichen Grimassen verziehend: „Wir haben die Pflicht zu entvölkern, wie wir die Pflicht der sachgemäßen Pflege der deutschen Bevölkerung haben ... Es gibt viele Methoden, einen unerwünschten

Volksstamm systematisch ... und ohne viel Blutvergießen zum Aussterben zu bringen!"
Damit hat er unverhüllt sein grausiges Vorhaben, Menschenmassen zu vernichten, kundgetan. Gewissenlos ließ er in neuerrichteten Produktionsstätten Unmengen von Gelbkreuz fabrizieren. Außerdem veranlaßten die Herren der IG-Farben ihre Chemiker, immer neue und giftigere Gase für Massentötungen und zudem für den von Anfang an geplanten zweiten Weltkrieg zu entwickeln. Doktor Gerhard Schrader, der in den dreißiger Jahren schon eine glückliche Hand in der Erzeugung hochtoxischer organischer Phosphorverbindungen zur Schädlingsbekämpfung bewiesen hatte, erschien den IG-Gift- und Kampfstoffspezialisten als der geeignete Mann, militärisch bedeutsame Phosphorsäurederivate herzustellen.
Bereits 1937 gelang es ihm, die unheimliche Substanz TABUN als, wie er freilich annahm, mögliches Insektizid zu schaffen. Aber das deutsche Kriegsministerium belegte das erste Kilo dieses gleichermaßen als Kriegsgift verwendbaren Stoffes mit der umständlichen Benennung „Dimethylaminozyanphosphorsäureäthylester" mit Beschlag.
Es handelte sich hierbei um eine farblose bis schwach bräunliche Flüssigkeit, die unter Zersetzung bei 237 bis 240 Grad siedet. Sie wird durch die Haut, die Schleimhäute oder durch Einatmen der Dämpfe aufgenommen. Sie riecht weder unangenehm, noch übt sie irgendwelche lokalen Reizwirkungen aus. Doch wer eine tödliche Dosis aufnimmt, stirbt unter heftigen Krämpfen. Keine Gasmaske würde vor seiner Wirkung schützen, frohlockten die Generalstäbler. Affen mußten zuerst bei Versuchen daran glauben.

Aber mit den Tierexperimenten gaben sich die IG-Gewaltigen

noch nicht zufrieden. Unter Aufsicht eines gewissen Professor Groß wurden, wie Richard Sasuly in seinem auch in unserer Republik bekannt gewordenen Buch „IG Farben" berichtet, mit dem Gas weitere Versuche — diesmal an Häftlingen des Konzentrationslagers Auschwitz angestellt, in derselben Massenvernichtungsanstalt, in der von widerwärtigen SS-Ärzten grausamste „medizinische Experimente" vornehmlich an Frauen, aber auch an Männern durchgeführt und, wie in allen „Todesfabriken" des Hitlerfaschismus, Millionen dem Regime auf Grund ihrer Abstammung, ihres Glaubens, ihrer politischen Überzeugung Verhaßte durch das berüchtigte Blausäuregas „Zyklon B" ermordet wurden.

Schon dreißig bis achtzig Milligramm TABUN reichten aus, um die unschuldigen Opfer in den Tod zu befördern. Die Vergiftung bei Inhalation äußert sich durch Beklommenheit auf der Brust und Schmerzen in der Stirngegend, die sich durch Lichteinfall noch verstärken. Bronchialmuskelkrampf infolge schwerer Atemnot, Verwirrtheit, Übelkeit, Erbrechen, Durchfälle, Bewußtlosigkeit, Blutdruckabfall, starker Speichelfluß, Herzschlagverlangsamung, zeitweilige bis dauernde Krämpfe sind weitere Folgen der Gifteinwirkung, bevor je nach Dosis binnen zwanzig Minuten oder erst nach vierundzwanzig Stunden das Ende eintritt. Bei Aufnahme großer Mengen ist der Tod schon nach ein bis zwei Minuten da.

Nicht den geringsten Skrupel hatten die SS-Bestien in Arztkitteln und auch die Spitzen der IG bei den Menschenexperimenten mit dem schrecklichen Nervengift TABUN verspürt. Im Gegenteil, als das ehemalige zentrale Aufsichtsratsmitglied Doktor Fritz ter Meer bei den Ermittlungen für den Nürnberger IG-Farben-Prozeß vom britischen Vernehmungsoffizier Major Edmund Tilly gefragt wird, ob er die Versuche für gerechtfertigt gehalten habe, antwortet er mit frecher Unschuldsmiene: „Diesen KZ-Häftlingen wäre dadurch doch kein besonderes Leid zugefügt worden, da man sie ohnehin getötet hätte!" Er wurde in Nürnberg zu sieben Jahren Gefängnis verurteilt, gehört jedoch heute schon wieder dem Kriegsverbrecherkonzern an.

Wenn es die deutschen Militärs im zweiten Weltkrieg vermieden hatten, ihre ungeheuren Giftgasvorräte von einer viertel Million Tonnen, darunter zwanzigtausend Tonnen des fürchterlichen Nervengiftes TABUN, zum Einsatz zu bringen, so keineswegs, um das von über vierzig Staaten, auch Deutschland, unterzeichnete sogenannte Genfer Giftgasprotokoll vom 17. Juni 1925 einzuhalten, das die Anwendung chemischer und bakterieller Kampfstoffe verbietet, sondern lediglich, weil sie den Krieg verloren wußten und sich vor gleichartigen Gegenschlägen der Alliierten fürchteten, die nur eine raschere Vernichtung der stark dezimierten deutschen Truppen herbeigeführt hätten.

Nach dem blutigsten und unmenschlichsten aller Kriege, in dem dennoch schätzungsweise sechs bis acht Millionen Menschen aus achtundzwanzig Nationen allein durch Zyklon B, Kohlenmonoxid, Gelbkreuz und Tabun ermordet wurden, haben nun vor allem die USA riesige Produktionszentren für chemische Kampfstoffe errichtet.

Warum? — Die Welt befindet sich im Aufbruch; da fühlen sich die Herren des Pentagon bemüßigt, sich überall, wo ein Volk sich dem Sozialismus zuwendet oder ein anderes sich seiner kolonialen Fesseln entledigt, sich „im Namen der Freiheit", wie sie heucheln, militärisch, auch mit Giftgas, einzumischen.

Schon im Koreakrieg belegten USA-Flugzeuge mehrmals Dörfer und Städte mit Gasbomben, nach deren Explosion sich ein chlorähnlicher Geruch verbreitete. Ungefähr zwei Stunden wirkten die Gasschwaden auf die Angriffspunkte ein, bis sie verzogen waren. Allein auf einer nur dreihundert Quadratmeter großen Wohnsiedlung von Jonsuri fielen rund zwölfhundert Frauen, Männer und Kinder dem Gifte zum Opfer. Fünfhundert von ihnen starben unter Erstickungserscheinungen, während die übrigen Hunderte schwere Verletzungen davontrugen, wie der Bauer Young Hwa und seine Frau Yang Choun Ok, die sich zur Zeit des Überfalls gerade auf dem Wege zur Feldbestellung befanden. Im Krankenhaus berichteten sie einer internationalen Untersuchungskommission:
„Bald nach dem Auftauchen der Flugzeuge fühlten wir plötzlich ein Jucken und Brennen an Gesicht, Händen und Füßen. Es bildeten sich bohnengroße rote Flecken, die anschwollen und sich mit Eiter füllten, ähnlich wie bei Verbrennungen zweiten Grades, nur daß sie wesentlich stärker näßten."
Der Bauer mußte vier, seine Frau fünf Wochen in klinischer Behandlung bleiben. Allmählich platzten die eitrigen Pusteln auf; die Haut löste sich ab; doch konnte der Arzt die Verletzungen mit Salben heilen. Allerdings blieben zahlreiche Narben zurück. — Andere Betroffene litten nach dem Untersuchungsbericht an Atemnot, Heiserkeit, Schwindel, Hustenanfällen, Augentränen, Schaum- und Blutauswurf, Fieber, Zyanose und anderen Vergiftungssymptomen.

Im Frühjahr 1965 versetzten amerikanische Gasangriffe gegen die freiheitsliebende Bevölkerung Vietnams die Welt erneut in Erregung und Empörung. Wiederum wurden Hunderte und Tausende Menschen, die sich nicht unter das imperialistische

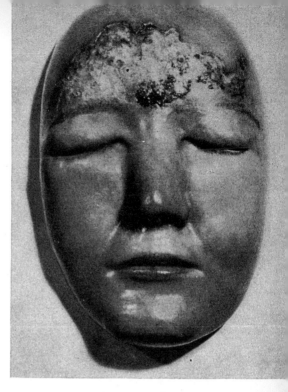

123/124 Verletzungen durch hautätzenden Kampfstoff. Oben: Stadium der Verkrustung, auch im Heilstadium noch Schwellung und Beteiligung der Umgebung. Unten: Blasenbildung der Haut etwa 24 Stunden nach Verletzung der Hand

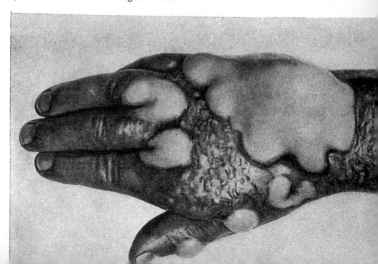

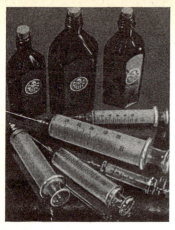

125 Um die Wirkung von Giften zu erproben, führten SS-Ärzte bestialische Experimente an wehrlosen KZ-Häftlingen durch, die meistens zum Tode führten

126 Eine Parade nackter Opfer für die Gaskammer des ehemaligen Konzentrationslagers Auschwitz

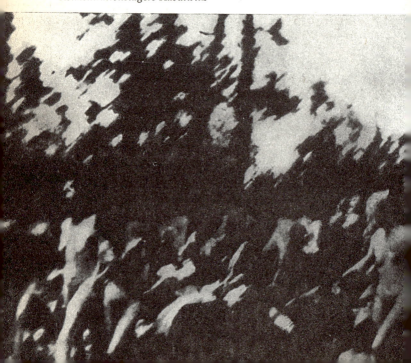

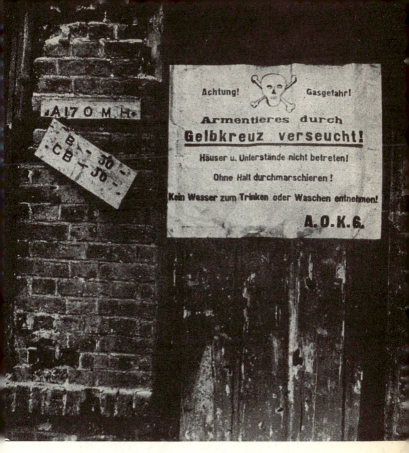

127 Gelbkreuz-Warnplakat im ersten Weltkrieg in Armentières (Frankreich)

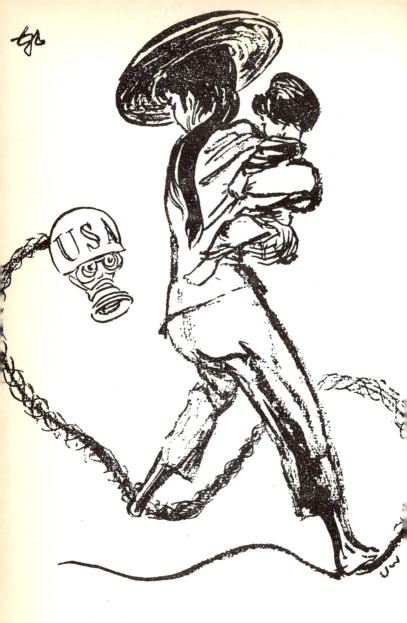

128 Gaskrieg der USA in Vietnam

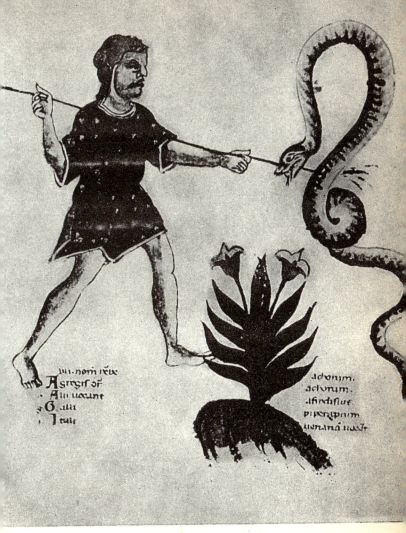

129 *Schlangenkraut als Heilmittel gegen Gift*

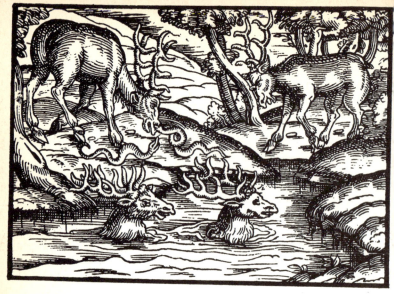

130 Vermeintliche Entstehung der Bezoarsteine, denen unsere Vorfahren im sechzehnten Jahrhundert entgiftende Kraft zuschrieben

131 Öffentliche Bereitung von Theriak gegen Schlangenbiß um 1500

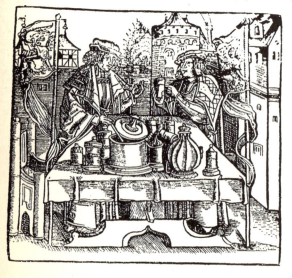

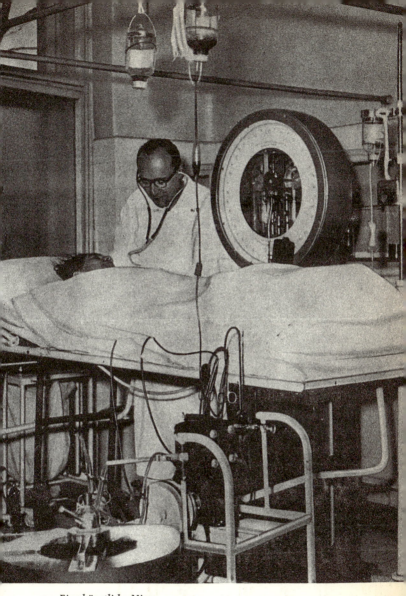
132 Eine künstliche Niere

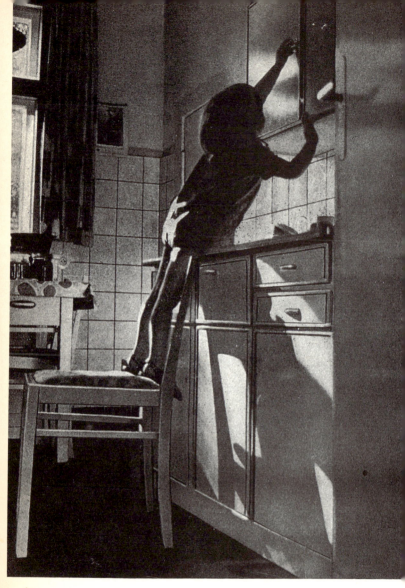

133 Kindliche Neugier kann tödlich sein — Medikamente sind nur dort sicher, wo sie auch mit dem Stuhl unerreichbar sind

Joch beugen wollen, durch chemische Kampfstoffe terrorisiert, die auch zeitweilig zu Erblindungen führten. „Gas ist ein erbärmliches Mittel", prangerte selbst die großbürgerliche „New York Times" die neuerliche Schandtat der USA an, indessen das amerikanische Außenministerium dem Weltprotest mit der lügenhaften Verharmlosung zu begegnen suchte, daß es sich bei dem angewendeten Kampfstoff um ein „humanes" und „unschädliches" Gas handelte!
Welcher Art es freilich war, verschwieg der Sprecher geflissentlich. Nicht ohne Grund! Denn die USA entwickeln ständig raffiniertere toxische Verbindungen: nachhaltige Nesselstoffe (Rotkreuz), die unverzüglich sehr schmerzhafte und juckende Quaddeln und Blasen, dazu als Begleiterscheinungen Kopfschmerzen, Angstzustände sowie Krämpfe der Bronchialmuskulatur erzeugen, und Weißkreuzgase, mit sogenannten psychoaktiven Substanzen gemischt, die neben gefährlichen Augenreizungen seelische Wirkungen, wie Verzweiflung und Panikstimmung, auslösen. Diese persönlichkeitsverändernden Nervengifte, die den Kampfeswillen des einzelnen völlig zunichte machen können, rufen auch Halluzinationen hervor.
Obwohl die Amerikaner über die von ihnen dazu benutzten „psychotoxischen Substanzen" strengstes Stillschweigen bewahren, sind der internationalen Wissenschaft doch die dafür möglichen synthetischen und halbsynthetischen Gifte namentlich und mehr oder weniger auch in ihren seelischen und körperlichen Auswirkungen bekannt. Bisweilen hat der Zufall zur Entdeckung ihrer makabren Eigenschaften geführt, wie beispielsweise beim bekanntesten Nervengift „Lysergsäurediäthylamid" oder kurz LSD.
Es war im Frühjahr 1943, als den im Nürnberger Sandoz-Laboratorium beschäftigten Chemiker Doktor A. Hofmann

eines Tages plötzlich so starke Kopfschmerzen befielen, daß er sich niederlegen mußte. Zunächst hatte er keine Erklärung dafür gewußt; doch dann brachte er das Kopfweh unwillkürlich mit dem LSD in Zusammenhang, mit dem er zuvor gearbeitet hatte. Um sich zu vergewissern, ob tatsächlich diese Substanz die Schmerzen verursacht hatte, führte er am 22. April 1943 einen Selbstversuch durch, bei dem er eine Viertelmilligrammdosis zu sich nahm. Nach vierzig Minuten vermerkt er im Versuchsbericht: „Leichtes Schwindelgefühl, Unruhe, Gedanken nur schwer zu konzentrieren, Sehstörungen, Lachreiz." Seine Laborantin mußte ihn nach Hause bringen, weil er sich benommen fühlte. „Ich hatte größte Mühe, klar zu sprechen", berichtet er; „mein Gesichtsfeld schwankte und war verzerrt wie ein Bild in einem verkrümmten Spiegel." Farbige Fratzen grinsten ihn an; die Umwelt erschien ihm „in wechselnde, unangenehme, vorwiegend giftiggrüne und blaue Farbtöne getaucht". Überdies wurden ihm „alle akustischen Wahrnehmungen, etwa das Geräusch eines vorbeifahrenden Autos, in optische Empfindungen transponiert, so daß durch jeden Ton und jedes Geräusch ein entsprechend farbiges Bild, in Form und Farbe kaleidoskopartig wechselnd, ausgelöst wurde". Die Halluzinationen bedrängten ihn bis zum anderen Tage.

Außer psychischen Ausfallerscheinungen' treten bei einer Überdosis auch nervöse körperliche Symptome, wie Fieber, Blutdruckanstieg, Erbrechen, Speichel- und Tränenfluß, auf. Der Tod erfolgt durch Atemstillstand.

Angesichts der trotz aller Weltproteste fortgeführten Giftgaseinsätze der USA sind die friedfertigen Völker mit Recht um die Zukunft besorgt, zumal das Pentagon, einer ameri-

kanischen Agenturmeldung zufolge, gegenwärtig einhundertfünfundzwanzig Millionen Dollar allein für die Entwicklung chemischer und biologischer Kampfstoffe ausgibt, darunter auch „absolut tödlicher Nervengase, gegen die es kaum einen Schutz gibt..."
Die sozialistischen Staaten haben ihrerseits selbstverständlich Schutzvorkehrungen für den Fall eines chemischen Krieges getroffen. Doch muß sich die Menschheit auch darüber klar sein, daß alle Entgiftungsmaßnahmen an Personen, technischen Geräten und Einrichtungen, Gebäuden, Straßen, Plätzen, Geländeabschnitten sowie Lebensmitteln nur von begrenzter Wirksamkeit sein können. Unbedingte Sicherheit gewährleistet nur strikteste Befolgung des Genfer Giftgasprotokolls durch Abschaffung und Beseitigung aller Massenvernichtungsmittel, wofür die Friedenskräfte in der Welt kämpfen.

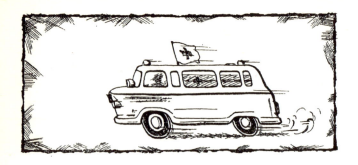

ZUM LEBEN WIEDERERWECKT

Solange man in gewissen Personenkreisen befürchten mußte, von einem Gegner durch Gift beseitigt zu werden, suchte man sich durch alle möglichen und unmöglichen Mittel gegen Giftbeibringung zu schützen. Eine wichtige Rolle hierbei spielten im Altertum an den Tafeln der Herrscher und Reichen die Vorkoster, die zu Beginn jeder Mahlzeit vor den Augen des Gastgebers und der Tischgäste von allen Speisen und Getränken eine Probe nehmen mußten. — Dennoch konnten Giftmorde dadurch nur in seltensten Fällen verhütet werden, da die meisten Giftmischer bei ihren Anschlägen erst nach geraumer Zeit, also lange nach dem Essen wirksam werdende Gifte benutzten.

Darum hatte sich ja auch, wie bereits in einem früheren Kapitel angedeutet, der medizinisch interessierte pontische König Mithridates ausgiebig mit den Wirkungen verschiedenster Substanzen beschäftigt und sie an Sklaven und Strafgefangenen auf eventuelle Gegengiftwirkung untersucht. Dabei soll er den mit Vipernfleisch und Entenblut versetzten „Theriak" als Antimittel geschaffen haben, dem im Laufe der Jahrhunderte zahlreiche weitere mehr oder weniger unsinnige, teils widerliche Bestandteile hinzugefügt wurden. Mithridates schien am Ende von der Güte seines Mittels selbst nicht überzeugt gewesen zu sein; nahm er doch zusätzlich, wie Curt Hunnius in seinem Buch „Dämonen, Ärzte, Alchemisten" mitteilt, mancherlei Gifte „in ständig steigenden Dosen ein, um seinen Körper daran zu gewöhnen, und er erlangte so mit der Zeit tatsächlich eine gewisse Giftfestigkeit".

Nun, es war nicht jedermanns Sache, zu diesem Zweck regelmäßig Gifte zu schlucken. Außerdem erwies sich nicht jeder „Gefährdete" als giftkundig genug, um solch unsichere Experimente unbeschadet wagen zu dürfen. Daher blieben die um ihr Leben Bangenden bei ihrem Vorkoster und dem Theriak, der im abergläubischen Mittelalter sogar zu einem Allheilmittel avancierte und dem sich dann noch eine Anzahl anderer „Zaubermittel" beigesellte.

Eigens zu deren sorgfältigen Aufbewahrung hatte man im fünfzehnten Jahrhundert erstmalig sogenannte Kredenzen, nach dem lateinischen Wort „credere" (vertrauen), gebaut. Jedes herrschaftliche Speisezimmer wies ein derartiges Möbelstück neben dem Anrichtetisch auf. Sobald die Speisen von der Dienerschaft verdeckt hereingebracht waren, verkostete der Küchenmeister in Gegenwart der Gesellschaft davon; sodann wurden der Kredenz die ominösen Gegenstände entnommen, mit denen man noch einmal die Speisen und Getränke auf Freisein von Gift prüfte.

Zu ihnen zählte in erster Linie das fabelhafte „Einhorn", ein, wie man heute weiß, becherförmiger Stoßzahn eines Narwals. Ihm schrieb man die Fähigkeit zu, in Getränken enthaltenes

Gift unschädlich zu machen und überdies das Vorhandensein von Gift in Speisen dadurch anzuzeigen, daß es plötzlich zu schwitzen begann. Papst Clemens der Siebente hatte solchen vermeintlichen Giftanzeiger 1533 seiner Nichte Katharina von Medici zu ihrer Vermählung mit Heinrich dem Zweiten von Frankreich geschenkt. Einen begnadeten Künstler wie Benvenuto Cellini hatte er beauftragt, die Goldfassung für das zwei Ellen lange Horn zu entwerfen; doch hatte er letztlich einen anderen Goldschmied mit der Dekoration betraut.
Neben dem „Einhorn" kam aus der Kredenz ein in Gold gefaßter Schlangenzahn zum Vorschein, mit dem das Salz kontrolliert wurde. Auch er, so redete man sich ein, würde bei Vorhandensein von Gift zu schwitzen beginnen. — Am festesten jedoch glaubte man an die entgiftende Kraft der Bezoarsteine, das sind im Magen bestimmter Säugetiere, besonders Ziegen, gebildete kuglige Konkremente aus verschluckten Haaren und anderen unverdaulichen Stoffen. In künstlerisch getriebene, juwelenbesetzte Goldgefäße eingeschlossen, stellten diese, zumal sie ihre Besitzer angeblich nicht nur gegen Gift, sondern auch gegen die in jenen Tagen noch schrecklich wütenden Seuchen schützen sollten, höchstbezahlte Kostbarkeiten dar, die sich nur die Begütertsten leisten konnten.

Der Grund für den „Irrwahn der Gegengifte" lag nach dem Urteil des namhaften Sachkenners Professor Lewin in der mittelalterlichen anthropozentrischen Anschauung, wonach der Mensch der Mittelpunkt der Welt sei, um den sich alles drehe. Wie für jede Krankheit ein Kraut, so habe Gott, dessen „Apoteck" die Erde sei, zum Wohle des Menschen auch für die Gifte spezielle Gegenmittel geschaffen . . .
Wo diese versagten und zumeist wegen ihrer Sinnlosigkeit

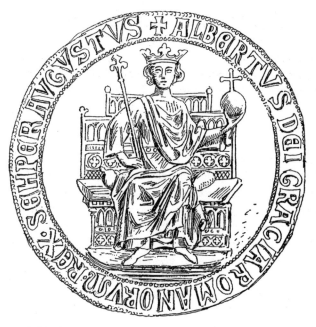

Siegelbild Albrechts I. Der Herrscher soll nach einer Vergiftung von seinen Ärzten an den Füßen aufgehängt worden sein, damit das Gift aus dem Munde entweichen sollte

versagen mußten, versuchte man, beigebrachtes Gift gewaltsam aus dem Organismus zu entfernen. Man bediente sich dabei mannigfacher Methoden. So berichtete noch im Jahre 1770 die Berliner „Vossische Zeitung" über einen von einer Negerin vergifteten Matrosen eines Guineafahrers, daß man, nachdem alle Mittel versagt hatten, „ihn nackent in eine eben geschlachtete Kuh hinein gelegt, und auf diese Weise, mittelst einer starken Transpiration, den Gift glücklich aus ihm getrieben habe".

Auch durch Aufhängen Vergifteter an den Füßen erhoffte man sich Erfolg, wie nach einer zeitgenössischen Chronik mit Albrecht dem Ersten, dem ältesten Sohn Rudolfs von Habsburg, geschehen, dem um 1292 ein hoher geistlicher Widersacher heimtückisch „in Speise und Trank so viel starkes Gifft beibrachte, daß er tod krank ward". Die eiligst herbeigerufenen Ärzte „bunden seine Beine oben an, das sein Haupt unten auff der Erden stund, und thaten ihm ein künstlich bereitetes Instrument in den Mund und Halß, das er sich immerdar erbrechen und das Gifft ausspeyen muste... Also ist ihme in dieser künstlichen erbrechung das Gifft zum Munde, Nasen und Augen aus dem Leibe kommen, das er wieder gesund geworden..."

Um in äußerst bedrohlichen Fällen den Giftabfluß aus dem verkehrt aufgehängten Körper zu beschleunigen, schreckten die Ärzte selbst vor dem Augenausstechen nicht zurück in der Annahme, dem Gift dadurch einen weiteren, leichteren Abgang zu verschaffen.

Zu vernünftigeren Behandlungsmethoden leitet dagegen die Anwendung von Brechmitteln oder die mechanische Reizung des Schlundes über, um eine Giftentleerung des Magens zu erzielen.

Was aber, wenn das Gift den Magen bereits verlassen hat und in die Blutbahn übergegangen ist? — Diese Frage ist noch heute aktuell, obwohl vorsätzliche Vergiftungen heute verhältnismäßig selten geworden sind. Statt dessen mehren sich mit dem Aufschwung der chemischen und pharmazeutischen Industrie bedenklich die unfreiwilligen Vergiftungen durch sorglosen, fahrlässigen oder irrtümlichen Gebrauch toxischer Substanzen.

So trank im März 1964 eine fünfzigjährige Frau versehentlich ein Likörglas voll Fleckenwasser, das hauptsächlich Tetrachlorkohlenstoff enthielt. Es kam bei ihr zu massiven **Durchfällen**, Schwächegefühl und am nächsten Tage zu sich häufendem, schmerzhaftem Erbrechen. Am übernächsten Tag verringerte sich die Urinmenge, indessen sich der Urin dunkelbraun färbte. Erst jetzt suchte die Patientin den Arzt auf. Sie wurde sofort in die Klinik eingewiesen. Der diensthabende Mediziner stellte schon als äußeres Zeichen der Leberschädigung eine deutliche Gelbverfärbung der Haut und der Bindehäute fest. Seine Diagnose wurde dann durch die Urin- und die Blutuntersuchung bestätigt.

Mit mittelalterlichen Roßkuren, wie am Beispiel Albrechts des Ersten geschildert, hätte sich in diesem Falle gewiß nichts ausrichten lassen; und die moderne Medizin ist zum Glück auch nicht mehr auf deren zweifelhafte Wirkung angewiesen. Unsere Fleckenwassertrinkerin erhielt zum Ersatz der durch das mehrfache heftige Erbrechen verlorengegangenen Körperflüssigkeit Fruchtzucker-Infusionen, durch die zugleich auch ihre Nierenfunktion wieder in Gang gebracht und die rasche Ausscheidung des Giftes aus dem Organismus bewerkstelligt wurde.

Nicht nur Erwachsene — vor allem Kinder befinden sich ständig in Gefahr einer Vergiftung mit Reinigungswässern oder anderen Chemikalien, namentlich wenn Mütter derartige verderbendrohende Stoffe unbekümmert dem Zugriff ihrer Sprößlinge aussetzen. Man weiß ja nicht, was in Kinderköpfchen vorgeht. Solange Frau Liebesam sich im Schlafzimmer mit aufhielt, hatte die zweijährige Ingrid hübsch brav auf dem Fußboden mit ihren Puppen gespielt. Doch als die Mutter nur kurz einmal in die Küche ging, um die Gasflamme unter dem

Gemüse kleiner zu drehen, da passierte das Unglück. Entsetzt mußte Frau Liebesam feststellen, daß ihr Töchterchen während ihrer Abwesenheit vom Nachttisch eine freiherumstehende Flasche mit Nervenbalsam heruntergeangelt hatte und sie gerade an den Mund hielt. Obwohl sie schnell hinzusprang, um dem Kinde das Einreibmittel zu entreißen, hatte sie es doch nicht verhindern können, daß es davon trank.
Der Hausarzt bekam einen ordentlichen Schreck, als er das verunglückte Kind sah. Zur richtigen Behandlung eines Vergiftungsfalles ist es notwendig, die Zusammensetzung der aufgenommenen Chemikalie zu kennen; und selbst dann kann man noch nicht von jedem praktischen Arzt verlangen, daß er die Therapie aller Vergiftungen beherrscht. Dafür gibt es Spezialkliniken.
Doch bevor der Hausarzt weitergehende Schritte unternimmt, muß er erste Maßnahmen ergreifen. Um darüber Auskunft zu erlangen, sind in unserer Republik sogenannte Toxikologische Beratungsdienste eingerichtet worden. Sie werden in Leipzig und in Berlin von den pharmakologischen Universitätsinstituten geleitet. Dort führt man Karteien über die verschiedensten Chemikalien, von Medikamenten bis zu Waschpulvern, Lösungsmitteln, Kunststoffen, Farben und so weiter, an Hand derer dann Tag und Nacht ein Facharzt auf telefonischen Anruf Auskunft über die Natur der jeweiligen Vergiftung und die zu ergreifenden Maßnahmen erteilt.
Im Falle der kleinen Ingrid, die in einem unbewachten Augenblick von Muttis Nervenbalsam getrunken hatte, erfuhr der Hausarzt vom Spezialisten des Beratungsdienstes also, daß in dem Mittel die (beim Einreiben zwar ungefährliche, versehentlich getrunken aber hochtoxische) Substanz DICHLORÄTHAN enthalten ist, ein Leber und Nervensystem angrei-

fendes, in seiner Wirkung dem Chloroform und dem Tetrachlorkohlenstoff nahestehendes Gift. Wenn nicht unverzüglich eine Blutaustauschtransfusion oder eine Behandlung mit der künstlichen Niere vorgenommen werde, könnte schwerer Körperschaden zurückbleiben, sogar der Tod eintreten.
Während der Hausarzt die sofortige Krankenhausüberweisung veranlaßte, unterrichtete er auch sogleich die Klinik über die Vergiftungserscheinungen der Patientin, so daß bei ihrem Eintreffen schon alles vorbereitet war. — Aus dieser Schilderung ersehen wir, wie wichtig es ist, daß sämtliche chemischen und pharmazeutischen Betriebe die Zusammensetzung ihrer Fabrikate bekanntgeben, damit die toxikologischen Beratungsstellen ihre Karteien stets vervollständigen können und in Notfällen nicht erst bei den Herstellerfirmen langwierige Rückfragen halten müssen, die unter Umständen eine Lebensrettung in Frage stellen.

„Neben Haushaltchemikalien werden häufig auch Arzneimittel die Ursache von Vergiftungen", erfahren wir vom diensthabenden Arzt des toxikologischen Beratungsdienstes der Humboldt-Universität Berlin. Da dabei jedoch nicht nur akute, sondern vielfach chronische Vergiftungen eine Rolle spielen, hervorgerufen durch unverzeihlichen Arzneimittelmißbrauch, erachtet es unser Gesprächspartner für notwendig, zunächst darüber einige ernste Worte zu sagen. „Nicht etwa, daß damit der Wert der Medikamente geschmälert werden soll", betont er. „Im Gegenteil, Medikamente bedeuten für viele Schwerkranke eine wertvolle Hilfe! Aber so groß ihr Nutzen, so groß andererseits ihre Schädlichkeit für den Menschen bei leichtfertiger oder unsachgemäßer Anwendung."
Besonders Schmerz- und Antifiebermittel haben in den letzten

Jahrzehnten zu einem ungerechtfertigten Verbrauch geführt. Wie erschreckend ihre Produktion und ihr „Verzehr" in den modernen Industriestaaten angestiegen ist und fortwährend ansteigt, mag am Beispiel der Schweiz veranschaulicht werden, wo es bereits zum guten Ton gehört, zur Tasse Kaffee ein Analgetikum, eine Schmerztablette, zu essen. Kein Wunder, daß in diesem kleinen Lande alljährlich einhundertfünfzig Millionen Schmerztabletten, durchschnittlich dreißig Stück pro Kopf, konsumiert werden! Namentlich der PHENAZETIN-Verbrauch der schweizerischen Uhrenarbeiterinnen hat traurige Berühmtheit erlangt; er nimmt bei manchen Frauen solche Formen an, daß sie sogar ihre Butterbrote mit Phenazetin-Tabletten belegen.

Ähnlich verhält es sich mit dem Arzneimittelmißbrauch in sämtlichen hochindustrialisierten kapitalistischen Staaten, wo ständiger Akkorddruck den Menschen das Äußerste an Arbeitskraft abverlangt und andere Überlastungen, wie das Jagen nach Geld und Genuß, der Konkurrenzkampf, Ratenzahlungen, Schulden und so weiter, psychische Störungen hervorrufen und die Bevölkerung von gewinnsüchtigen Herstellern durch gewissenlose Werbeslogans in Presse, Rundfunk und Fernsehen regelrecht zu kritikloser Einnahme von Schmerztabletten ermuntert wird.

Auf diese Weise konnte es nach einer Mitteilung Professor Hoffs von der I. Medizinischen Universitätsklinik Frankfurt (Main) geschehen, daß unter den Bergleuten des Ruhrgebiets ein Phenazetinmißbrauch mit einem täglichen Verzehr von zehn bis dreißig Tabletten häufig vorkommt. – Ebenso wurde in Westdeutschland eine Frau, die sich stark erkältet hatte, zur fortlaufenden Einnahme von Phenazetin verleitet. Sie wurde ihr Kopfweh auch los. Doch bald gewöhnte sie sich an dieses Mittel, so daß sie im Verlauf von fünfundzwanzig Jahren dreiundzwanzig Kilogramm Phenazetin zu sich nahm. Angeblich wegen ständiger Kopfschmerzen! Diese freilich erwiesen sich bei klinischer Untersuchung als Folge einer Phenazetin-Vergiftung. Wie erstaunt war die Patientin, als die Schmerzen nach Absetzen des Mittels im Krankenhaus verschwanden!

Also abgesehen davon, daß eine Selbstbehandlung von Laien mit rezeptfreien Medikamenten vorhandene Krankheiten verschleiert und den notwendigen Gang zum Arzt hinauszögert, beschwört sie auch neue Schäden herauf. So erlitt eine vierzigjährige Büroangestellte, die wegen Föhnempfindlichkeit und damit verbundenen Kopfschmerzen zehn Jahre hindurch täglich sechs bis zwölf Phenazetintabletten eingenommen hatte, im März 1957 eine Thrombose der linken Zentralvene mit gleichzeitigem gänzlichem Verlust des Augenlichtes. — Eine dreißigjährige Textilarbeiterin, die acht Jahre lang acht Phenazetintabletten täglich wegen Kopfschmerzen und Schlaflosigkeit verbraucht hatte, trug eine schwere Anämie davon. — Desgleichen verursacht das in zahlreichen Arzneimischungen enthaltene Phenazetin Schädigungen des Nervensystems und der Nieren.

„Nicht weniger bedenklich als gewohnheitsmäßige Schmerzmittelanwendung ist der Mißbrauch von Abführmitteln", fährt unser Gesprächspartner vom toxikologischen Beratungsdienst der Berliner Universität im Verlauf seiner Ausführungen fort. „Auch hier ist bedauerlicherweise ein ständiger Konsumanstieg zu beobachten, der bei den verschiedenen Präparaten im letzten Jahrfünft zehn bis dreitausend Prozent beträgt." Die Ursache dafür liege in der Bequemlichkeit sowie in ungesunden Eß- und Lebensgewohnheiten der Menschen. „Statt sich der Mühe einer vernünftigen Lebensweise zu unterziehen, sich sportlich zu betätigen, Spaziergänge zu machen, weniger Auto zu fahren und sich mit schlackenreicher, gemischter Kost zu ernähren, greifen die Darmträgen lieber zur Tablette, ohne zu bedenken, daß der Darm durch die Gewohnheit nur noch träger wird, so daß die Medikamentendosis stetig erhöht werden muß, was schließlich das Wohlbefinden des gesamten Organismus beeinträchtigt.

Als dritten arzneilichen Gefahrenquell bezeichnet unser Gesprächspartner in unserer schnellebigen, hastigen Zeit die Schlafmittelsucht. Da jeder Mensch beruflich oder privat irgendwann einmal ein besonders schwieriges Problem zu lösen habe, das ihn abends nicht zur Ruhe kommen läßt, liege es nahe, ein Beruhigungs- oder Schlafmittel zu nehmen. Halte die seelische Belastung über Tage oder Wochen an, dann werde wiederholt zur Tablette gegriffen, und so erwachse aus gelegentlicher Einnahme bald die Gewohnheit, die letztlich zu völliger Abhängigkeit vom Medikament ausarte. Und dann beginne ein wahrer Teufelskreis, da jedes Schlafmittel bis in den anderen Tag hinein nachwirke. Das heißt, der Tablettenschlucker fühlt sich am nächsten Morgen müde und zerschlagen, so daß er den elenden Zustand durch extrastarken Kaffee zu überwinden trachtet, um wieder leistungsfähig zu werden...

„Auf die Dauer hält der Organismus solch Hin-und-Her-Gerissenwerden nicht aus", sagt der Beratungsarzt; „früher oder später machen sich Gesundheitsschädigungen bemerkbar, die zu Leistungsminderung und Krankheit führen können."

In einer vom Deutschen Hygiene-Museum Dresden herausgegebenen Schrift, „Deine Arznei", lesen wir folgenden alarmierenden Vergleich: „Wir behandeln unseren Körper zeitweilig schlechter als unser Rundfunkgerät oder unsere Schuhe, und dabei können wir uns keinen neuen anschaffen, wenn er abgenutzt ist!" Ein gesunder Mensch, selbst wenn er einmal vor Sorgen oder Arbeitsüberlastung nicht schlafen könne, benötige keine Schlaftabletten; durch „ein paar Tropfen Baldriantinktur oder Trinken einer Flasche Bier, besser aber noch durch einen kleinen Spaziergang oder andere der Entspannung dienende Maßnahmen, wie Gymnastik, ein Fußbad oder ähnliches, können gelegentliche Einschlafstörungen behoben werden."

Ein Besuch bei der Sozialversicherung läßt uns endlich die mit dem Medikamentenmißbrauch verbundene unvertretbare finanzielle Mehrbelastung des Staates und der Gesellschaft erkennen. Von zweihundertfünfundachtzig Millionen Mark im Jahre 1951 auf vierhundertvierundfünfzig Millionen im Jahre 1960 stiegen die öffentlichen Ausgaben für Arzneimittel an. Heute beläuft sich die verausgabte Summe sogar schon auf über sechshundert Millionen Mark jährlich, das sind fast vierzig Mark pro Kopf der Bevölkerung. Dieser Anstieg zeugt in erster Linie natürlich von einem dankenswerten Fortschritt, liegen ihm doch neue, moderne und auch sehr teure Arzneimittel zugrunde, wie zum Beispiel Antibiotika; auf der anderen Seite ist darin aber auch ein ungerechtfertigter Anstieg besonders an Schlaf-, Kopfschmerz- und Abführtabletten enthalten. Zu letzterer Art finanzieller Mehrbelastung kommen noch rund fünfzehn Mark, die durchschnittlich jeder Staatsbürger für ähnliche rezeptfreie Medikamente bezahlt.
Allein eine einzige Apotheke von fünf in der knapp sechzig-

tausend Einwohner zählenden Kreisstadt Wittenberg setzt täglich für fünfzehn- bis achtzehnhundert Mark der Deutschen Notenbank an freiverkäuflichen Arzneimitteln um. In Berlin, der Hauptstadt unserer Republik, wurden im Jahre 1960 nach Angaben von Medizinalrat Scheidler über sechzig Millionen rezeptfreie Schmerz-, Beruhigungs- und Schlaftabletten verbraucht. Und wenn wir uns der Mühe unterziehen, sowohl den rezeptpflichtigen wie nicht rezeptpflichtigen Konsum an den verschiedenartigen Schmerzmitteln im Jahre 1963 festzustellen, so kommen wir auf die gigantische Summe von fast einer Milliarde Tabletten. Das entspricht einem durchschnittlichen Jahresverbrauch von vierzig, fünfzig und mehr Tabletten je DDR-Bürger, vom Säugling bis zum Greise!
Somit existiert, wenn auch nicht so fatal wie in den kapitalistischen Staaten mit dem enormen Reklameaufwand der pharmazeutischen Firmen — die amerikanische pharmazeutische Industrie beispielsweise gab im Jahre 1959 über eine Dreiviertelmilliarde Dollar für Arzneimittelwerbung aus —, doch auch in unserer sozialistischen Republik ein erheblicher Medikamentenmißbrauch mit deutlich steigender Tendenz. Die Ursachen liegen hier zwar nicht im Profitstreben einiger gewissenloser Arzneimittelproduzenten, die mit allen Werbemitteln den Verbraucher zur Tabletteneinnahme bringen wollen; doch auch bei uns stellen der wissenschaftliche und der technische Fortschritt, die komplizierter werdenden Arbeitsvorgänge und größeren Verantwortlichkeiten erhebliche Ansprüche an die Werktätigen, die sich noch durch aktive gesellschaftliche Mitarbeit vermehren, so daß die Gefahr des Arzneimittelmißbrauchs ebenfalls naheliegt.
Zum Glück besitzen wir in unserer Republik ein Arzneimittelgesetz, das die Tablettensucht allmählich überwinden hilft.

Ein sehr wichtiger Passus darin untersagt streng jede auf Verbrauchsförderung von Medikamenten zielende Werbung. Damit ist nicht nur die massenwirksame Reklame von Herstellerfirmen in Zeitung, Radio und Fernsehen gemeint, sondern auch das stillere Anpreisen von Arzneimitteln durch Apotheken. Dem Medikament ist so der Charakter der Ware genommen. Mit Genugtuung beobachtet man, daß immer mehr Apotheker dazu übergehen, statt, wie einst, das Publikum durch aufwendige Auslagen zum Kauf bestimmter Präparate anzureizen, die Menschen in ihren Schaufenstern über die Schädlichkeit unbesonnener Arzneimittel-Anwendung aufzuklären oder ihnen in Bild und Text aus der Geschichte ihres traditionsreichen Berufes zu berichten. Bald dürfte es auch keinen Apotheker mehr geben, der einem Käufer kommentarlos ein nicht rezeptpflichtiges Analgetikum aushändigt, wenn dieser ihm etwa klagt, daß er schon seit längerer Zeit ständig starke Kopfschmerzen im Hinterkopf verspüre, sondern der Apotheker wird dem Patienten dringend anraten, sich zum Arzt zu begeben, da es sich bei seinem Leiden ja um einen Gefäßkopfschmerz handeln könne:
„Durch rechtzeitige ärztliche Untersuchung und einfache physikalische Behandlung können Sie nämlich durchaus noch von der Krankheit befreit werden", wird er sagen, „wohingegen eine Heilung bei längerer Verfälschung des Krankheitsbildes durch (auf die Dauer gesehen) blutschädigende Schmerztabletten fraglich werden kann."

„Doch kommen wir nun auf unser eigentliches Thema, die Arzneimittelvergiftung, zurück", sagt unser toxikologischer Beratungsarzt. „Wie wird heutzutage, da die mittelalterliche Gewaltanwendung und die Quacksalberei gottlob überwunden sind, beispielsweise eine mit Bewußtlosigkeit einhergehende Phenazetin-Vergiftung kuriert?" — Ein derartiges Unglück trat einmal ein, als eine achtundvierzigjährige Schweizerin in selbstmörderischer Absicht zweihundert Saridontabletten mit einem Gesamtinhalt von fünfzig Gramm Phenazetin, in Wasser gelöst, zu sich nahm. Es war abends. Am nächsten Morgen fand man die Frau in einem tiefen schlafähnlichen Zustand auf; ihre Haut hatte sich bläulich verfärbt. Der herbeigeeilte Arzt vermochte weder die Pupillen- und Kniereflexe auszulösen, noch den Blutdruck zu messen; den schnellen Puls fühlte er kaum mehr.

Unser Gesprächspartner berichtet, daß die sogleich in eine Klinik transportierte Patientin durch eine Magenspülung und eine Fruchtzuckerinfusion, um auch die Ausscheidung der bereits in die Blutbahn übergegangenen Giftanteile zu beschleunigen, sowie durch die Gabe zentraler Weckmittel vor dem Tode bewahrt werden konnte.

Nicht jedes Krankenhaus ist natürlich auf die Behandlung schwerer Vergiftungsfälle eingerichtet. Es müssen schon große Kliniken sein, die diese erfolgreich angehen können, besser noch Spezialkliniken, sogenannte Reanimationszentren, in die erforderlichenfalls kleinere Krankenhäuser in Lebensgefahr schwebende Akutvergiftete überführen können.

Wir in der Deutschen Demokratischen Republik verfügen auch über ein derartiges Wiederbelebungsinstitut, erfahren wir vom Beratungsarzt, der uns einen Besuch dorthin empfiehlt, weil dort die neuesten Behandlungsmethoden angewandt werden.

Noch mit dem nächsten Zuge fuhren wir nach Berlin-Buch hinaus; Doktor Ulrich Strahl, der Chefarzt des Instituts, hatte sich dankenswerterweise sofort zu einem Empfang bereitgefunden. Er teilt uns mit, daß dieses erste Reanimationszentrum unserer Republik im Jahre 1958 gegründet wurde. Hatte man ursprünglich jedoch nur geplant, in der neuartigen Fachabteilung schwere Fälle spinaler Kinderlähmung anzugehen, so richtete man sich, da sich zur Zeit der Institutseröffnung bereits die erfolgversprechende Polio-Schutzimpfung anbahnte, von Anfang an auch auf die Versorgung anderer mit Atemlähmung und Bewußtlosigkeit einhergehender Krankheitsbilder ein, wie Rauch-, Leuchtgas- und vor allem Schlafmittelvergiftungen.

Nach der grundlegenden Wandlung der modernen Therapie bewußtloser, namentlich schlafmittelvergifteter Patienten fragend, erhalten wir zur Antwort, daß im Bucher Reanimationszentrum nach der Methode skandinavischer Wissenschaftler behandelt wird, die sowohl die Anwendung stimulierender Medikamente zur Durchbrechung der Bewußtlosigkeit als auch die Magenspülung zur Entfernung von Giftresten ablehnen, weil durch sie doch sehr leicht Zwischenfälle verursacht werden.

„Würden Sie uns wohl die nordischen Behandlungsprinzipien an einem Vergiftungsfall schildern?" bitten wir Doktor Strahl.

„Aber gern! — Ein siebenundzwanzigjähriger Chemielaborant hatte nach reichlichem Alkoholgenuß eine weit über der tödlichen Dosis liegende Menge PHENOBARBITAL eingenommen. Nachdem er im zuständigen Bezirkskrankenhaus vierundzwanzig Stunden ohne nennenswerte Besserung des Vergiftungsbildes versorgt worden war, kam er in das Reanimationszentrum. Er war bei der Einweisung tief bewußtlos. Augenhornhaut- und Kniesehnenreflexe ließen sich nicht mehr auslösen; dagegen befand sich der Kreislauf noch in gutem

Zustand. Die Lungen hinwiederum wiesen ausgedehnte entzündliche Herde auf.
Nach der skandinavischen Schule bestand bei diesen Symptomen die Hauptaufgabe der Therapie im Freihalten der Luftwege durch Seitenlagerung sowie in künstlicher Beatmung mittels Überdrucks. Außerdem war es sehr wichtig, die Entzündung der Lunge durch Antibiotika zu bekämpfen. Zur Kreislaufstützung erhielt der Patient physiologische Lösungen und Blut zugeführt. Größtes Augenmerk wird nach den nordischen Behandlungsprinzipien auf Harnstoffinfusionen gelegt, wodurch in unserem Falle die tägliche Urinausscheidung auf drei bis vier Liter erhöht und damit gleichzeitig ein vermehrter Abgang des Schlafmittels bewirkt werden konnte, so daß der Schlafmittelspiegel im Blut fortlaufend abfiel und der Patient am elften Behandlungstage erwartungsgemäß wieder aufwachte. Nach acht Wochen konnte er als gesund entlassen werden. Durch die Harnstoffgabe wurde dem Patienten außer der Magenspülung und Stimulantienzufuhr auch die Anwendung der künstlichen Niere, das heißt das Herausbringen des Giftes aus dem Blute außerhalb des Körpers, erspart."
Etwa sechzig Prozent der seit Anbeginn im Bucher Reanimationszentrum behandelten rund dreitausendsiebenhundert Patienten waren nach Aussagen Doktor Strahls Schlafmittelvergiftete; durch die Arbeit des Instituts konnte die Zahl der Todesfälle jener Vergiftungskategorie von etwa sieben Prozent im Jahre 1957 auf 0,7 Prozent im Jahre 1964 gesenkt werden.

NACHWORT

Dieses Buch zeigt dem Leser die vielfältigen Berührungspunkte mit chemischen Substanzen, demonstriert, daß der Anwendungsbereich hochwirksamer Stoffe erstaunlich groß ist. Er umfaßt die mißbräuchliche Benutzung zu Mordzwecken genauso wie etwa die Aufnahme als Genuß-, Rausch- oder Arzneimittel. Dabei hat sich das Schwergewicht mit der Zeit freilich erheblich verlagert. Während einst der Giftgebrauch zu Mordzwecken das Augenfällige war, beschäftigt den heutigen Menschen weit mehr das Problem der Gifte am Arbeitsplatz. Ob es sich dabei um Blei, Kohlenmonoxid oder um die ständig zunehmende Zahl hier nicht erwähnter gefährlicher Verbindungen handelt — jederzeit kann es bei fahrlässiger Anwendung zu gesundheitlichen Schäden kommen. Auch die Insektenbekämpfungsmittel, die in bedeutendem Maße an der Steigerung der landwirtschaftlichen Erträge beteiligt sind, bilden mögliche Gefahrenquellen; desgleichen die sehr interessanten tierischen Gifte, wenn auch nicht so sehr in unseren Breiten. Dafür ist vor allem in den Industrieländern der enorme Anstieg des unkontrollierten Arzneimittelverbrauchs sowohl für den einzelnen wie für die Gesellschaft ein ernsteres Problem, als gemeinhin angenommen wird. Neben Arzneimitteln sind es besonders Haushaltchemikalien, mit denen praktisch jeder in Berührung kommt und die, von Kindern in Unkenntnis ihrer Gefährlichkeit getrunken, oft tödliche Vergiftungen erzeugen.
Der Bericht schildert jedoch nicht nur die Gefahren, sondern zeigt überdies, welche Möglichkeiten der Vorbeugung und Behandlung von Vergiftungen existieren und wie sich die

Methodik der ärztlichen Therapie gewandelt hat. Neben der ärztlichen Kunst gewinnen mit zunehmender Industrialisierung und vielseitigerem Einsatz chemischer Produkte vor allem gesetzgeberische Maßnahmen an Bedeutung, die jeden Staatsbürger in verantwortungsvoller Weise weitestgehend vor gesundheitlichen Schäden bewahren sollen. Selbstverständlich darf der Bericht nicht verschweigen, daß der medizinischen Hilfe beim Einsatz von Giften als Kampfstoffe Grenzen gesteckt sind, und daß hier die gesellschaftliche Verantwortung eine Anwendung von vornherein unmöglich machen muß.

Demgegenüber brachten chemische Verbindungen der Menschheit auch großen Nutzen. Zahlreiche Substanzen, die in stärkeren Gaben giftig wirken, helfen, richtig dosiert, Kranke heilen. So werden verschiedene Alkaloide, die sich als die berauschenden Inhaltsstoffe der mittelalterlichen Hexentränke entpuppten, heute vielseitig in der Medizin angewandt. Auch das Strophanthin der Indianerpfeile ist heute nicht mehr aus der Behandlung Herzkranker hinwegzudenken, und selbst hochtoxische Insektizide finden in der Augenheilkunde Verwendung. Unser Leben ist also auf mannigfachste Art mit der Chemie verknüpft, und einiges davon einem größeren Publikum bekannt zu machen – darin sehen wir die Aufgabe dieses Buches.

Dr. Peter Oehme

BENUTZTE LITERATUR

Bahrmann, E.: Tabakschaden — oder nicht? (In: „Der Landarzt — Zeitschrift für alle praktischen Ärzte", Stuttgart, Nr. 16/ 10. 6. 1962, 38. Jg.).

Bergmark, Matts: Lust und Leid durch Drogen — Aberglaube und Wissenschaft in der Geschichte der Drogen, Stuttgart 1958.

Bonnard, André: Die Kultur der Griechen, Bd. 2: Von Antigone zu Sokrates, Dresden 1954.

Braasch, Helen: Verhängnisvolle Düfte — Insektenbekämpfung durch Lock- und Schreckstoffe (In: „Urania", Berlin, Nr. 4/ 1964).

Braunsdorf, Karl / Martinek, Rudolf: Lebensmittelvergiftungen — ihre Ursache und ihre Verhütung, Berlin 1958.

Bücherl, Wolfgang: Südamerikanische Vogelspinnen, Wittenberg 1962.

Burcardus, Johannes: Tagebücher (Herausgegeben von Ludwig Geiger), Stuttgart o. J.

Burckhardt, Jacob: Die Kultur der Renaissance in Italien — Ein Versuch, Berlin o. J.

Carson, Rachel Louise: Der stumme Frühling, München 1963.

Cooks Fahrten um die Welt — Bericht nach seinen Tagebüchern, Leipzig 1963.

Crome, Wolfgang: Taranteln, Skorpione und Schwarze Witwen, Wittenberg 1956.

Darwin, Randolph Charles: Die Entwicklung des Priestertums und der Priesterreiche, Leipzig 1929.

Diagnostisch-Therapeutisches Vademecum für Studierende und Ärzte, 38. Auflage, Leipzig 1963.

Diepgen, Paul: Unvollendete — Vom Leben und Wirken frühverstorbener Forscher und Ärzte aus anderthalb Jahrhunderten, Stuttgart 1960.

Dörfler, Friedrich / Roselt, Gerhard: Unsere Heilpflanzen, Leipzig-Jena-Berlin 1964.

Dörner, G.: Kybernetische Wirkungsprinzipien bei endokrinischen Regulationen (Sonderdruck aus: „Zeitschrift für die gesamte Innere Medizin und ihre Grenzgebiete", Leipzig, Nr. 13/1962).

Elet es Tudomany: Malaria — 767 Millionen Menschenleben in verseuchten Gebieten (In: „Wissen und Leben", Berlin, Nr. 12/1962).

Eichler, Wolfdietrich: Insektizide heutzutage, Berlin 1954.

Euripides: Medéa, Weimar 1959.

Fan Wön-lan: Neue Geschichte Chinas, Bd. 1: 1840—1901, Berlin 1959.

Forster, Georg: Reise um die Welt, Berlin 1960.

Fröhner, E.: Lehrbuch der Toxikologie, Stuttgart 1950.

Fühner, H.: Medizinische Toxikologie — Lehrbuch für Ärzte, Apotheker und Chemiker, Stuttgart 1951.

Gebhardt, Heinrich: Grundriß der Pharmakologie und Toxikologie, München 1959.

Geiger, Ludwig: Alexander VI. und sein Hof — Nach dem Tagebuch seines Zeremonienmeisters Burcardus, Stuttgart o. J.

Geschichten aus dem Neuen Pitaval, Bd. 1, Leipzig 1927.

Glaser, Hugo: Dramatische Medizin — Selbstversuche von Ärzten, Zürich 1959.

Gleichen-Russwurm, Alexander von: Gute Geister — Ein Buch vom Trinken — Für und Wider, Ja und Amen, München 1927.

Graupner, Heinz: Elixiere des Lebens, Berlin 1939.

Grundlagen und Ergebnisse der Digitalistherapie (Herausgegeben von der Wissenschaftlichen Abteilung der Hoffmann – La Roche & Co. A.G., Berlin 1929).

Haas, Hans: Spiegel der Arznei – Ursprung, Geschichte und Idee der Heilmittel, Berlin 1956.

Hauschild, Fritz: Auswirkungen des Alkohols auf den menschlichen Organismus (In: „Wissenschaft und Fortschritt", Berlin, Nr. 1/1958).

Hauschild, Fritz: Pharmakologie und Grundlagen der Toxikologie, Leipzig 1961.

Hay, Julius: Haben – Drama in vierzehn Bildern, Berlin 1947.

Hegler, C.: Über eine Massenvergiftung durch Phosgengas in Hamburg – Klinische Beobachtungen aus dem Allgemeinen Krankenhaus St. Georg in Hamburg (In: „Deutsche Medizinische Wochenschrift", Leipzig, Nr. 29/20. 7. 1928).

Herodot: Geschichtswerk (Übertragen von Theodor Braun), Leipzig 1956.

Herrmann, Albert: Katastrophen, Naturgewalten und Menschenschicksale, Berlin 1936.

Hesse, Erich: Die Rausch- und Genußgifte, Stuttgart 1953.

Hoff, F.: Der Arzt und sein Medikament (In: „Triangel", Nürnberg, Bd. VI, Heft 4/März 1964).

Hüsing, Johannes Otto: Honig, Wachs, Bienengift; Wittenberg 1956.

Hummel, Karl: Herkunft und Geschichte der pflanzlichen Drogen, Stuttgart 1957.

Hunnius, Curt: Dämonen, Ärzte, Alchemisten; Stuttgart 1962.

IG-Farben 1960 mächtiger und gefährlicher denn je (Herausgegeben vom Ausschuß für Deutsche Einheit), Berlin 1960.

Internationale Vereinigung Demokratischer Juristen: Die Kriegsverbrechen der amerikanischen Truppen in Korea und Nordostchina (Herausgegeben vom Deutschen Friedenskomitee), Berlin 1952.

Karger-Decker, Bernt: Ärzte im Selbstversuch — Ein Kapitel heroischer Medizin, Leipzig 1965.

Karger-Decker, Bernt: Mit Skalpell und Augenspiegel, Leipzig 1961.

Katner, Wilhelm: Antaphrodisiaka — Nach einem Vortrag, gehalten auf der Hauptversammlung der Internationalen Gesellschaft für Geschichte der Pharmazie e. V. während des Internationalen Kongresses in Heidelberg vom 7. bis 9. Oktober 1957 (Aus: „medicamentum", Berlin, Nr. 5/1961).

Klein, Fritz: Deutschland von 1897/98 bis 1917, Berlin 1961.

Kleine Enzyklopädie GESUNDHEIT (Herausgegeben von Irene Uhlmann und Dr. med. Günther Liebing), Leipzig 1962.

Klemm, Peter: Entthronte Götter — Geschichten um Rohstoffe, Berlin 1960.

Kling, Willi: Kleine Geschichte der IG-Farben — der Großfabrikanten des Todes, Berlin 1957.

Kraus, Ota / Kulka, Erich: Die Todesfabrik, Berlin 1957.

Kraus, Ota / Kulka, Erich: Massenmord und Profit — Die faschistische Ausrottungspolitik und ihre ökonomischen Hintergründe, Berlin 1963.

Kürzinger, Richard / Wulff, Lothar: 1 pro mille — Alkohol, Gefahr im Straßenverkehr, Berlin 1963.

Lehmann, Arthur-Heinz / Zeidler, Paul Gerhard: Blauer Dunst macht Weltgeschichte — Kurzweiliger Lebenslauf des Tabaks, Leipzig 1939.

Lempens, Carl: Geschichte der Hexen und Hexenprozesse, Berlin o. J.

Lewin, Louis: Die Gifte in der Weltgeschichte – Toxikologische, allgemeinverständliche Untersuchungen der historischen Quellen, Berlin 1920.

Lewin, Louis: Die Pfeilgifte, Leipzig 1923.

Lewin, Louis: Die Kohlenoxydvergiftung – Ein Handbuch für Mediziner, Techniker und Unfallrichter, Berlin 1920.

Lewin, Louis: Lehrbuch der Toxikologie, Wien-Leipzig 1897.

Lewin, Louis: Phantastica – Die betäubenden und erregenden Genußmittel, Berlin 1927.

Lickint, Fritz: Das Rauchen (In: „Wissenschaft und Fortschritt", Berlin, Nr. 9/1957).

Lickint, Fritz: Jugend und Tabak, Rudolstadt o. J.

Liebesgeschichten aus Tausendundeiner Nacht, Rudolstadt 1953.

Lohs, Karlheinz: Synthetische Gifte – Chemie, Wirkung und militärische Bedeutung, Berlin 1963.

Mantegazza, Paolo: Die Hygiene der Liebe, Berlin o. J.

Mayer, Karl: 4500 Jahre Pflanzenschutz – Zeittafel zur Geschichte des Pflanzenschutzes und der Schädlingsbekämpfung, Stuttgart 1959.

Metzger, Johann Daniel: Kurzgefaßtes System der gerichtlichen Arzneywissenschaft, Königsberg-Leipzig 1814.

Møller, Knud: Lehrbuch der Pharmakologie, Kopenhagen o. J.

Møller, Knud: Pharmakologie als Grundlage einer rationellen Pharmakotherapie, Basel-Stuttgart 1961.

Møller, Knud: Rauschgifte und Genußmittel, Basel 1951.

Moeschlin, Sven: Klinik und Therapie der Vergiftungen, Stuttgart 1964.

Müller, W.: Moderne Insektenbekämpfung durch Kontaktinsektizide (In: „Wissen und Leben", Berlin, Nr. 4/1958).

Neubert, Rudolf: Vom Mißbrauch berauschender Getränke, seiner Bekämpfung und Verhütung, Berlin 1962.

Oehme, P(eter): Wissenschaftliche und wirtschaftliche Arzneiverordnung (In: „Zeitschrift für ärztliche Fortbildung", Jena, Heft 6/15. März 1963).

Pawlowsky, E. N.: Gifttiere und ihre Giftigkeit, Jena 1927.

Pečirka, Josef: Die Giftgewächse des österreichischen Kaiserstaates und Deutschlands, Prag 1859.

Pitaval: Die wahrhaften Geschichten des alten Pitaval – Merkwürdige Rechtsfälle als ein Beitrag zur Geschichte der Menschheit, Erfurt 1950.

Ploss, H.: Das Weib in der Natur- und Völkerkunde – Anthropologische Studien, Leipzig 1905.

Portigliotti, G.: Die Familie Borgia – Alexander VI., Cäsar, Lukrezia; Stuttgart 1923.

Prokop, O.: Lehrbuch der gerichtlichen Medizin, Berlin 1963.

Prodöhl, Günter: Der Fall Chessman (In: Kriminalfälle ohne Beispiel, 3. Folge, Berlin 1962).

Quecke, Kurt: Das Präparat E 605 – Eine zusammenfassende Darstellung, Remscheid-Lennep 1954.

Reinhardt, Ludwig: Kulturgeschichte der Nutzpflanzen, 2 Bde., München 1911.

Reuter, Fritz, und andere: Gifte und Vergiftungen in der gerichtlichen Medizin, Berlin-Wien 1938.

Reuter, Fritz: Giftmord und Giftmordversuch – Eine forensisch-medizinische und kriminalpsychologische Studie mit Darstellungen aller gebräuchlichen Giftmittel aus der Chemie und Pharmazie für Ärzte, Juristen, Kriminalbeamte, Pharmakologen und andere, Wien 1958.

Römpp, Hermann: Chemische Zaubertränke, Stuttgart 1961.

Ropp, Robert de: Bewußtsein und Rausch, München 1964.

Rühle, Otto: Brot für sechs Milliarden, Leipzig 1963.

Sasuly, Richard: IG-Farben, Berlin 1952.

Scheidler, K.: Das moderne Medikament und sein Mißbrauch (In: „Urania", Berlin, Heft 4/April 1963).

Schenk, Gustav: Schatten der Nacht – Die Macht des Giftes in der Welt, Stuttgart 1939.

Schlosser, Friedrich Christoph: Geschichte der alten Welt, Bd. 2, Berlin 1903.

Schlosser, Friedrich Christoph: Geschichte der neueren Zeit, Bd. 1, Berlin 1898.

Schmidt, F.: Zusammenfassung der wichtigsten Untersuchungsergebnisse über die gesundheitlichen Gefahren des Rauchens (Hektographiert durch die Forschungsstelle für Experimentelle Onkologie der Deutschen Akademie der Wissenschaften zu Berlin, 1964).

Schmidt, Fritz: Sokrates vor dem Volksgerichtshof in Athen, Berlin 1946.

Schmidt, Heinz H.: Trinken wir noch ein Tröpfchen mehr? (Aktuelle Umfrage des „Magazins", Berlin, Nr. 4/1964).

Schmidt, H. / Stich, W. / Kluge, F.: Zur Klinik der Nitritvergiftung (In: „Deutsche Medizinische Wochenschrift", Nr. 31/32/12. 8. 1949).

Söhn, Gerhart: Von Mokka bis Espresso, Hamburg 1957.

Soldan-Heppe: Geschichte der Hexenprozesse, Lübeck 1938.

Spauszus, Sigmar: Friedrich Wöhler – Aus Anlaß seines 75. Todestages (In: „Urania", Jena, Heft 9/1957).

SS im Einsatz – Eine Dokumentation über die Verbrechen der SS (Herausgegeben vom Komitee der Antifaschistischen Widerstandskämpfer in der Deutschen Demokratischen Republik, Berlin 1957).

Stade, Kurt: Pharmakologie und Klinik synthetischer Gifte, Berlin 1964.

Strube, W.: Friedrich Wöhler (In: Harig, Gerhard: Von Adam Ries bis Max Planck — 25 große deutsche Mathematiker und Naturwissenschaftler, Leipzig 1961).

Thoms, Hermann: Betäubungsmittel und Rauschgifte — Ihre Gewinnung, Eigenschaften und ihre Gefahren, Berlin-Wien 1929.

Venzmer, Gerhard: Giftige Tiere und tierische Gifte, Stuttgart 1932.

Venzmer, Gerhard: Wissenschaft besiegt Mikroben, München 1939.

Villiers, Elizabeth: Amulette und Talismane und andere geheime Dinge, München 1927.

Walther, H. / Merten, K. H.: Deine Arznei (Herausgegeben vom Deutschen Hygiene-Museum Dresden), Berlin 1964.

Wiegler, Paul: Schicksale und Verbrechen — Die großen Prozesse der letzten hundert Jahre, Berlin 1935.

Wirth, Horst: Der rote Fingerhut und andere herzwirksame Heilpflanzen, Wittenberg 1961.

Wörterbuch der Medizin (Herausgegeben von Professor Dr. Maxim Zetkin und Dr. Herbert Schaldach), Berlin 1964.

Wohin führt der Totale Giftkrieg? — Spiegel-Gespräch mit Bayer-Direktor Heribert Wilmes, Mitglied im Vorstand des (westdeutschen) Industrieverbandes Pflanzenschutz (In: „Spiegel", Nr. 42/1962, Hamburg).

Xenophon: Erinnerungen an Sokrates, Berlin 1955.

Zekert, Otto: Berühmte Apotheker, 2 Bde., Stuttgart 1962.

Zweig, Stefan: Balzac, Leipzig 1958.

VERZEICHNIS DER TAFELN

1 Medea und Jason (Gemälde von Macchietti im Studiolo des Palazzo Vecchio, Florenz, 1570/73; mit freundlicher Genehmigung des VEB Verlag der Kunst Dresden entnommen dem Werk von Giuliano Briganti „Der italienische Manierismus", 1961)

2 Kleopatra heilt Marcus Antonius von seinem Mißtrauen (Anonymer Holzschnitt aus einer Römischen Geschichte des Jahres 1836)

3 Kleopatra (Gemälde von Peter Paul Rubens, um 1615, Nationalgalerie Prag)

4 Papst Alexander VI. (Ausschnitt aus einem Fresko von Pinturicchio, Rom, Vatikan)

5 Cesare Borgia (Angeblich von Giorgione gemalt)

6 Marquise de Brinvilliers (Anonyme zeitgenössische Darstellung)

7 Der große ungarische Giftmordprozeß 1929/31 in Szolnok (Theißwinkel): die erste Gruppe der Angeklagten (Zeitgenössische Fotografie)

8 Mittelalterliche Apotheke: der Arzt zeigt auf die Medizinen, die er verordnen will, da man noch keine Rezeptzettel kannte (Anonymer Holzschnitt aus dem sechzehnten Jahrhundert)

9 Alchimistisches Laboratorium im achtzehnten Jahrhundert (Anonymer zeitgenössischer Holzschnitt, 1719)

10 Oberleutnant Hofrichter und Hauptmann Mader (Zeitgenössische Fotografien)

11 Spektralaufnahme mit Blei (Pb)- und Tallium (Tl)-Nachweislinien (Ausschnitt von der Spektralplatte; Reproduktion aus

dem Institut für Gerichtliche Medizin der Humboldt-Universität, Berlin)
12 Blauer Eisen- oder Sturmhut (Kolorierter Holzschnitt aus: Josef Pečirka / Die Giftgewächse des österreichischen Kaiserstaates und Deutschlands, Prag, 1859)
13 Jöns Jakob von Berzelius (Zeitgenössischer Stich von F. Bolt)
14 Friedrich Wöhler (Holzschnitt aus Spamers Illustriertem Konversations-Lexikon, 1893)
15 Justus von Liebigs Laboratorium in Gießen (Anonyme zeitgenössische Zeichnung aus dem Jahre 1842)
16 VEB Leunawerke „Walter Ulbricht" (Fotografie aus dem Jahre 1964, Zentralbild / Opitz)
17 Die letzten Stunden des Sokrates (Holzschnitt von Ch. Kreutzberger nach dem Gemälde von Jacques-Louis David, 1787)
18 Kaiser Nero (Rom, Kapitolinisches Museum; aus: Theodor Mommsen / Das Weltreich der Cäsaren, 1933)
19 Fleckschierling (Holzschnitt aus Spamers Illustriertem Konversations-Lexikon, 1874)
20 Sabina Poppaea (Rom, Kapitolinisches Museum; aus: Theodor Mommsen / Das Weltreich der Cäsaren, 1933)
21 Karl Wilhelm Scheele (Anonyme zeitgenössische Darstellung)
22 Selektion der Kranken zum Gas (Zeichnung des ehemaligen polnischen KZ-Häftlings Jerzy Potrzebowski; mit freundlicher Genehmigung des Hauses der Polnischen Kultur, Berlin, entnommen der Auschwitz-Dokumentation „Kampf, Tod, Andenken", Warszawa, 1963)
23 Gaskammer des Krematoriums Nr. 1 im ehemaligen Konzentrationslager Auschwitz (Fotografie aus dem Jahre 1955: Zentralbild)
24 James Cook (Anonymer nachträglicher Holzschnitt aus „Weltall und Menschheit", Band IV, o. J.)

25 Reinhold und Georg Forster (Originalzeichnung aus der „Illustrierten Zeitung", Leipzig, 1859)
26 Igel- oder Kugelfisch (Holzschnitt aus Spamers Illustriertem Konversations-Lexikon, 1893)
27 Kokoi-Frosch (Fotografie von Drs. F. Märki und B. Witkop, Maryland (USA); mit freundlicher Genehmigung des Birkhäuser Verlages, Basel, entnommen der Zeitschrift EXPERIENTIA, Heft 19/1963)
28 Portugiesische Galeere (Holzschnitt aus Spamers Illustriertem Konversations-Lexikon, 1877)
29 Petermännchen (Archiv Günter Pöppel, Berlin)
30 Nesselkapsel des Süßwasserpolypen (Nach Brehm gezeichnet von Günter Pöppel, Berlin)
31 Von Professor Dr. Wolfgang Bücherl konstruiertes Gerät zur elektrischen Spinnengiftgewinnung (Mit freundlicher Genehmigung des A. Ziemsen Verlages, Lutherstadt Wittenberg, entnommen dem Werk der Neuen Brehm-Bücherei „Südamerikanische Vogelspinnen", 1962)
32 Theriakhändler beweist die giftwidrige Wirkung seines Mittels durch Vorzeigen einer Schlange (Kupferstich von H. Curti nach G. M. Mittelli, 1634–1718)
33 Vipernfang im sechzehnten Jahrhundert (Anonyme zeitgenössische Darstellung)
34 Brillenschlange oder Kobra (Fotografie: Zentralbild)
35 Giftapparat der Honigbiene (Mikrofotografie von Günter Pöppel, Berlin)
36 Schlangengiftentnahme im volkseigenen Serumwerk Dessau (Fotografie aus dem Jahre 1953: Zentralbild / Klein)
37 Kreuzotter (Fotografie: Zentralbild)
38 Vorbereitung zum Hexensabbat (Holzschnitt von Hans Baldung Grien, 1510)

39 Hexenritt zum Blocksberg (Kupferstich von Albrecht Dürer, um 1500/05)

40 Bilsenkraut (Holzschnitt aus Spamers Illustriertem Konversations-Lexikon, 1893)

41 Tollkirsche (Kolorierter Holzschnitt aus: Josef Pečirka / Die Giftgewächse des österreichischen Kaiserstaates und Deutschlands, Prag, 1859)

42 Der altgriechische Arzt Dioskurides läßt die Alraunwurzel zeichnen (Faksimile einer Illustration aus dem Manuskript des Dioskurides in der Bibliothek zu Wien)

43 Papst Innozenz VIII. (Anonyme zeitgenössische Darstellung)

44 Gewinnung der Alraunwurzel durch Ausreißenlassen von einem Hund (Nach einer Handzeichnung aus dem sechzehnten Jahrhundert). Ferner die Alraune Kaiser Rudolfs des Zweiten

45 Liebeszauber (Gemälde des Rheinischen Meisters um 1480 im Museum der bildenden Künste zu Leipzig)

46 Giftmischerin Cathérine Monvoisin (Anonyme zeitgenössische Darstellung)

47 Stechapfel (Holzschnitt aus Spamers Illustriertem Konversations-Lexikon, 1893)

48 Kanthariden und Gryllotalpa (Kupferstich aus Ferrante Imperator, 16. Jahrhundert)

49 Louis Le Grand (Zeitgenössische Karikatur auf Ludwig XIV. von Frankreich, den „Sonnenkönig")

50 Liebespaar aus dem fünfzehnten Jahrhundert (Anonymer zeitgenössischer Kupferstich)

51 Opiumraucher in San Francisco (Holzschnitt aus der „Illustrierten Zeitung", Leipzig, 1875)

52 Opiumraucher im alten China (Fotografie aus einem älteren Bildbändchen „Von China und Chinesen", o. J.)

53 Opiumklipper (Anonymer Holzschnitt aus „Illustrierte Chronik", Leipzig, 1846)
54 Versammlungssaal der Ostindischen Compagnie in London (Anonymer Holzschnitt aus „Illustrierte Chronik", Leipzig, 1846)
55 Friedlieb Ferdinand Runge (Anonyme zeitgenössische Darstellung)
56 Karikatur zum Opiumkrieg von dem Franzosen Jean Grandville (1803–1847)
57 Friedrich Wilhelm Sertürner (Anonyme zeitgenössische Darstellung)
58 Ehemalige Cramersche Hofapotheke zu Paderborn, in der Friedrich Wilhelm Sertürner das Morphium entdeckte und erstmalig rein darstellte (Entnommen aus Franz Krömeke / Friedrich Wilhelm Sertürner, der Entdecker des Morphiums, 1925)
59 Carl Ludwig Schleich (Zeitgenössische Fotografie)
60 Professor August Biers letzte Vorlesung 1932 (Zeitgenössische Fotografie)
61 Zeichnung einer Schizophrenen nach M. Naumburg, unzusammenhängende, halluzinierte Bruchstücke darstellend (Mit freundlicher Genehmigung des Springer-Verlages, Berlin-Göttingen-Heidelberg, entnommen aus Hanscarl Leuners „Die experimentelle Psychose", 1962)
62 Ölkreidezeichnung einer Versuchsperson im LSD-Rausch: halluzinierte Gestalten (Mit freundlicher Genehmigung des Springer-Verlages, Berlin-Göttingen-Heidelberg, entnommen aus Hanscarl Leuners „Die experimentelle Psychose", 1962)
63 Charles Baudelaire (Im Haschischrausch gezeichnetes Selbstporträt des Dichters)
64 Polizeistreife mit Spürhunden in Hongkong gegen Rauschgift-

händler (Reproduktion aus: Jean-Luc Bellanger / Die Jagd nach dem Drachen, 1965; Fotografie: Zentralbild)
65 Dame und Türke im Kaffeehaus (Anonyme Illustration aus der Frühgeschichte des Kaffeegenusses)
66 Franz Georg Koltschitzky, gewester Dollmetsch bey der Orient Comp., der tapfere Kundschafter während der Belagerung Wiens 1683 (Zeitgenössischer Hamburger Kupferstich)
67 Medaille auf die Befreiung Wiens im Jahre 1683 (Anonymer zeitgenössischer Holzschnitt)
68 „Kaffee-Riecher" (Zeichnung von Adolph Menzel)
69 Eine der frühesten bildlichen Darstellungen des Kaffeebaums (Kupferstich von S. Thomassin um 1650)
70 Johann Peter Hebel und Ludwig Richter beim Kaffeeplauderstündchen (Gezeichnet von Ludwig Richter für ein Werk Johann Peter Hebels)
71 Seite aus der Originalpartitur der „Kaffee-Kantate" von Johann Sebastian Bach: „O wie schmeckt der Coffee süße ..." (Reproduktion: Deutsche Staatsbibliothek, Berlin)
72 Im Berliner „Café Josty" um 1870 (Zeitgenössischer Holzschnitt aus der „Gartenlaube")
73 Honoré de Balzacs Kaffeekanne (Zeitgenössische Fotografie)
74 Emil Fischer (Gemälde eines unbekannten Künstlers, entnommen aus Kurt Hoesch / Emil Fischer – Sein Leben und Werk, 1921)
75 Mit Kaffee wurde geheizt (Aus: „Das Illustrierte Blatt", Frankfurt/Main, 1938)
76 Kaffee-Ernte in Süd-Tanganjika (Fotografie aus dem Jahre 1961: Zentralbild)
77 Titelblatt der ersten deutschen Ausgabe von Amerigo Vespuccis Reisebeschreibungen (Nach dem Exemplar der New Yorker Stadtbibliothek)

78 Hernando Cortez, der Eroberer Mexikos (Holzschnitt nach einem Gemälde im Hospital der Purissima Concepcion de Jesus in Mexiko, o. J.)

79 Rauchende Indianer im sechzehnten Jahrhundert (Zeichnung nach Thevet)

80 Krankenbehandlung bei den Eingeborenen des Orinoco-Gebiets mit Tabakrauch (Kupferstich aus dem ersten Band einer 1791 in Barcelona veröffentlichten Ausgabe der „Historia Natural Civil y Geografica de los Naciones situadas en las riveras del Rio Orinoco" von José Gumilla)

81 Das „Tabakskollegium" Friedrich Wilhelms I. von Preußen (Holzschnitt nach dem zeitgenössischen Gemälde eines unbekannten Künstlers)

82 Dr. Cornelius Bontekoe, Churfürstlich-Brandenburgischer Leibarzt (Anonymer zeitgenössischer Kupferstich)

83 Sir Walter Raleigh (Nach einer anonymen zeitgenössischen Miniatur)

84 Titelblatt „Das Lied auf den Toback" von Steffen Knasterbart (Populäres Berliner Flugblatt aus dem Jahre 1798)

85 Jean Nicot, der Namensgeber des Nikotins (Anonyme zeitgenössische Darstellung)

86 Tabakraucher im siebzehnten Jahrhundert (Radierung von Wenzel Hollar, 1607–1677)

87 Die deutschen Tabaktrinker im Dreißigjährigen Krieg (Anonymes zeitgenössisches Flugblatt, 1630)

88 Schemadarstellung über den Hauptangriffspunkt des Nikotins: das Nervensystem (Reproduktion aus dem Archiv des Deutschen Hygiene-Museums Dresden)

89 Akademisches Zechgelage im sechzehnten Jahrhundert (Nach einem Augsburger Holzschnitt aus dem Jahre 1531)

90 Karikatur auf trunkene Scholaren (Holzschnitt aus „De generibus ebriosorum", Nürnberg, Höltzel, 1516)
91 Destillation mit Kapellenherd im sechzehnten Jahrhundert (Aus: H. Brunswigs „Destillierbuch über die zusammen gethane Ding", Straßburg, Grüninger, 1512)
92 E. T. A. Hoffmann und Ludwig Devrient im Weinkeller von Lutter und Wegener am Gendarmenmarkt in Berlin (Aquarell von A. P. Lyser)
93 Das Branntweingäßchen (Kupferstich von William Hogarth, 1751)
94 Hopfenernte auf dem volkseigenen Gut Apolda in Thüringen (Fotografie aus dem Jahre 1956: Zentralbild)
95 Roter Fingerhut (Kolorierter Holzschnitt aus: Josef Pečirka / Die Giftgewächse des österreichischen Kaiserstaates und Deutschlands, Prag, 1859)
96 Operation eines Wassersüchtigen durch Bauchstich (Anonymer Kupferstich Ende des 16. Jahrhunderts)
97 William Witherings „Bericht über den Fingerhut" (Innentitel der englischen Erstausgabe, London, 1785)
98 William Witherings „Bericht über den Fingerhut" (Innentitel der deutschen Ausgabe, Mannheim, 1925)
99 William Withering (Nach dem Gemälde von K. F. von Breda, entnommen der Hoffmann-La-Roche-Jubiläumsschrift „Grundlagen und Ergebnisse der Digitalistherapie", Berlin, 1929)
100 Ludwig Traube (Zeitgenössische Fotografie)
101 Oswald Schmiedeberg (Zeitgenössische Fotografie)
102 Erasmus Darwin (Zeitgenössischer Kupferstich von I. T. Wedgwood nach einem Gemälde von Wright)
103 Adolf Kußmaul (Zeitgenössische Fotografie)
104 Sinnbild des Bleies aus dem siebzehnten Jahrhundert (Anonymer zeitgenössischer Holzschnitt)

105 Sinnbild des Quecksilbers aus dem siebzehnten Jahrhundert (Anonymer zeitgenössischer Holzschnitt)
106 Arbeitsschutz: Nitrospritzer mit Schutzmaske in der Spritzkabine (Fotografie aus dem Archiv des Deutschen Hygiene-Museums Dresden)
107 Bakterien der Salmonellagruppe in faulendem Fleisch, 1200fach vergrößert (Mikrofotografie von Günter Pöppel, Berlin)
108 Erreger des Bauchtyphus in 1200facher Vergrößerung (Mikrofotografie von Günter Pöppel, Berlin)
109 Ruhramöben mit zahlreichen roten Blutkörperchen auf der menschlichen Darmschleimhaut in etwa 400facher Vergrößerung (Zeichnung nach Kovacs aus: Gerhard Venzmer / Geißeln der Tropen, Stuttgart, 1928)
110 Hygienischer Milchverkauf durch Benutzung einer Kaskade (Fotografie aus dem Jahre 1965: Horst Augustin, Berlin)
111 Verkauf von Fleischabfällen in einem Berliner Fleischerladen (Zeichnung von W. Zehme aus der „Gartenlaube", 1892)
112 Schuhmacherfamilie (Zeichnung von Theodor Hosemann, 1845)
113 Kriegslazarett zur Zeit der Schlesischen Kriege Friedrichs II. von Preußen (Holzschnitt von Adolph Menzel)
114 Hygienische Aufklärung am Arbeitsplatz: Mit schmutzigen Händen an der Maschine frühstücken ist ungesund (Fotografie aus dem Archiv des Deutschen Hygiene-Museums Dresden)
115 Erasmus Darwin (Anonymer englischer Holzschnitt)
116 Der Bischof von Lausanne belegt im Jahre 1497 Maikäfer mit dem Kirchenbann (Nach einer zeitgenössischen Darstellung aus: Bodenheimer / Materialien zur Geschichte der Entomologie bis Linné, 1928)
117 Michael Faradays Laboratorium an der Royal Institution in London (Anonymer zeitgenössischer Holzschnitt)

118 Wartung einer Stiftsmühle (Fotografie aus dem Archiv VEB „Berlin-Chemie")
119 Von Bohnenkäferlarven beschädigte Bohnen (Fotografie aus dem Archiv VEB „Berlin-Chemie")
120 RS 09 — Geräteträger mit Sprührahmen bei der Schädlingsbekämpfung in einer Obstplantage (Fotografie aus dem Archiv VEB „Berlin-Chemie")
121 L 60 beim Einsatz gegen Mücken (Fotografie aus dem Archiv VEB „Berlin-Chemie")
122 Paul Müller (Fotografie aus dem Jahre 1948: Zentralbild/dpd)
123 Verletzung durch hautätzenden Kampfstoff: Stadium der Verkrustung im Gesicht, auch im Heilstadium noch Schwellung und Beteiligung der Umgebung (Reproduktion eines Leporellobildes aus dem Archiv des Deutschen Hygiene-Museums Dresden)
124 Verletzung durch hautätzenden Kampfstoff: Blasenbildung der Haut etwa 24 Stunden nach Verletzung der Hand (Reproduktion eines Leporellobildes aus dem Archiv des Deutschen Hygiene-Museums Dresden)
125 Gift und Injektionsspritzen bestialischer SS-Ärzte in den Konzentrationslagern (Fotografie des Museums für Deutsche Geschichte, Berlin)
126 Eine Parade nackter Opfer für die Gaskammern von Auschwitz (Diese Aufnahme wurde heimlich von dem Häftling David Szmulewski, einem Angehörigen der polnischen Widerstandsbewegung im August 1944 gemacht; Archiv Haus der Polnischen Kultur, Berlin)
127 Gelbkreuz-Warnplakat im ersten Weltkrieg in Armentières (Frankreich). Fotografie aus dem Zentralbild-Archiv
128 Gaskrieg der USA in Vietnam (Zeichnung von Professor Ernst

Jazdzewski; mit freundlicher Genehmigung des Künstlers entnommen dem „Neuen Deutschland" vom 3. April 1965)
129 Herba viper oder Schlangenkraut als Heilmittel gegen Gift (Aus einem mittelalterlichen Kräuterbuch, Reproduktion aus dem Institut für Geschichte der Medizin und der Naturwissenschaften der Humboldt-Universität Berlin)
130 Vermeintliche Entstehung der Bezoarsteine (Anonymer Holzschnitt vom Jahre 1582)
131 Öffentliche Theriakbereitung durch Arzt und Apotheker (Holzschnitt aus Hieronymus Brunswigs Destillierbuch, 1500)
132 Künstliche Niere (Fotografie aus dem Jahre 1962: Zentralbild/CTK)
133 Kindliche Neugier kann tödlich sein: Medikamente sind nur dort sicher, wo sie auch mit einem Stuhl unerreichbar sind (Fotografie aus dem Jahre 1965 von Heinz Krüger, Berlin)

Für freundliche sachliche Beratung und Durchsicht der jeweiligen Manuskriptteile sind Verlag und Autor zu Dank verpflichtet:

Herrn Professor Dr. Erich Bahrmann, Direktor des Pathologischen Instituts im Städtischen Krankenhaus Berlin-Friedrichshain

Herrn Diplomchemiker Alfred Bernt im Institut für gerichtliche Medizin der Humboldt-Universität Berlin

Herrn Dr. Wolfgang Crome im Zoologischen Museum der Humboldt-Universität Berlin

Herrn Dr. Hans Folesky, Chefarzt des VEB Berlin-Chemie

Herrn Diplomchemiker Roderich Glaesmer im Pharmakologischen Institut der Deutschen Akademie der Wissenschaften Berlin-Buch

Herrn Dr. Hans Grychtolik im Institut für experimentelle Endokrinologie der Berliner Charité

Herrn Dr. Peter Oehme im Institut für Pharmakologie und Toxikologie der Humboldt-Universität Berlin

Herrn Dr. Hans-Günther Petzold, Stellvertretender Direktor des Tierparks Berlin-Friedrichsfelde

Herrn Dr. Klaus Riedel im Regierungskrankenhaus der Deutschen Demokratischen Republik

Herrn Dr. Siegfried Schirmer, Facharzt für Neurologie und Psychiatrie der Nervenklinik der Berliner Charité

Herrn Claus Schwarz, Wissenschaftlicher Mitarbeiter des VEB Berlin-Chemie, Berlin-Adlershof

Herrn Dr. Ulrich Strahl, Chefarzt des I. Instituts für Anästhesie und Reanimation des Städtischen Klinikums Berlin-Buch

INHALTSVERZEICHNIS

5	Das Erbe der Medea
27	Zyankali für Hauptmann Mader
45	Der Tod des Sokrates
64	Giftwaffen im Tierreich
88	Geheimnis der Hexensalben
105	Einen Becher für „Liebe"
120	Flucht in die Vision
136	Segen und Fluch des Kokains
157	„O Kaffee, du zerstreust die Sorgen"
175	Ein „Teufelskraut"
196	Dämon Alkohol
218	Elixiere des Herzens
236	Dämpfe, Stäube, Gase
252	Die verhängnisvolle Mahlzeit
269	Wird der Frühling stumm sein?
289	Verschwörung gegen die Völker
308	Zum Leben wiedererweckt
325	Nachwort
327	Benutzte Literatur
335	Verzeichnis der Tafeln
348	Bildnachweis

BILDNACHWEIS

Horst Augustin, Berlin (1); Birkhäuser Verlag, Basel/Schweiz (1); Deutsche Staatsbibliothek, Berlin (1); Institut für Gerichtliche Medizin der Humboldt-Universität, Berlin (1); Institut für Geschichte der Medizin und der Naturwissenschaften der Humboldt-Universität, Berlin (1); Professor Ernst Jazdzewski, Berlin (1); Heinz Krüger, Berlin (1); Museum für Deutsche Geschichte, Berlin (1); Rowohlt-Verlag, Hamburg (1); Urania-Verlag, Leipzig (1); VEB Verlag der Kunst, Dresden (1); A. Ziemsen Verlag, Wittenberg-Lutherstadt (1); Haus der Polnischen Kultur, Berlin (2); Springer-Verlag, Berlin-Göttingen-Heidelberg (2); Archiv VEB „Berlin-Chemie", Berlin-Adlershof (4); Günter Pöppel, Berlin (5); Deutsches Hygiene-Museum, Dresden (5); Zentralbild, Berlin (11); Sammlung Karger-Decker (94). Die Titelvignetten im Textteil zeichnete Armin Wohlgemuth, alle anderen Illustrationen sind Reproduktionen nach zeitgenössischen Darstellungen.